病気はなぜ、あるのか

進化医学による新しい理解

Why We Get Sick
The New Science of Darwinian Medicine

ランドルフ・M・ネシー＆ジョージ・C・ウィリアムズ＝著
長谷川眞理子・長谷川寿一・青木千里＝訳

新曜社

Randolph M. Nesse, M.D. & George C. Williams, Ph.D.

WHY WE GET SICK

The New Science of Darwinian Medicine

まえがき

私たち著者は、一九八五年のある会議で初めていっしょになったとき、同じような興味をもっていることに気づいた。その会議は、のちに、「人間行動進化学会」へと発展したものである。著者のうちのネシーはミシガン大学医学部の精神科医である。ネシーは、精神医学に理論的基盤がないことをつねづね不満に思っており、それに引き換え、動物行動の研究に進化的な考えが驚くほどの発展をもたらしていることに魅せられたため、ミシガン大学の進化と人間行動プログラムの人々と付き合うようになった。そこに集まっているさまざまな学際領域の人々は、ネシーが長らく加齢の進化的起源に興味をもっていると聞くや、ジョージ・ウィリアムズという人が一九五七年に書いた論文を読むようにと勧めてくれた。目からウロコが落ちるとは、まさにこのようなことだった。老化には進化的説明があったのだ。それでは、不安神経症や精神分裂病もそうではないのだろうか？　それからずっと、多くの進化学者、とくにウィリアムズ自身と、そして医学部のスタッフや研修医と何度も話をすることによって、患者が抱える問題を進化的に考察するということが、ますます自然であり、かつ有効だとわかってきた。

もう一人の著者であるウィリアムズは、長年の間、海洋生態の研究と進化の理論的研究の二つを研究テーマとしてきた。ウィリアムズが医学に進化的考えを当てはめることに最初に興味をもったのは、一九八〇年にポール・イウォルドが『理論生物学雑誌』に載せた、「進化生物学と感染症の兆候や症状の治療について」という論文を読んだときだった。イウォルドの研究は、もしかすると感染症だけではなく、医学上の多くの問題に進化の考えが大きな意味をもっているのではないかと思わせた。ウィリアムズは進化遺伝学について広い知識をもっていたので、遺伝病に関しては、それを説明する原理がたくさんあることに気づいたし、以前に書いた加齢の進化の論文から、老人医学に進化が基本的に大事であることもわかった。

二人が会ってすぐ、互いに、医学の進歩に進化生物学がどれほど貢献するかは非常に大事なので、このことをもっとほかの人々にも知らせるために実際的な行動に移らねばならないと思うようになった。私たちは、より多くの他の研究者たちの研究を刺激する材料として、ダーウィン医学の論理と明らかな例証を論文にすることにした。こうして二人で書いた論文「ダーウィン医学の夜明け」が、一九九一年に『生物学総説』に掲載されると、一般のジャーナリズムにも、医学と進化生物学の同僚にも好意的に迎えられたので、二人とも、これはより広い読者を対象にした本が書けるはずだと確信した。

チャールズ・ダーウィンの自然淘汰の理論は、生物の機能的な設計を説明するもので、本書のほとんどすべての話題を通じて、基礎となっている。私たちが病原体と闘う適応、私たちの適応を出し抜こうとする病原体の適応、非適応的ではあるが、私たちの適応に伴う必然の損失であるもの、私たちのからだの設計と現代の環境との間のミスマッチなど、自然淘汰による適応ということを中心に議論が進められている。

書き進めるうちにも、進化の考えが医学の発展を助けることのできる、さまざまな新しい道筋がどんどん見えてきた。そして、ダーウィン医学はいくつかの新しい考えなどではなくて、新しい発展が加速度的に増えていくような、まったく新しい、興奮に満ちた大きな分野なのだということに、徐々に気づくようになった。しかし、ダーウィン医学はいまだにその黎明期にあることは強調しておかねばならない。進化の考えを医学に適用した例を、権威のある結論だと受け取ってはならないし、医学的なアドバイスだと思ってもならない。それらは、医学的問題に進化の考えを適用するやり方を描き出すためのものであり、人々がどうやって健康を守るか、病気を治療するかを指示するものではない。これは、ダーウィン医学が単に理論的な探求であるという意味ではない。まったくそうではないのだ！　私たちは、進化的な問題を追究すれば、人々の健康は目に見えて改善されると信じている。それには、努力と時間とお金がかかる。その間、本書によって人々が自分の病気を違った角度から考え、医師に質問し、議論さえするようになってくれればと願っている。しかし、もちろん医師の指示を無視してはいけない。

と、このように否定的なことを書いたが、もう少しほかのことも書いておこう。本書は、現在の西欧産業化社会で行われている医学研究とその実践に失望したから生まれたのではない。そうではなくて、医学の研究と実践とは、至近的［6頁参照］な物理化学的因果関係の探求と同時に、適応と歴史的因果関係に関する問題をつねに念頭におくようにすれば、ますますよくなるだろうという考えにもとづいている。私たちは、現在の医療に代わるものを提唱しているのではなく、よく発達した一つの科学分野の知識からの視点を付け加えようと提唱しているのである。それを医学という職業は、これまでほとんど無視してきたのである。ただ、ダーウィン医学を、権威とされているものに対抗するカルトのようなものだと思わないでほしい。また、私たちの考えていることの中には、医療制度や環境政策を担当している人々にとって有効なものがあると信じてはいるものの、私たちは政治的な処方箋を提供しようとしているわけではない。

私たちは、本書を、より多くの人々にとっておもしろく、役に立つものにしようとしたのに加えて、自分たちの専門分野において進化的な問題を考えようとしている医師や研究者にとっても、初歩的で科学的に正確なガイドとなるように努力した。もうすでに、多くの医師たちがこのような疑問をもちはじめているることは、承知している。しかしながら、しばしば彼らはそれをおずおずと行っているのであり、自分自身の考えをまじめな仮説として扱わず、追究するに値しない単なる憶測だと思っている。私たちは、こうした態度にできる限り強く挑戦した。そして、本書によって、多くの科学者たちが自分の進化的仮説は正当なものであり、科学的に検証する価値のあるものであり、思っていたよりも簡単に、決定的に検証できるかもしれないと思うようになってくれたらと願う。本書は、進化的仮説をどのように検証したらよいか、その形式的な方法を教えるものではないが、そのような検証の例はたくさん示した。

読者の方々には御理解いただきたいのだが、この小さな本は、医学的な問題のいくつかの例において、最近の進化的な考えのいくつかがどんなものであるかを示したものに過ぎない。医学は今では巨大な分野になってしまったので、誰でも、そのほんの一部に精通することしかできない。内科の専門家たちは、心臓内科などのサブカテゴリーに分かれ、それらがさらに細分化されている。誰でも、現代医学の膨大な知識のうちのほんの一部をマスターしたとしか言えないのだ。私たちは、本書で行ったように、このように多岐にわたる話題を取り上げて議論すれば、当然ながら議論が表面的で単純化しすぎになるのは承知している。それによって一般の方々が誤解に導かれることがないように願っているし、専門家は、少々不正確なところがあっても大目に見て欲しい。このような危険を冒しても本書を書く意義はあった。なぜなら、ダーウィン医学の広い視野は必ずや役に立つであろうし、自分のからだの機能と、ときどきそれが機能しないことについて進化的に理解できれば、読者も本当に楽しいに違いないと私たちは信じているからである。

目次

装幀＝柳川貴代

謝辞

医学や進化のさまざまな局面について、私たちよりもずっとよく知っている何人もの同僚や友達が助言してくれたおかげで、私たちの著作をずいぶんと改良することができた。しかし、私たちはそれらの助言のすべてを受け入れたわけではないので、この中に間違いがあっても、彼らを責めることはできない。原稿にコメントをしてくれたり、その他の示唆を与えてくれたりしたのは、以下の人々である。ジェイムズ・エイベルソン（医師、Ph.D.）、ローラ・ベツィグ（Ph.D.）、ヘレナ・クローニン（Ph.D.）、リュビカ・ダビッチ（医師）、ウェイン・デイビス（Ph.D.）、ウィリアム・エンスミンジャー（医師）、ポール・イウォルド（Ph.D.）、ジョーゼフ・ファントン（医師）、ロザリンド・ファントン（正看護婦）、ロバート・フエケティ（医師）、リンダ・ガーフィールド（医師）、ロバート・グリーン（医師）、ダニエル・ハーディ（医師）、サラ・ハーディ（Ph.D.）、マット・クリューガー（Ph.D.）、アイザック・マークス（医師）、スティーブン・マイヤース（医師）、ジェイムズ・ニール（医師、Ph.D.）、マージー・プロフェット（文学修士）、ロバート・スマッツ（文学修士）、ウィリアム・ソロマン（医師）、ポール・ターク（Ph.D.）、アラン・ウィーダー（医師）、ブラント・ウェネグラット（医師）、エリザベス・ヤング（医師）。文献検索では、ドリス・ウィリアムズ、ジャネット・アンダーヒル（医師）、ジョーン・トービンにとくにお世話になった。ジョン・グリーデン医師とジョージ・カーティス医師のおかげで、ランドルフ・ネシーはミシガン大学からサバティカルの休みをもらうことができ、スタンフォード大学でこの原稿を書くことができた。スタンフォードでは、ブラント・ウェネグラットとアン・オライリーがはかり知れないほどの暖かさで迎えてくれた。秘書のバーバラ・ポルチンの忠実で有能な働きは特筆に値する。私たちのエージェントであるジョン・ブロックマンは、私たちが、新しい科学についてまじめに一般向けの本を書くという仕事ができると確信させてくれたし、出版のためのいろいろな交渉を能率良くこなしてくれた。彼に感謝するとともに、ジョン・ブロックマンの言うことをまじめに聞くよう勧めてくれた、バーバラ・ウィリアムズにも感謝したい。マーガレット・ネシーとタイムズ・ブックスの編集者であるエリザベス・ラポポートが原稿に手を入れてくれたので、本書の構造とスタイルは格段によくなった。

私たちがもっとも多くを負っているのは、この本を書かねばならないと私たちに認識させてくれた人々である。彼らは、ダーウィン医学という、今ではさかんになってきた分野の中心となっている概念や研究を行ってきたパイオニアたちである。そのうちの何人かは、ポール・イウォルドやマージー・プロフェットのように、本書のなかで何度も言及されている。他の人々は、もっとあっさりとしか扱えなかったし、文献リストに名前があがっているだけの人たちもいる。私たちは、もう数年もすれば、これらの人々やその研究は、当然ながらもっともっと多くの人々に知られるようになるだろうと確信している。

第1章

病気の神秘

私たちのからだはこんなにもうまくできた構造をしているにもかかわらず、なぜ、病気にかかりやすくさせるような欠陥やもろさを無数に抱えているのだろうか。もし、自然淘汰による進化が、目や心臓や脳のように高精度に働くものを生み出すことができるのならば、なぜ、近視や心臓発作やアルツハイマー病を防止する方法は生み出してこなかったのだろうか。もし、免疫システムが何百万もの異質の蛋白質を認識し、攻撃することができるのならば、なぜ、私たちは未だに肺炎にかかるのだろう。もし、DNAのらせんが、それぞれ適切な場所に収まっている十兆もの特殊化した細胞からなる大人の生物の設計図として信用できるならば、なぜ、つぶれた指を新しく生え替わらせることができないのだろう。もし、私たちが百年生きられるのならば、なぜ二百年は生きられないのだろうか。

個人としての人間が、なぜ特定の病気にかかるのかについては、ますます多くのことがわかってきているが、いったいなぜそもそも病気というものが存在するのかについては、未だにほとんどわかっていない。脂肪分の多い食事が心臓病の原因となり、日焼けが皮膚癌をおこすことはわかっているのに、なぜ、私たちは、その危険にもかかわらず、脂肪や日光を求めるのだろうか。なぜ、私たちのからだは、詰まった動脈や日焼けで傷ついた皮膚を治すことができないのだろう。なぜ、日焼けをすると痛むのだろうか。そもそも、なぜ、痛みを感じるのだろうか。そして、なぜ、何百万年もたつのに、私たちは未だに連鎖球菌に感染しやすいのだろうか。

医学の大いなる神秘は、非常にうまくできた構造の中に、欠陥や、もろさや、ほとんどの病気を生み出すもとになっている一時しのぎのメカニズムのようなものが存在することである。進化的アプローチは、この神秘を一連の解答可能な疑問に変えてくれる。たとえば、なぜ、ダーウィンの自然淘汰の過程は、私たちを病気にかかりやすくさせる遺伝子を着実に排除してはこなかったのか。なぜ、自然淘汰の過程は、傷害に対する抵抗力と、回復を早める能力を完璧にする遺伝子を選択し、老化を防いでこなかったのか。よく言われる答えは、自然淘汰はそんなに強力なものではないということだが、それはたいてい間違っている。そうではなくて、これから見ていくように、からだというものは、よくできた妥協のかたまりなのである。

からだの中でもっとも簡単な部分をとってみても、人間が作ったどんなものも対抗できないほどの精巧な構造をもっている。たとえば、骨を例にあげよう。骨の筒型の形は、強度と柔軟性を最大化する一方、重量を最小化している。同じ重さで比較すれば、骨は、純粋のはがねの棒より強い。それぞれの骨は、その機能を果たすように、見事な形をしている。ダメージを受けやすい先の方は太く、筋肉のてこ作用を増すように表面に鋲のような突出部がついている。繊細な神経や動脈が通るところには溝ができて安全な通路を提供している。個々の骨の太さは、強度が必要なところはどこでも、太くなっている。骨が曲がるところはどこでも、骨が密になっている。骨の中の空洞さえも役に立っている。そこは、新しい血液細胞を育てる安全な場所なのだ。

生理的機能はさらにもっと印象的である。人工腎臓を考えてみよう。それは、冷蔵庫ほどの大きさがあるのに、未だに、自然の腎臓がもっている機能のほんの少ししか果たせないお粗末な代替品である。あるいは、これまでに作られた最良の人工心臓弁を取り上げてみよう。それは、ほんの数年しかもたない上に、弁が閉じるたびにいくつかの赤血球を押しつぶす。一方、自然の弁は、一生のあいだに二五億回も、静かに開いたり閉じたりする。また、脳を考えてみよう。脳には、人生のほんのささいなことも符合化して、何十年もたった後でも一瞬のうちに思い出させる能力がある。どんなコンピューターも、これには太刀打ちできない。

からだの調節システムも同様に見事なものだ。たとえば、食欲から出産まで、暮らしのあらゆる面を調整しているたくさんのホルモンを考えてみよう。それらは、いくつものレベルからなるフィードバック・ループで制御されており、人間が作ったどんな化学工場よりもはるかに複雑である。また、感覚運動系の複雑な配線系統を考えてみよう。像が網膜に映し出されると、それぞれの細胞が、視神経を通して信号を脳の中の一つの中枢に送る。そこでは、形、色、動きの信号が解読される。それから、信号は、記憶の貯蔵庫と連結している他の中枢に送られ、それが、へビの像であると決める。それから信号は、恐れの中枢と、行動を動機づけ、行動をおこさせる決断の中枢に送られる。そして、さらに、運動神経へと送られ、まさに適切な筋肉を正確に収縮し、手をさっと引っ込めさせる。これらのすべてのことが一瞬のうちにおこるのだ。

骨、生理的機能、神経系と、からだは数多くの実に見事な構造を備えており、私たちはそのことに驚き、感服せざるをえない。しかしながら、それとは対照的に、からだというものは多くの点において驚くほど粗雑にできてもいる。たとえば、胃に食べ物を運ぶ管は、肺に空気を運ぶ管と交差しているので、私たちが何かを飲み込むたびに、窒息しないように気道を閉じなければならない。あるいは、近視を考えてみよう。もし、あなたが不幸にも近視になる遺伝子をもっている二五パーセントの人々のうちの一人ならば、あなたはほとんど確実に近視になり、トラの餌食になる寸前までトラに気づかないだろう。なぜ、こういう遺伝子はこれまでに排除されなかったのだろうか。あるいは、アテローム性動脈硬化症を考えてみよう。動脈の複雑なネットワークは、まさに適量の血液をからだのあらゆる部分に運んでいる。しかし、私たちの多くは、動脈の壁にコレステロールを貯めてしまい、その結果、血流が遮られて、心臓発作や脳卒中を引きおこす。これは、まるでメルセデス・ベンツの設計者が燃料管にプラスチック製のストローを使うようなものだ！

その他の何十というからだの設計も、同じように不適切のように見える。そのひとつひとつが医学の神秘と考えてよいだろう。なぜ、これほど多くの人間がアレルギーをもっているのだろうか。もちろん、免疫システムは役に立つが、なぜ、花粉をほうっておかないのだろう。それを言えば、なぜ免疫システムは、ときおり、私たち自身の組織を攻撃して、多発性硬化症、リウマチ熱、関節炎、糖尿病、紅斑性狼瘡（エリテマトーデス）［訳注：皮膚を中心に全身が侵されることもある原因不明の難治性自己免疫疾患］などをおこすのだろうか。それから、妊娠中の吐き気がある。将来の母親になる人が、育ちつつある赤ん坊に栄養を与える重荷を引き受けている最中に、吐き気と嘔吐によって、しばしば苦しめられなければならないとは、なんと理解しがたいことだろうか。また、機能的に理解しがたいように見える究極の例として、普遍的におこる現象である老化をどのように理解したらいいのだろうか。

私たちの行動や感情さえも、いたずら者によって作られたかのようである。なぜ、私たちは、まさにからだによくない食べ物を欲しがり、純粋な穀物や野菜はそれほど欲しがらないのだろうか。太り過ぎだとわかっていながら、なぜ、食べ続けるのだろうか。そして、なぜ、欲望を押さえられないほど私たちの意志は弱いのだろうか。なぜ、男性と女性の性的反応はこんなに不調和で、お互いが最大の快感を得られるようにできてはいないのだろうか。なぜ、こんなに多くの人間が、常に不安にかられ、マーク・トウェインが言ったように、「決しておこることのない悲劇に苦しめられて」人生を過ごすのだろうか。最後に、なぜ、喜びは長続きせず、長いあいだ追い求めてきた目標に到達しても満足する代わりに、さらに到達しがたい何かに対する新しい欲望を感じるのだろうか。私たちのからだは、驚くほど精密であると同時に、信じられないほどずさんである。それは、まるで、宇宙の最高のエンジニアが、七日ごとに一休みして、その日はでたらめなやり方をする素人に仕事をまかせたかのようである。

二種類の原因

この矛盾を解決するためには、それぞれの病気の進化的な原因を見つけなければならない。病気の進化的な原因は、たいていの人が考えている原因とは違うことがこれまでに明らかになっている。

心臓発作を考えてみよう。脂っこい食べ物を食べることと、アテローム性動脈硬化症になりやすい遺伝子をもっていることとが、心臓発作の主な原因である。これらは生物学者が至近要因と呼ぶものである。しかし、ここでは、私たちは、進化的要因（究極要因）の方にもっと興味がある。これは、さらに過去にさかのぼって、なぜ、私たちが、現在の私たちのように設計されているのかと問うものである。心臓発作を研究するにあたって、進化生物学者は、なぜ、自然淘汰は、脂肪を欲しがったり、コレステロールを堆積させたりする遺伝子を排除してこなかったのかを知りたいと思う。至近要因にもとづく説明は、からだがどのようにして働き、なぜ、病気になる人もいれば、病気にならない人もいるのかを説明する。進化的説明は、なぜ、人間は一般的にある病気にはかかりやすく、他の病気にはかかりにくいのかに答えるのである。私たちは、なぜ人間のからだのある部分はとても故障しやすいのか、なぜ、私たちはある病気にはかかるが、他の病気にはかからないのかを知りたいのである。

至近要因と進化的要因とを注意深く区別すると、生物学上の多くの疑問がもっとよく理解できるようになる。至近要因は、形質を描写するものだ。つまり、その解剖学的構造、生理、生化学、そして、受精卵の中のＤＮＡの一片に含まれている遺伝的指令から、一人の大人が作られるまでの発生の道筋などである。進化的要因は、そもそも、なぜ、ＤＮＡがその形質を特定しているのか、そして、なぜ、私たちはある構造を作らせるＤＮＡはもっているのに、他の構造を作らせるＤＮＡをもっていないのかに関するものである。至近要因と進化的要因は、二者択一のものではない。どの形質を理解するにも両方が必要なのである。外耳の至近的説明には、外耳がどのように音を集めるかや、外耳を作っている組織、その動脈と神経、胎児から大人になるまでに外耳がどのように発達するかについての情報が含まれるだろう。しかし、たとえこれらすべてを知ったとしても、なお、外耳の構造がその耳をもっている生物にどのような利益を与えるのか、なぜ、その構造をもっていない生物は不利なのか、祖先のどんな構造に、徐々に、自然淘汰が働いて、現在のような耳の形になったのかといったことについての、進化的な説明が必要である。もう一つ別の例をあげると、味蕾（みらい）の至近要因は、味蕾（みらい）の構造と化学的な働き、つまり、どのように塩辛さ、甘さ、酸っぱさ、苦さを検出するのか、また、どのように、これらの情報をインパルスに変換して、神経細胞を通して脳に伝えるのかを記述する。一方、味蕾の進化的説明は、なぜ、味蕾が、塩辛さ、酸っぱさ、甘さ、苦さを検知するのであり、他の化学的性質を検知するのではないのか、そして、これらの特徴を検知する能力があると、その持ち主が暮らしに対処するのに、どのように役立っているのかを明らかにする。

至近要因は、構造やメカニズムについて「何が（what）」と「どのように（how）」という質問に答える。一方、進化的説明は、起源と機能についての「なぜ（why）」という質問に答える。医学研究の大半は、からだのある部分がどのように働くか、病気がその機能をどのように乱すのかという至近要因を追求している。生物学の残りの半分、つまり、物事は何のためにあるのかと、それらはどのようにしてそうなったのかを説明しようとする方の半分は、医学では無視されてきた。とはいえ、もちろん、完全に無視されてきたわけではない。生理学の第一の課題は、それぞれの器官が、通常、何をするのかを明らかにすることである。また、生化学の全分野は、代謝機能がどのように働き、何のためにあるのかを理解することにささげられている。ところが、臨床医学は、病気の進化的な説明を捜すことには、よく言っても半分くらいしか注意を払ってこなかった。病気は、多くの場合、異常であって当然だと考えられているので、その進化を研究するのは不合理に見えるのかもしれない。しかし、病気の進化的アプローチは、病気の進化を研究するのではなく、私たちを病気にかかりやすくさせている設計上の特徴の進化を研究するのである。からだの設計における欠陥と思われるものは、自然界の他のあらゆるものと同様に、至近要因と進化要因二つが合わさって初めて、完全に理解できるのである。

進化的説明は、知的好奇心のためだけの単なる憶測にすぎないのだろうか。いや、そんなことはまったくない。たとえば、つわりを考えてみよう。シアトルの研究者マージー・プロフェットが考えたように、もしも妊娠初期につきものの吐き気や嘔吐や食べ物に対する嫌悪が、発生途上にある胎児を毒素から守るために進化したものならば、こういった症状は、胎児の組織分化が始まるときに始まるはずであり、胎児がそれほど危なくなくなるにつれて減少するはずであり、胎児の発達を妨げる可能性のもっとも高いものを含む食物を避けるように仕向けるはずである。あとでわかるように、これらの予測にぴったりあった証拠がたくさん見つかっている。

このように、進化的仮説は、至近的なメカニズムの中には何があるはずかを予測する。たとえば、もし、感染に付随して鉄分のレベルが低くなることは、感染の原因の一つではなく、からだの防衛機能の一部であるという仮説を立てるならば、患者に鉄分を与えることは、感染を悪化させることになるだろうと予測できるが、まさにそのとおりなのだ。病気の進化的起源を決定しようとすることは、おもしろい知的な探求以上のことなのである。それは、まだほとんど使われていないが、病気を理解し、防止し、治療するために決定的に必要な道具なのだ。

病気の原因

さまざまな病気の専門家は、いったいなぜ、ある特定の病気が存在するのだろうかと、しばしば自問し、しかも、よい考えをよく思いつく。しかし、多くの場合、進化的説明を至近要因による説明と混同していたり、その考えを検証するにはどうしたらよいかがわからなかったり、または単に、至近要因によらない、主流からははずれていると見なされる説明は提案したがらない。ダーウィン医学の正確な枠組みの助けを借りれば、こういった困難はおそらく軽減できるだろう。この目的のために、私たちは、病気の進化的説明として六つのカテゴリーを提案しようと思う。それぞれのカテゴリーについて、あとの章でもっと詳しく説明するが、ここでは簡単に概要を紹介することによって、この試み全体の論理を描き出し、これから先に何が出てくるのかの全体像を示そうと思う。

1 防御

防御は、実は、病気を説明するものではないが、しばしば病気の他の徴候と混同されるので、ここであげておくことにする。色白の人が重度の肺炎にかかると、顔色がくすみ、ひどい咳をするだろう。肺炎のこの二つの徴候は、まったく異なるカテゴリーを代表するものである。一方は、欠陥があることの現れであり、もう一方は、防御の現れである。肌が青白くなるのは、酸素が欠乏しているときのへモグロビンの色が通常より暗いからだ。肺炎のこの徴候は、自動車のトランスミッションのカチッという音のようなものである。それは、問題に対してあらかじめプログラムされた反応ではなく、特定の効用はもっていない単なる偶然の出来事の結果にすぎない。他方、咳は防御である。それは、呼吸系の中に入った異物を吐き出すために、とくにデザインされた複雑なメカニズムの結果として生じる。咳をするときには、横隔膜、胸筋、喉頭がうまく連動して、粘液や異物を、気管に押し上げ、異物を喉の奥に追いやる。そこで、異物は外へ吐き出されるか、胃に飲み込まれるかし、その場合には胃酸がほとんどの細菌を破壊する。咳は、からだの欠陥に対する偶然の反応ではない。それは、自然淘汰によって形成された、調和のとれた防御であり、ある特殊化したセンサーがある特定の脅威が存在するという合図を感知すると起動する。それはちょうど、自動車のガソリンが空になる前に、ダッシュボードのライトが自動的につくようなもので、それ自体が問題なのではなく、ある問題に対する防御的反応なのである。

このように防御と欠陥とを区別することは、ただ単に学問的に興味をそそるだけのことではない。病気にかかっている人にとっては、たいへん重大なことにもなりえる。欠陥を直すのは、たいていの場合、よいことだ。自動車のトランスミッションのカチッという音を止めたり、肺炎患者の肌の色を明るいピンク色に変えるために何かできるならば、それは、ほとんど常に有益である。しかし、防御を妨げて、排除してしまうと、たいへんなことになるかもしれない。ガソリンが残り少ないことを示す警告灯のコードを切ってしまえば、ガス欠になるだろう。咳を必要以上に止めてしまえば、肺炎で死んでしまうかもしれない。

2 感染

細菌やウィルスが私たちを主に食べ物と見なしているのであれば、それらは、私たちの敵と考えてよいだろう。残念ながら、それらは、私たちを悩ますためにおかれた単純な厄介者なのではなく、洗練された対抗者である。私たちは、その脅威に対抗するための防御を進化させてきた。一方、細菌やウィルスは、私たちの防御に打ち勝つ方法や、さらに、私たちの防御を自分たちに有利になるように利用する方法さえも進化させた。この果てしなく続く軍拡競争は、なぜ、すべての感染を撲滅できないのかを説明するものであり、また、いくつかの自己免疫疾患も説明する。これらの点に関しては、次の二つの章で、さらに詳しく検討しよう。

3 新しい環境

私たちのからだは、ここ数百万年のあいだ、アフリカの大草原で狩猟や採集をしながら小さな集団で暮らすように、設計されてきた。自然淘汰には、脂っこい食べ物、自動車、麻薬、人工照明やセントラルヒーティングに対処するように、私たちのからだを作り変える時間はなかった。私たちのからだの設計と私たちを取り巻く環境とのあいだの不一致のために、多くの現代病が生じており、おそらくそのほとんどは防ぐことのできるものだ。現在心臓病と乳癌が広く見られることは、その悲劇的な例である。

4 遺伝子

私たちの遺伝子の中には、病気の原因になるにもかかわらず、存続しているものがある。その影響のいくつかは、「気まぐれ（変わり種、quirks）」で、もっと自然な環境で暮らしていたときには無害だった。たとえば、心臓病にかかりやすくさせる遺伝子のほとんどは、私たちが脂っこい食べ物をとりすぎるようになるまでは無害だった。近視の原因となる遺伝子は、子どもたちが、小さいころから、目のすぐ近くで作業をする文化でのみ問題をおこす。老化の原因となる遺伝子のいくつかは、平均寿命が短かったころには、ほとんど淘汰の対象とはならなかった。

病気の原因となる他の多くの遺伝子は、その遺伝子をもっている人、あるいは、他の組み合わせでその遺伝子をもっている他の人に有利になるので、実際に、淘汰によって残されてきたものである。たとえば、鎌状赤血球貧血症の原因となる遺伝子は、マラリアを防ぐこともする。この有名な例に加えて、本書のあとの章では、母親を犠牲にして父親に利益を与える、あるいは、その逆であるような性的に対立する遺伝子など、たくさんの例を取り上げる。

私たちの遺伝子暗号は、突然変異によって常に攪乱させられている。非常にまれではあるが、DNAに生じたこのような変化が有益なこともあるが、通常は、病気を生み出すことの方が多い。そうした損傷を受けた遺伝子は、常に自然淘汰によって排除されるか、最小限に抑えられている。このため、埋め合わせをする利益をもたらすことのない欠陥遺伝子は、病気の通常の原因とはなっていない。

最後に、個体を犠牲にして、その遺伝子自身の伝達を促進するような「無法者」遺伝子が存在するが、これこそ、自然淘汰は、究極的には、個体や種ではなく、遺伝子に有利になるように働くのだということをあからさまに示すものである。個体間に働く自然淘汰も、有力な進化的な力なので、無法者遺伝子もまた、まれにしか病気の原因にはならない。

5　設計上の妥協

全体として利益をもたらす多くの遺伝子には、それにかかわる損失があるのと同様に、自然淘汰によって保存されてきたどの主要な構造的変化にも、それに伴う損失がある。直立して歩くことによって、私たちは、食料を運んだり、赤ん坊を抱えて移動したりできるようになったが、同時に、腰に問題が出てきた。からだの設計上の誤りと見えるものの多くは、誤りではなく、妥協にすぎない。病気をもっとよく理解するためには、設計の誤りと見えるものの中に隠された有利さを理解する必要がある。

6　進化の遺産

進化は、徐々に進む過程である。一気に大きく飛躍することはできず、ほんの少しずつ変化をして、しかも、その一つひとつがすぐに役立つものでなければならない。大きな変化を達成するのは、人間のエンジニアにとってさえ困難なものだ。よく売れていた小型トラックが横から衝突されたとき、ガソリンタンクがシャーシの外にあったので火事になった。しかし、シャーシの中にタンクを置くためには、今そこにあるもののすべてを、大幅に設計し直す必要がある。これは、また新たな問題を引きおこし、そして、新しい妥協を必要とするだろう。人間のエンジニアでさえ、歴史的な遺産に制約されるのだ。同様に、私たちの食べ物は、気管の前にある管の中を通り、気管を交差して胃に到達しなければならない。そのため、私たちは喉を詰まらせる危険にさらされている。鼻孔を首のどこかに移した方がよさそうなものだが、第9章で説明するとおり、それは決しておこらないだろう。

本書で述べていないこと

これまでに述べた病気の原因を詳しく説明する前に、危険な誤解がおこる可能性を未然に防ぎたいと思う。まず第一に、この探求は、優生学や、社会ダーウィニズムとは一切関係ない。私たちは、人間の遺伝子プールがよくなっているのか、悪くなっているのかには関心がないし、種としての人間を改良するための活動を広めようとしているのではまったくない。私たちは、人間のあいだの遺伝的差異のほとんどにさえ、とくに関心があるわけではなく、むしろ、私たち全員に共通している遺伝物質の方にずっと関心がある。

病気の進化的研究は、E・L・トゥルドゥー医師の業績を記念してサラナック湖のほとりに建てられた像に刻まれている、「ときおり、治し、しばしば、助け、常に、慰める」という古くからある医学の目標を変えはしない。医学の目標は、常に、病人を助けることであって、種を助けることではなかった。（そして、常にそうあるべきだと私たちは信じている。）この点に関して混同があるために、多くの誤った考えが正当化されてきた。二十世紀の初め、社会ダーウィニズムのイデオロギーは、貧しい者から医療を取り上げ、個人への影響にかかわらず、巨大な資本家どうしを闘わせるのを正当化する手伝いをした。これらの信念は、人間という種全体（あるいは、人種！）を改良するために特定の集団を不妊にさせようとした優生学者の信念と密接に結びついていた。このようなイデオロギーは、ずいぶん前から悪評を買っていたが、それは当然である。そこでは進化理論の用語のいくつかが比喩的に使われていたが、生物学者が理解する意味での理論は使われていなかった。私たちは、決して、医学が自然淘汰を助けるべきだと主張しているのではないし、生物学が、道徳的決断を導くと言っているわけでもない。これから、病理は真価を認められないある種の利益と関係しているという例をたくさん紹介するが、どんな病気もよいものだと議論する気は毛頭ない。進化理論は、私たちがいかに生きるべきかや、医者がいかに医学を実践するべきかについての、道徳的指針を与えてはくれない。しかしながら、医学を進化的に見ることは、病気の進化的起源を理解するのに役立ち、この知識は、医学のもともとの目標を達成するのにおおいに役立つに違いないのである。

第2章 自然淘汰による進化

さて、からだの各部分は、他のすべての道具と同じように、ある目的、すなわち、ある活動のために存在するのだから、からだ全体がある複雑な活動のために存在するに違いないということは明らかである。

——アリストテレス

第1章で取り上げた神秘の解決は、自然淘汰の働きの中に見いだせる。その過程は、基本的にはとても単純だ。自然淘汰は、個体間に存在する遺伝的な変異が、その個体の生存や繁殖に影響を及ぼすときにはいつでもおこるものである。もし、ある遺伝子が、後世に生存できる子孫をより少なくしか残さないような性質を作るように指示するなら、その遺伝子は、徐々に排除されていく。たとえば、感染しやすさを増したり、ばかげた危険をおかしたり、セックスに興味をもたなくなるような突然変異がその遺伝子に生じれば、そのような突然変異は、決して、集団中に広がることはないだろう。他方、感染に対する抵抗力を増したり、適度な危険をおかしたり、繁殖可能な配偶者をうまく選べるようにしたりする遺伝子は、たとえ、結構な損失を伴ったとしても、遺伝子プールに広がっていくだろう。

古典的な例の一つは、空気汚染の主な発生源の風下に住むイギリスの蛾の集団に、羽の色を黒くする遺伝子が広まったことである。羽の色の薄い蛾は、煙で薄黒くなった木にとまると目立つので、簡単に鳥に捕まってしまったが、木の幹の色により近い色をした珍しい突然変異体の蛾は、天敵のくちばしから逃れられたのである。木の幹の色が黒くなるにつれて、突然変異の遺伝子は急速に広まり、薄い羽の色の遺伝子に大きくとって代わった。ただそれだけのことである。自然淘汰には、計画も、目標も、方向性もない。ただ、ある遺伝子をもつ個体が、それをもたない他の個体と比較して、繁殖成功度が高いか低いかに応じて、その遺伝子の頻度が増えたり、減ったりするだけである。

自然淘汰は単純明快なのに、誤解が多いために、わかりにくくされてきた。たとえば、ハーバート・スペンサーが十九世紀に提唱したキャッチフレーズ「適者生存（survival of the fittest）」は、自然淘汰の過程を要約するものと一般に考えられているが、実際には、多くの誤解のもととなっている。まず、生存は、それ自体には、何の意味もないし、何ものをももたらさない。だからこそ、自然淘汰は、サケや一年草のように、一生に一回しか繁殖せずに死んでしまう生物を作り上げてきたのだ。生存は、後の繁殖を促進する限りにおいて、適応度を増加させる。生涯における繁殖を促進するような遺伝子は、たとえその結果、寿命が短くなるとしても、自然淘汰で残されるだろう。逆に、生涯繁殖成功度を減らすような遺伝子は、たとえ個体の生存の機会を増すとしても、淘汰によって排除されていくのは明らかだ。

さらに、「適者」という言葉の意味の曖昧さから生じる混乱もある。生物学的な意味での最適者は、必ずしも、もっとも健康で、もっとも強く、もっとも走るのが速い個体であるとは限らない。今日の世界、そして、過去の多くの世界でも、抜群の運動能力を示した人が、孫の数が最大であるとは限らず、適応度とおおよその相関関係を示しているのは、孫の数なのである。自然淘汰を理解する者にとって、両親が子どもに孫が生まれるよう気をもむのは、何も驚くべきことではない。

遺伝子や個体は、独立した状態で、「適応している」と言うことはできず、特定の環境の中にいる特定の種との関連でのみ、「適応している」と言える。ある一つの環境の中においてさえ、どの遺伝子にも妥協が伴う。ウサギにもっと恐怖心をもたせ、それによって、キツネに食べられてしまうのを防ぐような遺伝子を考えてみよう。野生のウサギの半分がこの遺伝子をもっているとしよう。この臆病なウサギたちは、より多く隠れて、より少なくしか食べないので、大胆な仲間より、平均すると、栄養が十分ではないだろう。もし、春を待つ三月の雪の中でうずくまっているときに、三分の二の臆病ウサギが餓死する一方、恐怖を感じる遺伝子をもたないウサギでは、その三分の一だけに同じ運命が訪れたとすると、春になったとき、恐怖を感じる遺伝子をもつのは、全体の三分の一のウサギになってしまうだろう。その遺伝子は、淘汰上、不利だったのである。何度かの厳しい冬があれば、その遺伝子は、ほとんどなくなってしまうかもしれない。暖冬だったり、キツネの数が増加したりすれば、逆の効果をもたらすだろう。それはすべて、今現在の環境に依存するのである。

自然淘汰は集団ではなく遺伝子に有利に働く

飢えたレミングの大集団が、どんどん水に飛び込んでおぼれ死んでいく映像に、太く響く声が、食糧不足になると、レミングの一部が、自己犠牲し、グループの中の少なくともいくらかのメンバーが生き残れるのに十分なだけの食料を残すという説明をする、自然を扱った番組を見たことがある人は多いはずだ。数十年前には、このような「群淘汰」説が専門の生物学者のあいだでもまじめに取り上げられていたが、今では違う。それがなぜかを考えるには、二匹の想像上のレミングを比較してみるといい。一匹は、集団の個体数が食料供給を上回りそうだと感じるやいなや、近くの川に飛び込んで死ぬ立派な奴だとしよう。もう一匹は、立派な仲間たちが自殺するのを待ってから、できるだけたくさんの食料を食べ、できるだけ頻繁に交尾をし、できるだけたくさん子どもを作るような利己的な奴だとしよう。集団の利益のために自己を犠牲にする行動を決めている遺伝子はどうなるだろうか。それらが、その種にとってどれだけ有利であるとしても、そのような遺伝子は排除されてしまうだろう。

それでは、一見したところ自殺しているように見えるレミングがいることをどのように説明すればよいだろうか。冬の終わりに食料が少なくなってくると、レミングは大集団で急いで移動する。早い雪解けによってできた水の流れに出くわしたからといって、いつも立ち止まるわけではない。しかし、溺死するのはとてもまれなことだ。番組製作者たちは、自分たちの望む場面を撮るために、明らかにほうきを使って、こっそりとレミングを水の中に追い込まなければならなかった！　これは、現実と理論とが相容れないときに、人間は、理論よりも現実を変えることを選ぶという劇的な一例である。特別な状況では、集団レベルでの淘汰が、通常のもっと強力な個体レベルでの淘汰を凌駕することもあるが、それは、そんなに頻繁におこるわけではない。

『利己的な遺伝子』の著者であるイギリスの生物学者リチャード・ドーキンスが力説しているように、個体は、遺伝子を複製するために遺伝子によって作られた乗り物として見なしてよいだろう。遺伝子がそこを通り抜けたあとは、個体は捨てられてしまう。この見解は、進化は、健康と調和と安定の世界に向かって進むという通常の見方を強く揺るがすものだ。進化はそんな世界を作り出しはしない。私たちは、自然界の生物は幸せで健康なものだと考えたがるが、自然淘汰は、私たちの幸福には微塵も関心がなく、遺伝子の利益になるときだけ、健康を促進するのである。もし、不安、心臓病、近視、痛風や癌が、繁殖成功度を高めることになんらかのかたちで関与しているならば、それらは自然淘汰によって残され、私たちは、純粋に進化的な意味では「成功」するにもかかわらず、それらの病気で苦しむことになるだろう。

血縁淘汰

私たちは、自然淘汰によって最大化される適応度の本質は繁殖であると示唆してきた。そして、レミングの話では、進化では、自己を犠牲にして他者を助けるように行動する個体は有利にならないことを示した。このような一般化は、話のほんの一部にすぎない。究極的に重要なのは、将来の世代にどれだけの遺伝子を残せるかであり、それは、自分の子どもをもつことによっても達成されるが、自分と同じ遺伝子をたくさんもっている近親者の繁殖を高めるような何かをすることによっても成し遂げられる。

子どもの遺伝子の半分は、母親の遺伝子と同一であり、残り半分は父親の遺伝子と同一である。父母を同じくする兄弟姉妹も、平均すればお互いの遺伝子の半分を共有している。祖父母の遺伝子の四分の一は、孫の遺伝子と同じである。いとこどうしは、八分の一の遺伝子を共有する。つまり、あなたの遺伝子から見れば、あなたの姉妹の生存と繁殖は、自分自身の生存と繁殖の半分の重要性があり、あなたのいとこの生存と繁殖は、八分の一の重要性があるということである。このため、もし、他のすべて（たとえば、年齢や健康度）が同じで、援助をするときに自分にかかる損失が、血縁者の受ける利益に血縁度をかけた積よりも小さいならば、血縁者を助けることは淘汰上有利となるのである。古典的な逸話だが、イギリスの生物学者J・B・S・ホールデーンは、自分の兄弟のために自分の命を犠牲にするかどうかと聞かれたとき、「いいえ、兄弟一人のためには自分を犠牲にしません。でも、兄弟二人、または、いとこ八人のためには、自分を犠牲にするでしょう」と答えた。この原理と、協力行動の説明に関してそれがもっている重要性とが正式に認識されるには、イギリスの生物学者ウィリアム・ハミルトンによる一九六四年の画期的な論文まで待たなければならなかった。ハミルトンは、ノーベル賞の与えられない分野の仕事をする科学者を表彰するために作られたクラフォード賞を一九九三年に受賞した。もう一人の偉大なイギリスの生物学者ジョン・メイナード-スミスは、この現象を血縁淘汰と命名した。

進化における「お人好しはビリになる」という原則の、もう一つの例外と思われるものは、血縁者とは限らない個体どうしのあいだに生ずる利益の互恵的交換の結果である。もし、エルザが靴作りの名人であり、フリッツが腕利きの猟師で、上等の皮を供給できるのならば、資源を交換するのは、両者にとって有利である。あなたに親切にすれば、私が報われ、私に親切にすれば、あなたが報われる。ロバート・トリバースが、今や古典となった互恵的利他行動の理論の論文を一九七一年に発表して以来、生物学者は、自然界の生物間の協力的な関係を、互恵的な交換、または、血縁淘汰の結果としてごくあたりまえのように解釈してきた。社会生活に関する生物学は、『社会生物学』の著者であるE・O・ウィルソンや、『ダーウィニズムと人間の諸問題』の著者であるリチャード・アレクサンダーなどの先駆者の努力のおかげで、ずいぶん発展してきた。初期のころの論争や誤解は、この新しい科学の分野の研究が発展するとともに、ほとんどが消えていった。

自然淘汰はどのように働くか

進化は、ある計画性や方向性に従って進むという誤った概念がはびこっているが、実際には、進化には計画性も方向性もない。そして、偶然がかなりの役割を果たしているために、進化の将来の行くえは予測できないだろう。個々の生物体に生じたランダムな変異が、その生物体の適応度にわずかな違いを生み出す。ある個体は、他の個体よりもたくさんの子どもを残すので、その個体の適応度を増す原因となった特徴が、後の世代にもっと普及することになる。遠い昔のある時、熱帯アフリカの人間のあいだに（少なくとも）一つの突然変異がおこり、マラリアに対する抵抗性をもつように、ヘモグロビン分子が変わった。これは非常に有利な条件だったので、新しい遺伝子は広まったが、不幸にも、あとの章で述べるように、鎌状赤血球貧血症を引きおこすこととなった。

偶然は、次のいずれの局面における結果にも影響を及ぼしえる。まず、遺伝子に突然変異が生じるとき、二番目に、その遺伝子をもつ個体が、突然変異の効果が現れるに十分なだけ長生きするかどうか、三番目に、その個体の実際の繁殖成功度に影響を与える偶然の出来事がおこるかどうか、四番目に、ある遺伝子がある世代では有利であったとしても、偶然の出来事によって、次の世代では排除されてしまうかどうか、そして、最後に、どんな個体の集団の歴史にも、必ずおこるであろう多くの予測不可能な環境の変化である。ハーヴァード大学の生物学者であるスティーブン・ジェイ・グールドが、たいへんわかりやすく表現しているように、もし、生物の歴史のテープを巻き戻し、もう一度、その過程をやり直したならば、結果は、確実にまったく違うものになるだろう。人類がいないかもしれないだけでなく、哺乳類のようなものさえも出てこなかったかもしれない。

これから私たちは、自然淘汰によって形成された形質の見事さをしばしば強調するが、自然は完全なものを作るという一般的な考えには、注意深い分析が必要だ。進化が、どのくらい完全なものを生み出すかは、それが正確に何を意味しているのかによる。もし、あなたが、「自然淘汰は常に種の長期的な繁栄のために最適な道をとるか」と問うているのなら、答えは、ノーである。そのためには、群淘汰による適応が必要となるだろうが、これは、前述したようにおこりにくい。もし、あなたが、「自然淘汰は、有利であればどんな適応も生み出すのか」と問うているのなら、答えはまたしてもノーである。たとえば、南アメリカのサルの中には、尾で枝をつかむことのできる種がいくつかある。こんなことができれば、アフリカのいくつかの種にだって必ずや役立つであろうが、単に運が悪かったために、アフリカのサルには、その芸当ができない。いくつかの条件の組み合わせによって、南アメリカのサルの祖先たちは、そのように尾を使い始め、それが、ついに、尾で枝につかまる能力を発展させた。一方、アフリカでは、そういう展開はおこらなかった。単にある形質が有利であるというだけでは、それが進化するとは限らない。

しかしながら、自然淘汰は普通は完璧に近いものを作り出すという説にも一理ある。それは、ある量的な特徴を最適化するときだ。ある形質が、ある特定の機能を果たしているとき、何世代にもわたって、少しずつ淘汰によって修正がほどこされていくと、その量的な面は機能的に見て理想的なものに近づいていく傾向がある。たとえば、鳥の翼は、空にうまく舞い上がれるだけの長さがなければならず、鳥がコントロールを保てるほど短くなければならない。大嵐のあとで死んだ鳥の翼の長さを測ってみると、並外れて長いか、並外れて短い鳥が期待値よりも多かった。生き残った鳥は、中間の（より最適に近い）長さの翼をもつ鳥に偏っていたのである。

人間の生理機能には、形質がほぼ最適な数値に作られている同様な例が無数にある。骨の大きさと形、血圧、ブドウ糖のレベル、脈拍数、思春期開始の年齢、胃の酸性度などなど、数えあげたらきりがない。観測値は、厳密には完全でないかもしれないが、たいていそれに近くなっている。自然淘汰の方が間違っていると私たちが考えるときには、私たちの方こそ何か重要なことを考えに入れるのを忘れている可能性が十分ある。たとえば、胃酸は潰瘍を悪化させるが、制酸剤を飲んでいる人でも、なお、食べ物を消化することができる。ということは、酸の量が多すぎるのだろうか。食物の消化や、結核の原因となるものも含めて、細菌を殺したりすることに胃酸が重要な役割を果たしていることを考えると、たぶん、そうではないだろう。からだの不完全さを確認するためには、まず、からだが完全であることと、それらの多くが妥協にもとづいていることを理解しなければならない。

どんなエンジニアもそうであるように、進化も絶えず妥協していかねばならない。自動車の設計者は、火事になる危険を減らすために、ガソリンタンクの厚みを厚くすることはできるが、コスト高になることと、リッター当たりの走行キロ数と加速度が減少することに対処するために、どこかで妥協が必要になる。そのため、ガソリンタンクは、車が衝突すると破裂することもあり、この妥協によって、毎年何人かの人の命が犠牲になっているのである。自然淘汰は、あらゆる特徴を同時に完全にすることはできないが、その妥協はランダムに生じるのではなく、純利益を最大化するように正確に作られている。

T型フォードが山積みされた廃車置場を見たヘンリー・フォードについて、出所の怪しい言い伝えがある。「ここにある自動車の中で、まったく故障することのない部分はあるかね。」と、彼は尋ねた。「はい、あります。ステアリングコラムは絶対に故障しません。」という答えが返ってきた。「そうか、では、」と、主任技師の方を向きながら、彼は言った。「それを、設計し直しなさい。もし、それが決して壊れないのなら、われわれは、それにお金をかけすぎているに違いないからね。」自然淘汰も、同じように、過度の設計を避ける。もし、欠陥があっても、それが淘汰圧をもたらさない程度にうまく働いていれば、自然淘汰は、決してそれを改良することはできない。したがって、からだのどの部分にも、ときおり非常に厳しい状況に出会ってもそれに対処するだけのなんらかの余力がある一方、その限界を超えると、あらゆる部分は、もろくもある。からだの中で、決して壊れないものなどないのだ。

資源が適度に増加すると、しばしばとても大きな価値を生み出すが、あまり多くなりすぎても、それほど利益は増えないものだ。シチューを作っているときに、玉ねぎを一つ入れるよりは、二つ入れた方がおいしくなるだろうが、十個入れても経費がかさむわりには、余剰の利益はまあほとんどないだろう。この利益と損失の分析は、経済学ではよく使われる方法だが、生物学や医学でも役に立つ。肺炎に抗生物質を使うことを考えてみよう。ほんの少し使うだけでは、たぶん、目に見える効果は何もないだろう。適量使うと、コストは高くなるが、より大きな効果が現れるだろう。一方、あまりたくさん使いすぎると、コストがますます高くなるのに加えて、それ以上の効果が見られないだけでなく、おそらく、大きな危険をもたらすだろう。

どんな工学的あるいは医学的決断にも、利益と同様に損失がつきまとうように、進化の過程で保存されてきたどんな有益な遺伝的変化にも、損失が伴う。自然淘汰は弱くもなければ、気まぐれでもない。それは、全体として見たときに適応度上有利な遺伝子を選択するだけなのである。たとえ、その同じ遺伝子が、ある病気にかかりやすくさせるようなものだとしても。たとえば、不安が、機能的に望ましい形質となる場合があるだろうか。前述したウサギたちが、キツネの数が特に多い年に、まったく不安を感じなかったらどうなるか考えればよい。老化の原因となる遺伝子でさえ、必ずしも非適応的とは言えない。その遺伝子は、淘汰が一番強く働いている人生の初期に利益をもたらしており、その利益は、老化や避けられない死という、後に生じる損失よりも、適応度上重要なものであるかもしれない。病気をよりよく理解するには、設計上の間違いと見えるものに隠された利点を理解する必要がある。

進化的仮説の検証

アリストテレスの引用でこの章を始めたが、それには重要な理由がある。アリストテレスは、さまざまな生物学の研究に格別に貢献してきた機能的分析の一般的方法の創始者と考えられるが、それは、医学にも同じように貢献すると期待される。もちろん、アリストテレスの見解と現代の生物学者の見解には、大きな違いがある。アリストテレスは、生物体の働きの根底にある物理的、化学的な原則をほとんど理解していなかった。実験が必要だとも考えていなかった。自然淘汰の原理も知らなかったし、生物が、繁殖成功度を最大化するようにこそ設計されているということにも、まったく気づいていなかった。アリストテレスの強力な疑問、「何のためにそれはあるのか」は、それが、人間の手や、脳や、免疫システムなどのいずれに適用されるにしても、今では、特定の科学的な意味をもっている。つまり、「この形質は、繁殖成功度にどのように貢献してきたか」という意味である。アリストテレスは、からだが全体として、なんらかの複雑な活動のために存在していると確信していたが、それは正しい。過去数十年のあいだに、ようやく、その複雑な活動が繁殖であることが明らかになってきたのである。

多くの人々が、ある形質の機能を問うのは科学的ではなく、「目的論的」あるいは、「憶測にすぎない」ので、科学的な探求の対象としては不適切だと考えている。しかし、これから、本書の中でたくさんの例を使って示すように、この考えは間違っている。生物学的形質の適応的機能についての疑問は、解剖学や生理学についての疑問と同じように、科学的に扱うことができる。目や、耳や、咳の反射のような生物の形質の適応的意味について尋ねるのは、道理にかなっている。なぜなら、そういった形質は、特別な機能を果たす能力を向上させるように、それらの形質を徐々に変容させてきた歴史的過程の産物だからである。

それでも、これらの「なぜ」という質問を発するときには、空想的な物語を簡単に信じすぎないように注意しなければならない。なぜ、私たちの鼻は、突出しているのか。それは、メガネを支えるために違いない。なぜ、赤ん坊は特別な理由もないのに泣くのか。それは、肺を訓練するために違いない。なぜ、私たちのほとんど全員が一〇〇歳までに死ぬのか。新しい人間に場所を空けるために違いない。およそどんな問題にも、このような憶測をめぐらすことはできる。だが、しかし、それしかできないのならば、科学ではない。問題は、質問そのものにあるのではなく、提案された答えについての適切な研究や、批判的な考えが欠けていることにある。

上にあげたような滑稽な例を見ると、ある種の説明を検証し、間違いだと証明するのがいかに容易であるかがよくわかる。鼻は、メガネをかけるために進化したはずはない。というのは、メガネが作られるずっと以前から、すでに、鼻があったのだから。肺を発達させるために泣くということもありえない。なぜならば、大人になってから肺が健康であるために、幼児期に泣く必要はないのだから。老化が、新しい人間に場所を空けるために進化したとは考えられない。というのは、自然淘汰は、集団にそのような利益をもたらすことはできないし、老化の詳細を見ると、そういった機能から予測されるものと合致していないのが明らかだ。

他の機能的な仮説は、とても簡単に支持されるので、あまりおもしろくない。心臓の構造や働きをよく知っている人なら誰でも、心臓が血液を押し出しているのだとわかる。また、咳が気管から異物を追い出すことも、震えが体温を上げることも、誰でもわかるはずだ。歯が食べ物を噛むためにあることを知るのに、進化学者である必要はない。興味深い仮説とは、ありそうなことで、重要であるが、正しいか間違っているかがあまりはっきりしないようなものだ。そういう機能的な仮説は、多くの医学的に重要なものを含めて、新発見につながりえるのである。

適応論的アプローチ

人間の特性に関する機能的研究は、近年適応論的アプローチと呼ばれている研究方法にもとづいている。すでに知られている人間の生物学の面に機能的な意味を考えてみると、まだ知られていない他の側面を論理的に予測できるかもしれない。それから、適切な調査をすることによって、そのような性質が存在するかどうかを確認することができる。もし、それらの性質が存在すれば、医学的に重要なものかもしれない。もし、存在しなければ、仮説を捨てて、最初からやり直せばよい。

ここで、いろいろな特徴がどのように適応度に貢献しているかを考えることによって見つかった興味深い発見の例を三つあげてみよう。これらの例は、ビーバーと鳥に関することで、医学的な疑問とは関係がない。医学的な疑問に関する例は後の章でたくさん紹介する。これらの例は、適応度についての直感的な考えは、専門の生物学者の直感でさえ、常に正しいとは限らないことをいろいろと教えてくれる。本格的な、しばしば数学的な理論を立てることが、論理的な答えを得るためには必要であり、そして、それは、実際の生物を研究することによって検証できるのである。

ビーバーは、食料や住みかにするために、自分たちの住む池の中や、その近くにある木を取ってくる。彼らは幹のまわりを地面の近くでかみ切り、もし、木が水の中にすでに入っていなかったならば、木を水の中に引きずり込み、自分たちの住まいまでそれを引っ張っていく。ビーバーは、どの木を倒すべきかをどうやって決めるのだろうか。彼らはそれを適応的に決めているというのが、ミシガンの生物学者ゲイリー・ベロフスキーの考えた仮説だった。これは、ビーバーにとってその木がどれだけの価値をもつか、それを切って運ぶのはどれくらい難しいか、その木が住みかからどれくらい離れたところにあるかなどにもとづいた、経済的に合理的な決断を意味する。ベロフスキーの計算では、有能なビーバーは、自分の住む池からの距離が増すにつれ、どの木にするかの識別力をよくしなければならない。小さな木はわざわざ運ぶ時間を割くだけの価値がないという理由で選ばれないだろうし、大きな木は、倒して運んでくる労力、とくに、木や、その断片を、池に浮かべられるところまで森の中を引っ張っていく労力をかけるに価しないという理由で選ばれないだろう。ベロフスキーは、ビーバーが取ってくる木の大きさの範囲は、池からの距離が増すにつれて着実に狭まるだろうと予測した。すなわち、ある地点で、ビーバーは理想的な大きさの木のみを噛み倒すようになり、それを過ぎると、どんな木も取ってこなくなるだろう。この予測は、ビーバーの住む池の近くで、ビーバーが噛み倒した木の切り株を観察することによって確認された。今度ビーバーの住む池を見たら、ビーバーのうわさに名高い働きぶりだけでなく、優先順位を決めることができる賢さも誉めてあげよう。

次に、森に住む鳴禽類の雌鳥が、一腹の卵を産んで、配偶者と一緒に抱卵しようとしているところを想像してみよう。この繁殖期における雌鳥の繁殖成功度は、すべてこの卵にかかっている。雌鳥はいくつの卵を産むべきなのだろうか。ここで思い出してほしいのが、この雌鳥は、種の保存を確実なものにしようとしているわけではなく、自分の生涯の繁殖成功度を最大化しようとしているのである。あまりに少なくしか産まないのは明らかに愚かなことだが、たくさん産みすぎても、雌鳥の生涯の繁殖成功度を減少させることになる。たとえば、十分な食料がなくて、ヒナの何匹かが死んでしまうかもしれないし、ヒナを育てることにエネルギーを使い果たしてしまって、自分が次の繁殖期まで生き延びる可能性を低めるかもしれないからだ。こういった考えは、森に住むどの個体にも同じように当てはまることだが、鳥によって、卵をいくつ産むかの決断が違う。もし、ある種では、つがいが平均して四個の卵を産むとすると、つがいによっては、五個の卵を産むものもあれば、三個しか産まないものもある。ここで、すべての鳥は四個の卵を産もうとしているのだが、なかには数を数えることができない鳥もいるのだという結論を出してもよいだろうか。それとも、卵の数は、自然淘汰によって最適化されていないと結論した方がよいだろうか。

適応論者は、鳥が実はもっと賢いことをしているという可能性を考慮したあとでなければ、そういう説明は差し控える。一般的な法則として、卵を三個しか産まなかったつがいには三個が最適であり、四個産んだつがいには四個が最適であるというように考えることができるだろうか。簡単な実験をすればその答えが得られる。もし、四個の卵をもつ巣が三〇個あるとしたら、その中から、無作為に一〇個の巣を選びそのままにしておこう。そして、残りの巣のうち一〇個を選び、そこから卵を一個抜き出して（この巣には卵が三個になる）、残りの一〇個の巣に、その卵を加えてみよう（四個卵を産んだが五個もつことになる)。さて、ここで、三つのグループの鳥、すなわち、自分が産んだとおりの数の卵をもつグループと、自分が産んだ数よりも一つ多いか少ないかするグループの平均的な成功率を調べてみよう。

もし、適切な要因をすべて注意深く考慮に入れるならば、このような研究の結果は、普通、オックスフォードの鳥類学者、ディビット・ラックが五〇年前に達した結論の正しさを証明するはずである。つまり、鳥は、自分自身の繁殖成功度を最大化するように卵の数を調整しているのである。そのためには、彼らの健康状態と能力と経験について正確に評価しなければならない。四羽のヒナにえさを与えるのは、三羽だけに与えるよりもたいへんだし、危険も大きい。混み合った巣の中で育ったヒナは、巣立ちのときの体重が軽く、来るべき冬を生き延びる可能性も低くなる。年によって条件がどうなるかの予測は難しく、通常より条件の悪い年には、より混み合った巣で育ったヒナたちは、とくに危険にさらされる。たしかに、こんなことを知っていれば、野鳥のつがいがヒナにえさを与えるのを観察しているナチュラリストの楽しみは、ますます増えるに違いない。鳥たちは、正しく行動している。しかも、一般的に、あるいは、平均して正しい行動をしているのではなく、特定の個体にとって正しく行動しているのである。

一腹の卵数のここでの議論では、最適な子どもの数を考えてみた。しかし、子どもには、雄と雌の二種類があるという事実を無視している。この鳥たちは、理想的には、雄か雌のどちらかだけを産むべきか、それとも、ある理想的な比率でその両方を産むべきだろうか。性比の自然淘汰では、ある圧倒的に重要な戦略が適応度を最大化する。つまり、どちらの性でも、数の足りない方の性の子を産むという戦略である。独身者相手のバーに足繁く通う人なら誰でも知っているように、数の少ない性の個体の方が配偶者に出会うのには有利である。自然界では、雌の数が少ないときに雄の子を産む個体があれば、雄の子の多くはまったく子を残せないのであるから、淘汰されてしまうだろう。逆に、雄の数が少ないときに雌を産む個体は、雄を産む個体ほどたくさん孫をもつことはできないだろう。このような淘汰が働いていることで、雌と雄の数がなぜ等しいのかが理解できる。この単純で、しかもエレガントな進化的説明は、偉大な進化遺伝学者、R・A・フィッシャーが、一九三〇年に初めて提出したものである。もし、あなたが、性比が一対一になるのは、ある個体がその父親からXまたはY染色体をもらう確率が同じだからだと考えているのなら、それは正しいが、それは、至近要因による説明である。アリやイチジクコバチのような多くの特別な例を見ると、至近的な説明だけでは不十分であることがよくわかる。これらの例はここで記述するには複雑すぎるのだが、彼らの非常にアンバランスな性比が、実は、より複雑な予測にぴったり一致していることがわかっている。

それでは自然淘汰は、実際に、雄と雌の数がまったく等しい個体群を生み出すのだろうか。答えは、ノーである。雄と雌がそれぞれ成熟に達する年齢が異なることや、死亡率の違いや、雄と雌の親にかかるコストの違い、その他の要因を詳細に考えると、そうではないと予測される。注意深く計算してみると、私たちと同じような性決定機構と繁殖のプロセスをもつ生物では、性比は、両親が息子を育てるのに費やす資源の総量と、娘を育てるのに費やす資源の総量が同じになるところで安定するという結論になる。人間や他の多くの生物個体群の人口統計は、これらの予測にきわめてよく一致している。

これからの章で、現代の自然淘汰理論は、ビーバーの巣材探しのパターンや、鳥の一腹の卵数を変化させたときの影響や、哺乳類の性比を予測するのに役立つのとまったく同じくらい、医学的に重要な発見をするのにも役立つということを納得してもらいたいと望んでいる。論理の道筋は、常に、健康や病気についてのいくつかの事前の情報と、進化的適応についての疑問から始まる。つまり、人間のからだのこの特徴は、適応的機構の一部なのだろうかという疑問である。もし、そうならば、その機構の残りの部分は、どんなものでなければならないだろうか。どうすれば、機構の知られざる側面に関する予測を検証することができるだろうか。もし、人間の生物的な特徴の中に、機能的に望ましくないようなものがあったならば、どうして自然淘汰によってそんなことがおこりえたのだろうか。望ましくない性質は、よい性質の代償なのだろうか。それは、石器時代には適応的形質だったが、現在では、病気を引きおこしていると考えてよいのだろうか。自然淘汰が、私たちにとりつく病原体や寄生者の適応を向上させるように働いていることは、医学的にはどんな結果をもたらしているのだろうか。こういった疑問は、現在、進化生物学者によって、日常的に取り上げられている疑問のほんの数例にすぎず、これらの疑問に答えようとする努力は、たいへんに大きな実を結んできた。

しかし、ここで、少し警告を発して、この情熱に水を差しておかねばならない。機能に関する疑問には、正しい答えがいくつもありうる。たとえば、舌は、噛むことと話すことの両方にとって大切だ。眉毛は、目に汗が入らないようにすることと、コミュニケーションの両方に必要である。第二に、一つの種や一つの病気の進化の歴史は、他のどんな歴史とも似たようなものだ。つまり、私たちの祖先が何年くらい前に、初めて、料理その他の目的のために火を使い始めたか、その変化がその後にどんな進化的影響を与えたのかなどを、今決めることができるような、通常の意味での実験はできない。歴史は、残された記録を検証することによってしか研究できない。黒焦げになった骨や、古代のたき火の跡から得られる炭素の堆積物は、その読み方を知っている者にとっては、貴重な情報を提供する資料である。同様に、蛋白質やＤＮＡ

の化学的構造は、現在では著しく異なっている生物間の関係を明らかにするために読みとることもできる。タイムマシンが発明されるまでは、歴史を逆戻りして、主要な形質の進化を観察することはできないだろうが、それにもかかわらず、蛋白質やDNAの構造のみならず、化石や、炭素の痕跡や、構造や、行動的傾向の中に残された記録から、先史時代の出来事を復元することができる。ある形質の歴史を再現することができないときでもなお、私たちは、それが自然淘汰によって形作られたということをしばしば確信できる。これは、他の種にもその機能が存在するという証拠や、その形質の特徴とその機能とが合致していることによって支持される。

このように、ある形質の至近的な側面についての仮説と同じように、ある形質の進化的起源や機能についての仮説も検証を必要とし、しかも、多くの場合、検証可能である。進化的仮説の検証には、特別な困難がつきものだが、だからといってあきらめる理由はない。かえって、仕事をやりがいがあっておもしろくさせるのだ。本書で、私たちは進化的仮説を検証すると主張しているのか。いや、そういうわけでもない。私たちは、事実と推測とを区別するように努め、私たちがあげるほとんどの例には、その証拠を引用するつもりだが、そのうちのほとんどは、私たちが提示する証拠によって証明できたとは言えないだろう。それらの例のうちのいくつかは多くの研究にもとづいており、それぞれが問題の違う側面にかかわる異なったデータを提供するが、これでさえも、しばしば、十分と言えるものではない。

私たちの目的は、何か特定の仮説を証明することではなく、進化的な設問が、興味深く、重要で、検証可能であることを示すことにある。私たちは、皆さんに新しい疑問を問いかけてもらいたい。次章以後私たちは、くどくど釈明することなく、病気のさまざまな側面にどんな進化的重要性があるかについて問いかけ、ときに思弁的ではあるがその答えを提供しよう。なかには、私たちの警告にもかかわらず、これらの推測を事実だと思ってしまう人もいるだろう。おそらく、数年のうちに、ダーウィン医学は、一冊の本には収まりきれないくらい多くの、立証された研究成果をもつようになるだろう。今は、私たちの目的は、数個の仮説をあますところなく検証することではなく、患者や医者や研究者に、なぜ、病気が存在するのかについての新しい問いを発するよう勧めることである。ガートルード・スタインが臨終の床で言ったように、「答え、答え、答え、答えはいったい何なのだろう……それを言えば、質問はいったい何なのだろう」。

第3章

感染症の徴候と症状

ネコとネズミの闘争で、あなたは、ネズミの側についたとしよう。ネズミは、ネコの匂いが大嫌いだという。ネコの匂いは、ネズミを神経過敏にさせ、大切なこと、たとえば、食べ物や、求愛行動や、生まれたての子ネズミに集中できなくなる。あなたは、匂いの感覚を鈍らせてネズミがネコの匂いにこれ以上悩まされないようにする薬を知っているとしよう。あなたは、この薬を処方するだろうか。たぶんしないだろう。どんなにネコの匂いが不快なものであっても、ネコの匂いに気づく能力は、ネズミにとっては貴重な財産である。ネコの匂いがすれば、ネコの爪と歯がすぐに近づいてくることの合図だろうから、これらを避けることは、不快な匂いによるストレスよりもずっと大切である。

もっと現実的に、あなたは、風邪をひいている子どもを診ている小児科医だとしよう。風邪をひくと、子どもが嫌がる鼻水、頭痛、発熱、倦怠感などのいろいろな症状が現れる。アセトアミノフェン（たとえば、タイレノール）は、これらの症状のいくつかを抑えたり、なくしたりすることができる。あなたは、風邪をひいた子どもの両親に、子どもにアセトアミノフェンを飲ませるように指示するだろうか。もしあなたが、伝統的な医者か、あなた自身が似たような症状を取り除くのにアセトアミノフェンを使う習慣がある人ならば、そうするだろう。しかし、これは、賢いことだろうか。アセトアミノフェンと、先ほど、ネズミのために検討した薬の類似性を考えてみよう。ネコの匂いと同様に、発熱は不快だが役に立つ。発熱は、とくに感染と闘うために自然淘汰によって作り上げられた適応なのである。

感染に対する防御としての発熱

ラブレイス研究所の生理学者のマット・クルーガーは、「発熱が、動物界のいたるところで何百万年ものあいだ存続してきた、感染に対する宿主の適応的な反応であることを支持する証拠は山のようにある」と確信している。クルーガーは、発熱を抑えるために薬を使うと、ときには症状がますます悪化し、場合によっては死に至らしめることさえあると信じている。もっとも有力な証拠のいくつかは、彼の研究室で発見されている。ある実験で、彼は、冷血動物であるトカゲでさえ、発熱によって利益を得ていることを示した。トカゲは、何かに感染すると、体温を二度Cくらい上げるのに十分なほど暖かい場所を探す。もし、暖かい場所に移動できないと、おそらく死んでしまうだろう。子ウサギも自分で発熱することができないので、病気になると、やはり体温を上げるために暖かい場所を探す。成長したウサギは、感染すると発熱するが、もし解熱剤で熱が上がらないようにしてしまうと、たぶん死んでしまうだろう。

発熱は、体温調節機構の誤りからおこるのではなく、進化で精巧に作られたメカニズムが起動することによっておこる。もし、二度の発熱があるネズミをとても暑い部屋に入れると、ネズミは、冷却メカニズムを起動させて、もとのまま二度高く維持するようにする。今度は、そのネズミを涼しい部屋に入れると、やはり二度の熱を維持するように、熱の保存メカニズムを起動させる。体温は、熱があるときでさえ注意深く調節されているのだ。サーモスタットが少しだけ高くセットされるのである。

人間における発熱の意義を示したもっとも劇的な証拠は、おそらく、二十世紀の初めの数十年間に、ジュリアス・ワーグナー‐ヤウレッグによって行われた研究だろう。梅毒患者の中に、マラリアを患うと症状がよくなる者がいることと、梅毒は、マラリアが流行しているところではまれであることに気づいてから、ワーグナー‐ヤウレッグは、何千人もの梅毒患者に、故意にマラリアを感染させた。一〇〇人の梅毒患者中、一人治るか治らないかという時代に、この治療によって、治癒率が三〇パーセントになるという大きな進歩を成し遂げたため、ワーグナー‐ヤウレッグは、一九二七年のノーベル生理学・医学賞を受賞した。当時、発熱の価値は、今よりもずっと広く認められていたのである。

医者は、未だに冗談に言われるように、「アスピリンを二錠飲んで、明日の朝また来てください（電話してください）。」と言う。人間に関する研究で、発熱を感染と闘う適応として評価する研究が、ほんの少ししかないことを考えると、これはそれほど驚くべきことではない。ある研究では、水痘にかかった子どもが、アセトアミノフェンを飲むと、偽薬（砂糖でできた錠剤）を飲んだ子どもより、治るのに平均して約一日長くかかった。また、別の研究では、五六人のボランティアが、伝染性のある鼻腔スプレーを使ってわざと風邪をひいた。それから、ある者はアスピリンかアセトアミノフェンを飲み、他の者は、偽薬を飲んだ。偽薬を飲んだグループは、抗体反応が有意に高く、鼻づまりが少なかった。また、彼らの方が、ウィルスが伝染する期間が多少短かった。非常に大勢の患者に対して、非常に多くの感染症の症状を軽くするのに薬がずいぶんたくさん使われていることを考えると、この種の詳細な研究がほとんどないということは、不快な症状の適応的な側面を研究するのをしぶる傾向があることを示しているのだろう。

しかし、これも、変わりつつあるのかもしれない。ワシントン大学医学部教授のデニス・スティーブンス博士は、「ある状況で発熱を止めると、患者が敗血症性ショックに陥りやすくなるかもしれないという証拠」を引用している。発熱を抑える薬は、感染に対するからだの反応を調節する通常のメカニズムを邪魔することになるらしく、その結果、死ぬこともあるのだ。

他の防御の説明に進む前に強調しておくべきなのは、ある一つの防御的反応は必ずしも適応的であるとは限らず、適応的であった場合でも、さして重要でないこともあるということだ。私たちは、解熱剤を決して飲むべきでないと勧めようとは夢にも思っていない。たとえ、発熱が、通常は感染と闘うのに重要であるということを決定的に立証する研究が数多くあったとしても、それは、いかなるときにも、熱が勝手に上がるにまかせるべきだという方針や、いつでも自然にまかせておけばよいという方針でさえも正当化するものではない。進化的見解は、発熱のような適応の利点と同時に損失にも注意を払う。もし、人間の体温を摂氏四〇度に保っておいても、それに伴う不利な点がないのなら、そもそも感染にかからないように、常にその体温が保たれているはずだろう。しかし、この適度の発熱でさえ、損失がある。発熱は、貯蔵された栄養を二〇パーセントも早く使い果たし、一時的に、男性を生殖不能にさせる。さらに熱が高くなると、譫妄(せんもう)状態をおこしえるし、おそらく、心臓発作や、長期にわたる組織の損傷もおこすだろう。また、どんな調節メカニズムも、すべての状況を完璧に予測することはできないということも知っておくべきである。平均すれば体温は、感染と闘うために最適に近いレベルに上がると考えてよいだろうが、調節の正確さには限界があるので、熱が上がりすぎたり、ときには十分上がらなかったりすることもある。

たとえ、感染を長引かせるだろうとわかっていても、それでも、熱を下げたいと思うときがあるだろう。結局のところは、健康を維持したり、向上させたりすることだけが医学の目的ではない。もし、ソプラノ歌手のバーバラ・ボニーが、メトロポリタンオペラでのファルスタッフの公演で、ナネッタを歌うところならば、たとえ完全に回復するのが遅れるかもしれないと知っていても、喉頭炎の症状を和らげるために薬を飲む決心をするのももっともなことだ。筆者たちだって、たとえ回復が遅れることになっても、風邪をひいているときに気分をよくしたいがために、薬を飲むことを選ぶだろう。

発熱の適応的意義に関する重要な点は、発熱を妨げようとする前に、自分が何をしているのかを知る必要があるということである。今のところ、私たちはそれを知らない。もし、不快だというだけの話ならば、いつでも、不快を和らげたり取り除いたりしてかまわない。しかし、もし、熱を下げることが、しばしば、回復を遅らせたり、二次感染にかかりやすくさせたりするならば、危険に見合うだけの価値があるときにだけ、そうするべきである。医者や患者が、熱がいつ有用で、いつ有用でないかを判断するのに役立つ証拠が、医学研究によって、もうすぐ見つかるだろうと期待している。

鉄分の抑制

私たちのからだには、関連のある防御メカニズムがあるが、ほとんどの人はそれに気づいておらず、医者はときどき、そのつもりはないのだが邪魔をしてしまう。それがどのように働いているかのヒントはこんなものだ。慢性の結核患者は、血液中の鉄分のレベルが低いことが知られている。医者は、貧血を治すと患者の抵抗力が上がるかもしれないと判断して、患者に鉄剤を与える。すると、患者の感染はさらに悪化する。もう一つのヒント。ズールー族の男たちは、鉄の鍋で造られた地ビールを飲み、しばしば、アメーバによる深刻な肝臓感染にやられる。それとは対照的に、マサイ族で、アメーバに感染する人は、一〇パーセントに満たない。マサイ族は牧畜民なのでミルクを大量に飲む。マサイ族のある集団に鉄剤を与えたところ、八八パーセントの人がまもなくアメーバに感染した。もう一つの研究では、ソマリの遊牧民の鉄分レベルが低かったので、善意の研究者が、それを補足するために鉄分を与えた。一ヵ月後には、そのうちの三八パーセントの人が感染をおこしたが、鉄剤をとらなかった人では、八パーセントしか感染しなかった。

さらにもう一つのヒント。卵は栄養価の高い食品だが、卵の殻には小さな穴がたくさん開いているので、簡単にバクテリアが入り込める。それでは、どうして、卵はあれほど長いあいだ新鮮さを保てるのだろうか。卵には、鉄分がたくさん含まれているが、鉄分はすべて黄身の中にあり、そのまわりの卵白の中にはまったくない。卵白は、一二パーセントのコナルブミンでできており、この分子は、鉄分としっかり結合する構造をもっているので、どんなバクテリアが入ってきても、それに鉄分を与えることをしない。抗生物質ができる以前の時代には、感染の治療に卵白が使われていた。

母乳の蛋白質は二〇パーセントのラクトフェリンでできているが、これもまた、鉄分と結合する分子である。牛乳にはラクトフェリンが二パーセントしか含まれていないので、母乳で育てられた赤ちゃんは、ミルク瓶で育てられた赤ちゃんよりも病気に感染しにくくなる。ラクトフェリンは、涙や唾液や傷の部分にもたくさん含まれており、ケガをしたところは酸性度が高くなるので、それがとくに鉄分との結合を促進している。コナルブミンを発見した研究者たちは、体内には鉄分と結合する似たような分子が他にもあるはずだと予測した。これによって、鉄分としっかり結合するもう一つの蛋白質であるトランスフェリンが発見された。トランスフェリンは、特別な認識マーカーをもっている細胞にのみ鉄分を渡す。バクテリアは、それに必要な暗号をもっていないので、鉄分をもらうことができない。蛋白質が欠乏している人は、トランスフェリンのレベルが普通のレベルの一〇パーセントにも満たない場合がある。もし、その人たちが、からだがトランスフェリンの供給を立て直す前に鉄分の補給を受けると、血液中の自由な鉄分が、致命的な感染を引きおこす可能性がある。こうして、飢饉の犠牲者を救済しようとする試みのいくつかが悲劇的な結果に終わった。

ここまでくれば、この防御の本質が何であるかは、明らかであるに違いない。鉄分は、細菌にとって重要かつ希少な資源であり、細菌の宿主は、細菌たちに鉄分をとらせまいとするありとあらゆるメカニズムを進化させてきた。感染がおこると、からだは、白血球内因性媒介物質（ＬＥＭ）と名付けられた化学物質を出し、これが体温を上げると同時に、血液中の鉄分の量を大幅に減らす。腸が鉄分を吸収する量も、感染中には減少する。食べ物の好みさえ変わる。インフルエンザと闘っている最中には、ハムや卵のような鉄分の多い食品は、突然、むかつくように思われるものだ。そして、紅茶とトーストの方が好ましくなる。これは、まさしく、病原体から鉄分を遠ざけるのに望ましいことだ。私たちは、今では、放血は、初期の医学が無知であったことを示す一例だと考えがちだが、おそらく、クルーガーが示唆したように、それは鉄分のレベルを下げることによって、ある種の患者を実際に助けたのだろう。

一九七〇年代になって、病気のときに鉄分のレベルが低くなるのはよいことであり、害のあることではないということが明らかになったが、クルーガーと同僚の研究者によると、未だに、医者の一一パーセント、薬剤師の六パーセントしか、鉄分の補給が感染症患者に危害をもたらすかもしれないことを知らない。サンプルは小さいけれども、彼らの研究は、確立された科学の成果を開業医に知らせるのが難しいことを示している。トップレベルの研究者でさえ、この適応メカニズムに言及しないことがある。最近、ニューイングランド医学会誌に掲載されたある研究は、脳マラリアにおかされた子どもたちは、鉄分を結合する化学物質を処方すると回復しやすいことを示しているが、その論文には、感染がおきると鉄分と結合する自然のシステムがからだに備わっていることについては何の説明もなかった。鉄分との結合を調節するように進化したメカニズムは、からだの防衛と他の感染の徴候とを慎重に区別するべきだという、もっと広い原則の一つの例にすぎない。からだの反応が非適応だと結論するのにはじっくり時間をかけねばならず、防御反応を抑制するのは慎重に行うべきである。要するに、私たちは、からだが進化で身につけた知恵を尊重するべきなのである。

戦略と対抗戦略

医学研究者だけが、生物間の葛藤を扱っているのではない。生態学者や動物行動学の専門家も、日常的に、捕食者と獲物の関係や、配偶の機会をめぐる雄間の闘争や、その他のいろいろな葛藤を扱っている。彼らは、自分たちが観察する現象の進化的重要性をよく認識しており、戦略（strategy）、戦術（tactic）、勝者（winner）、敗者（loser）など、適応論者プログラムに根ざす用語を使っている。この研究法は、生態学者やダーウィニズムに傾倒している他の研究者に対して、大きな成果をもたらした。発熱のような現象に対して同じような研究法をとれば、私たちすべてにとってこれほど重要な意味のある分野にも、同様に大きな成果がもたらされるはずだ。

寄生者と宿主とのあいだの競争は戦争であり、感染のあらゆる徴候や症状は、どちらかの側が採用している戦略との関係で、理解することができる。発熱や鉄分の抑制のように、宿主（防御）側に有利に働くものもあれば、病原体に有利に働くものもある。そして、いくらかのものは両者間の闘いの偶然の効果である。もちろん、戦略は意識的な思考の産物ではないが、それでも戦略であることには代わりはない。無害なふりをしてからだの中にこっそり入ってくる細菌は、木馬の中に隠れていたギリシア人の兵士のようなものだ。感染の徴候が、利害の対立と関係しているときには、それらは、機能的な重要性にもとづいたカテゴリーにきれいに当てはまる。表3 - 1は、これらのカテゴリーの概観と本章の構成への手引きを示

表 3-1　感染症と関連した現象の分類

観察	例	恩恵を受ける側
宿主がとる衛生手続き	蚊を殺す，病気の隣人を避ける，排泄物を避ける	宿主
宿主による防衛	発熱，鉄の抑制，くしゃみ，嘔吐，免疫反応	宿主
宿主による損傷修復	組織の再生	宿主
宿主による損傷の補償	歯痛のときにもう一方の歯で咬む	宿主
病原体が宿主組織を破壊	虫歯，肝炎による肝臓障害	どちらでもない
病原体が宿主を障害	効率の悪い咀嚼，解毒の低下	どちらでもない
病原体が宿主の防御に侵入する	分子擬態，抗原の変化	病原体
病原体が宿主の防御に対して攻撃する	白血球の破壊	病原体
病原体による栄養奪取	トリパノゾーマの成長と増殖	病原体
病原体の拡散	蚊が血中の寄生者を新たな宿主に移す	病原体
病原体による宿主の操作	過度のくしゃみや下痢，行動的変化	病原体

している。

宿主はどのようにして、感染から身を守ることができるのだろうか。まず、病原体にさらされないようにすることができる。次に、病原体をからだの中に入れないように障壁を築き、防御のどんな破損個所もすばやく修復することができる。もし、病原体が、外壁を越えて侵入してしまったならば、そのような通行証のない細胞には印しをつけて、侵入したところから追い出すことができる。もし、病原体がこの防御線をも突破してしまったならば、病原体に穴を開けたり、毒を流しこんだり、飢えさせたり、なんとかして病原体を殺そうとすることができる。そして、もしこのすべてがうまくいかなかったならば、病原体が増殖して広がることができないように、それらを壁で囲ってしまうことができる。もし、病原体が損傷を与えたならば、それを修復できる。もし、損傷がすぐには修復できなければ、なんらかの方法で、それを補償することができる。これらの損傷のいくつかや、そこから生じる障害は、宿主にとっても病原体にとっても利益にならない。それらは、フランスの海岸に残っている昔の爆撃跡のように、昔の闘いの偶然の遺物にすぎない。

病原体も、もちろん、簡単にはあきらめないだろう。結局のところは、私たちのからだは病原体の住みかであり、ごちそうなのである。私たちは、当然ながら細菌やウィルスを悪者と見なす傾向があるが、これは、なんと人間中心的なのだろうか！　私たちの防御機構は、かわいそうな連鎖球菌に私たちのからだの組織の一マイクログラムですら与えまいとするが、もし、連鎖球菌がわたしたちの防御を回避する方法を見つけられなければ、彼らは死んでしまうだろう。そこで、私たちの防御のそれぞれに対して、病原体は対抗防御策を進化させてきた。病原体は、私たちに伝染する方法と、壁を破る方法を見つける。いったん、中に入ると、私たちの歩哨から隠れ、私たちの防御を攻撃し、自分自身の複製を作るために私たちの栄養素を使い、そして、しばしば、私たち自身の防御を、自分たちの利益になるように利用して、その複製をからだから出して新しい犠牲者にうつす方法を見つける。私たちの防御をかわすために、病原体が使っている巧みな戦略について述べる前に、防御についてもっと詳しく論ずることにしよう。

衛生

最良の防御は、危険の回避である。きちんと清潔にしていれば、病原体が最初の足がかりをつかむのを阻止することができる。本能的に蚊を手で叩くのは、蚊に刺されてちょっと嫌な思いをするのを防ごうというだけではない。それは、また、昆虫を媒介とする一連の危険な病気を防ぐことにもなる。マラリアはそのもっともよく知られた例である。蚊に刺されるとかゆいのは、単に昆虫のいやらしさというだけなのだろうか。それは、私たちの血液が確実に流れ続けるようにするために蚊が使っている化学物質の偶然の結果であるだけなのかもしれないが、それは、また、将来、また蚊に刺されないようにするための私たちの適応なのかもしれない。蚊に刺されるのをまったく気にかけない人がいたらどうなるか、想像してほしい。そして、蚊に刺されたことに気づかないようだったなら、蚊がどれほど成功するか、想像してほしい！

私たちが、伝染病にかかっているかもしれない人々と接触するのを避けたがるのにも、同じ意義があるのかもしれない。同様に、私たちは、本能的な嫌悪感によって、糞や、嘔吐物その他、感染源となるようなものを避ける。私たちは他人から離れて排便する傾向があるが、それによって、まわりの仲間が感染するのを防いでいるのかもしれないし、そういう習慣に従うようにさせる社会的圧力によって、私たちは他人からの感染を防いでいるのかもしれない。感染に対する最良の防御は病原体を避けることであり、自然淘汰は、私たちがそれから一定の距離をおく手助けをする多くのメカニズムを形作ってきたのである。

皮膚

私たちの皮膚は、古代都市を囲っていた壁のように、強固な防壁である。それは、寄生者の侵入を防ぐだけでなく、機械的な力や、熱や、化学的なものによるケガからも守ってくれる。発熱のような、ある特定の危険に脅かされたときにだけおこる誘発された防御とは違って、皮膚は常に存在し、いつも守ってくれている。皮膚は丈夫で、皮膚で守られている内部組織に比べると、刺傷や擦傷にずっと強い。あちこちに軽い感染がおこっても、皮膚は常に表面からはがれ落ち、下から新しく再生されているので害にはならない。指についたインクは何日かすると消えてしまうが、それは、インクが吸収されてしまったり、化学的に変化したからではなく、インクが付着していた細胞が、その下から成長してきた他の細胞によってとって替わられたからである。菌類その他の表皮細胞の上に広がる病原体は、常に表皮がこのように迅速に交代していることによって取り除かれている。アメリカスズカケノキや、ヒッコリーの木も、同様の戦略を使っているようだ。

皮膚は、一般的に優れた防御のための鎧であるだけでなく、特定のことにも優れている。足の裏のように、防護がもっとも必要とされるからだの部分は、生まれたときから他よりも厚く、固い皮膚になっている。靴の上の端が当たる部分や、チェロ奏者の指先のように、繰り返し摩擦がおこる皮膚の特定の部分は、どんなところでも、たこと呼ばれる厚い皮膚になる。この適応的な成長による誘発された防御は、機械的なケガを最小限にするだけでなく、病原体が侵入できるような皮膚の裂け目ができるのも防いでいる。

私たちにとってもっとも役に立つ衛生的な行動のいくつかは、皮膚の防壁を維持する助けとなっている。一番明らかなのは、皮膚から不快なものを取り除く行動だろう。掻くことその他の皮膚の手入れの手段は、外部寄生虫を取り除くことになるが、外部寄生虫は、人類史の大半を通じて、ほとんどの人間にとって不快と病気の伝染の重要なもととなってきたものであり、今でも、恵まれない社会では大きな問題である。カリフォルニア大学デイビス校の獣医であるベンジャミン・ハートは、動物が病気になるのを防ぐのにグルーミングがどんなに重要かを示した。グルーミングができない動物は、すぐに、ノミ、マダニ、シラミ、ダニに寄生され、体重が減って、病気になる。サルたちがお互いにグルーミングをするのは単なる儀式ではなく、予防健康管理なのである。

疼痛と倦怠感

かゆみが、防御に役立つように掻くことを促すのと同じように、痛みは逃避と回避を導く適応である。皮膚は痛みに対してとても敏感であるが、それは十分道理にかなったことだ。もし皮膚が傷つけられていれば、何かまずいことがおこっているのは明らかであるから、損傷がなくなって回復が始まるまで、他のすべての活動は中断されるべきである。他の種類の痛みもまた役に立つ。膿瘍のできた歯があるために咀嚼に支障をきたしたということを抽象的に理解すると、おそらく、他のよい歯をより多く使って噛むようになるだろうが、歯痛のひどい痛みは、治癒を遅らせバクテリアを広めるような、その歯に対する圧力を減らすということにこそずっと効率的に働いているのである。感染や傷による継続的な痛みは適応的なのである。なぜならば、傷んだ組織を使い続けると、組織の再生や細菌への抗体の攻撃のような、他の適応の効果を弱めることになるかもしれないからである。痛みは、からだが傷つけられているときにすばやくそれから逃れられるように私たちを動機づけ、その痛みを覚えていることによって、将来同じような状況を避けることを学ぶ。

甲状腺のような器官の機能を決定する一番簡単な方法は、その器官を切除して、生物体にどのような機能不全がおこるかを調べることである。痛みを感じる能力は取り除くわけにはいかないが、非常にまれに、生まれつき痛みを感じない人がいる。そのような痛みから解放された生活は幸せのようだが、実はそうではない。痛みを感じることができない人は、長いあいだ同じ姿勢でいることに不快感を感じないので、そわそわ身動きしないために、関節への血液の供給が損なわれ、青年期になるまでに関節が劣化してしまう。痛みを感じられない人のほとんどは、三〇歳までに死ぬ。

一般的なからだの痛みや、ただ、元気がなく感じること（医学用語では、倦怠感という）もまた、適応的である。これがあると、損なわれている部分を使わないようにするだけでなく、全体的な活動を抑える。これが適応であるということは、病気のときには寝ているのが一番という常識の中にも広く認められている。動かずに静かにしていると、免疫的防御や、損なわれた組織の回復など、宿主のもっている適応の効果を高めることにもなる。単に病人の病状を軽くするような薬は、これらの恩恵を邪魔することになる。患者がその危険について十分に知らされ、自分が感じているよりも実は病状が重いので、無理しないように特別の努力を払うべきだということを承知している場合は、それでもよい。そうでないときには、薬によって気分がよくなったと感じると、防御の適応や回復を阻止するような活動レベルをもたらすだろう。

強制排出にもとづく防御

からだには、呼吸や、栄養の摂取、老廃物の排除、生殖のための開口部がなくてはならない。これらの開口部どれもが病原体の侵入の道になるが、それぞれに特別な防御メカニズムが備わっている。口は唾液で常に洗われているので、ある病原体は殺菌され、他の病原体は飲み込まれて胃の中で胃酸や酵素によって破壊される。目は、防御的な化学物質でいっぱいの涙で洗われている。呼吸器系は、抗体や酵素の豊富な分泌物が常に喉元まで進んでくるのできれいにされ、それが飲み込まれると、侵入者は殺され、粘液の蛋白質は再利用される。耳は、抗菌性の耳垢を分泌している。鼻の中にある鼻甲介と呼ばれる突起の表面は広く、そこで、吸い込まれた空気を暖め、湿らせ、病原体をろ過して除去する。口で呼吸をする人は、この防御の恩恵を十分には得られないので、感染がおこりやすくなる。鼻や耳には、虫が入り込むのを防ぐように戦略的に毛が生えている。

からだの各開口部の防御は、危険が差し迫ると急速に増強される。ウィルス性の感染によって鼻がむずむずすると、一日にティッシュペーパーを一箱使ってしまうくらいおびただしい量の粘液が出る。毎年、何百万という人たちが、この有用な反応を遮ってしまう鼻腔スプレーを使っているが、このような手段を使うと風邪の回復を遅らせることになるかどうかを調査する研究は驚くほど少ない。限られたデータによると鼻腔スプレーは著しく回復を遅らせることはないのだが、もしそうだとすると、鼻水が出るのは防御ではなく、病原体が自分を広めるために、宿主の生理的機能を操作している例であるという証拠になるだろう。くしゃみは、明らかに防御的な適応であるが、すべてのくしゃみが、くしゃみをする人にとって適応であるとは限らない。くしゃみの中には、ウィルスが自分を分散させるのに使っている適応も含まれているだろう。

気道の奥深くが刺激されると咳が出る。咳が出るのは、精巧なメカニズムによるものであり、まず、異質物を見つけ、この情報を脳で処理し、脳の基底にある咳のセンターを刺激し、それから、胸、横隔膜、気道の筋肉の収縮を調整するのである。これらの管の内層に沿ったいたるところで、繊毛と呼ばれる細かい毛が一定のリズムで波打っており、病原体を捕まえた粘液を上に向かって押し出している。尿道では、定期的に排水することによって病原体を洗い流しているが、尿道の内層の表面の細胞は、皮膚の細胞と同じように規則正しく入れ替わっているので、それらの細胞も一緒に流されている。膀胱や尿道が感染すると、排尿が頻繁になるが、それは納得のいく話である。

消化器系には、それらに特有な防御がある。細菌が食物を分解したり、カビが生えたりすると、嫌な匂いがするが、この嫌悪感は、嫌な匂いのするものを口の中に入れないようにする適応である。もし口の中に入ってしまったものが嫌な味がすれば、それを吐き出す。味覚の受容器は、苦いものを感知するが、それらは毒かもしれないからだ。何かを飲み込んだあとには、毒、とくに、胃腸内で増殖した細菌によって作られた毒を感知する受容器が胃の中にある。吸収されてしまった毒素が循環系に入ると、脳内の特別な細胞群を通過するが、この細胞は、血液に直接さらされている唯一の脳細胞である。これらの細胞が毒素を発見すると、脳の化学受容器を作動させる部分を刺激し、まず、吐き気、それから嘔吐がおこる。数多くの薬、とくに、癌の化学療法に使われる毒性の強い薬が吐き気をおこさせるのは、このためである。

循環系にある毒素は、ほとんど常に胃から入ってきているので、嘔吐がどのように役立つかを理解するのは簡単だ。それによって、毒素がさらに吸収される前に吐き出されるのである。吐き気はどうだろうか。吐き気で嫌な気持ちになると、私たちは、それ以上有毒なものを食べなくなり、その記憶はそれが何であれ、その原因となった食べ物も、将来、食べなくさせる。新しい食べ物を食べたあとに、たった一度でも吐き気をもよおしたり、吐いたりすると、ネズミは何ヵ月もそれを食べるのを避ける。人間の場合は、それが何年も続くこともある。心理学者のマーティン・セリグマンは、豪華な夕食をタイミング悪く吐いてしまったときのことを熟考し、たった一度で成立するこの強烈な学習の意義を認識した。彼はこれを「べアルネーズソース症候群」と名付けた。なぜ、からだは、病気の原因となる食べ物を一度食べただけでそんなに強い連合を形成することができるのだろうか。有毒な食べ物を繰り返し食べるような人はどうなるか、少しでも想像すればわかるだろう。

腸管のもう一方の端には、下痢という独特な防御がある。人々が、下痢を止めたがるのはわかるが、もし、単に、防御を妨げることによって下痢を止めるなら、なんらかのまずいことがおきるだろう。実際、テキサス大学の感染症の専門家であるH・L・デュポンとリチャード・ホーニックは、まさにそうであることを発見した。二人は、二五人のボランティアに、ひどい下痢をおこす赤痢菌の一種を与えた。下痢を止める薬の処方を受けたものは、そうでないものに比べて、熱と中毒症状が二倍も長く続いたのである。ロモチルという下痢止めの薬を飲んだ者の六人中五人は、大便の中に赤痢菌が存在し続けたのに比べて、その薬を飲まなかった者では、六人中二人だけだった。二人の研究者は、「ロモチルは、赤痢には使うべきでないのかもしれない。下痢は、防御メカニズムの一つなのかもしれない。」と結論している。消費者は、もっとありふれた下痢には、こういう薬をいつ飲むべきで、いつ飲むべきではないのかを、知りたいと思うに違いない。しかし、それに必要な研究は、まだ行われていないのである。下痢を止める薬の副作用や、安全性や、効き目に関する研究は山ほどあるが、通常の防御を押さえることの主たる効果を考慮したものはほとんどない。

私たちの生殖機構には、さらに、もう一つの開口部が必要である。男性の場合は、尿道の開口部と同じなので、その防御が二つの役割を果たしている。女性の場合は別の開口部があるので、そこからの感染に対する防御が特別な問題となる。女性の生殖管には、抗菌性をもつ子宮頸管粘液の分泌などの多くの防御があるが、あまりよく知られていない防御の一つは、自然に外に向かう分泌物の動きが細菌やウィルスを入りにくくさせていることである。これらの分泌物は、着実に、腹腔から、輸卵管、子宮、子宮頸管、膣を通って、外に向かって動いている。この一定して下に流れる動きに対する注目すべき例外が一つある。精子は、膣から入って上流に向かって泳ぎ、子宮を通って、輸卵管と骨盤内腔に入っていかねばならない。精子は人間の細胞としては異常に小さいが、それでもなお、細菌に比べれば大きい。病原体は、精子に付着して、外界から女性の生殖システムの奥深くに行き着く可能性がある。

最近になってようやく、精子に運ばれる病原体の脅威が認識されるようになってきた。生物学者のマージー・プロフェットは、月経にはかなりのコストがあることに注目し、したがって、それを補償するような利点があるに違いないと議論している。いろいろな証拠を吟味してから、彼女は月経の多くの特徴は、子宮を感染から効率的に守るために設計されているようだと結論した。定期的に子宮の内層を押し出すと、皮膚細胞を捨てるのと同じように、感染から身を守るという利益が得られる。これを支持する証拠は、月経血は、栄養分の損失を最小限にしながら病原体を効率的に破壊する点で、体内を循環している血液と違うというものである。他の哺乳類の月経に関する研究によると、それぞれの種には、精子が媒介する病原体にどれほどさらされているかにちょうど見合う程度に月経がある。たまにしかない繁殖期にのみ性行動を行う種にとっては、その脅威は小さいものだが、人間の女性は、排卵周期とはあまり関係なく、性的魅力と受容性が持続する。この並外れた人間の性的活動性は、第13章で検討するように、何か利点があるだろうが、感染の危険性も非常に多くなる。この危険のために、他の哺乳類に比べると、人間の月経の分泌物量は、異常なほど多いのかもしれない。

私たちはこれまで何度も、進化的仮説は検証を必要とし、そして、検証できるものだと述べてきた。ビバリー・ストラスマンは、月経が感染を防ぐという仮説に挑戦をいどんだ。彼女は、生殖管内の病原体の負荷量は、月経の前後で同じであり、感染があっても月経は増えず、また、ある特定の種のメスがさらされる精子の量と月経の量には一定の関係はないと主張している。ストラスマンは、子宮の内層の流出や再吸収の程度は、それを維持したり流し出したりするのにかかる代謝のコストによるという代替仮説を提出している。彼女は、この説を支持する証拠として、異種間の比較と、月経と雌の体重、および新生児の体重との関係を示している。明らかに、この問題に関してはまだ決着がついていないと言えよう。

侵入者を攻撃するメカニズム

脊椎動物一般、とくに哺乳類は、驚くほど効果的な免疫という防御を備えているが、それは、本質的に、注意深く目標が設定された化学戦争のシステムである。マクロファージと呼ばれる細胞が、常に体内をめぐり、細菌であろうが、皮膚に付着したちょっとした汚れであろうが、癌細胞であろうが、異質な蛋白質を探し回っている。そのような侵入者を見つけると、マクロファージは、それをヘルパーT細胞に渡し、今度はそれが、特定の異質な蛋白質（抗原）ととくに結合する蛋白質（抗体と呼ばれる）を作る白血球を見つけ、刺激する。抗体は、細菌の表面にある抗原と結合し、これによって、細菌を弱め、特殊化したもっと大きな細胞によって攻撃されるように標識をつける。もしも、細菌の感染がずっと続いているときのように、抗原がいつまでもなくならないとすると、抗原は、特定の抗体を作る細胞をもっとたくさん生産するように刺激し、その結果細菌がもっと速く破壊される。適切に機能しているからだの一部分だと認識されたものはどんなものでも、そのままにされる。病原菌、癌組織、他人から移植された器官などそれ以外のものはすべて、攻撃される。

では、どのようにして、からだは自分自身の細胞を認識するのだろうか。一つひとつの細胞はどれも、細胞の表面に、主要組織適合性遺伝子複合体（major histocompatibility complex）（ＭＨＣ）と呼ばれる分子のパターンをもっているが、それは、写真入りの身分証明書のようなものである。正しいＭＨＣをもった細胞は放っておかれるが、異質のまたはリストにないＭＨＣをもつ細胞は攻撃される。おもしろいことに、細胞が感染を受けると、侵入者からの蛋白質をＭＨＣに運び、そこに結びつける。そういった細胞は、はっきり偽だとわかる身分証明書をもった個人のようなもので、免疫システムのキラー細胞から真っ先に攻撃されることだろう。普通の喉の痛みの原因となるアデノウィルスは、この防御を回避する方法を見つけてきた。アデノウィルスは、細胞が異質の蛋白質をＭＨＣに移すのを妨げる蛋白質を作る。一言でいってしまえば、アデノウィルスは、感染した細胞が、外部から侵入されたという信号を出せないようにするのである。

ＭＨＣシステムの働きは、生物学的な意味での利他主義の鮮明な例である。感染した細胞は、からだの残りの感染されていない部分のために、自分を破壊することを「志願する」。これは、伝染病にかかった兵士が、戦友に病気をうつす前に自分を殺してくれと頼むようなものだ。しかしながら、この比喩は、ある重要な点で間違っている。細胞の戦友は遺伝的に同一であり、その細胞が、自分の遺伝子を残すたった一つのチャンスは、その生物全体が生き延びることにかかっている。しかし、兵士の場合は、一卵性双生児とたこつぼ壕を共有することはまれなので、当然、自分が死ぬのを志願することはおこりにくいだろう。

免疫システムがもっている武器は実に恐ろしい。その中には、一般的な炎症や、それぞれが異なった敵の集団のために特殊化されている数種類の抗体や、一連の化学物質（補体系）があり、その化学物質のうちの五つは標的となる細胞を攻撃し、細胞膜に穴を開け、それらを消化してしまう。これらの武器にもかかわらず、まだ、侵入者がいなくならないこともある。細菌のかたまりが追い払われも、破壊されもしないときには、細菌を弱い組織に近づけないように、膜で細菌のかたまりを囲んでしまうこともある。結核の名の由来である結核結節は、そのもっともよく知られた例であるが、回虫や他の多細胞性寄生者を同じように監禁することもまた、人類の進化のほとんどを通して重要であった。

損傷と修復

宿主との競争において、病原体は、自分の栄養を確保するために宿主から栄養を確保せねばならない。いろいろな細菌や、アメーバ赤痢の原因となる原生動物は、まわりの宿主の組織を消化する酵素を分泌し、消化の産物を吸収する。他のものは文字どおり宿主の組織を食い荒らす。たとえば、目の前面に住む糸状虫（フィラリア）や、脳内に穴を掘る別の寄生虫、広東住血線虫の幼虫などがそうである。この二つとも、炎症を抑える分泌物で自分たちを守る。さらにまた、アフリカ睡眠病の原因となるトリパノゾーマ科原虫は、血流の中に住み、血漿から直接栄養分を吸収する。どんな方法であれ、寄生者は宿主から資源を確保し、自分たちの維持、成長、繁殖のためにそれを使う。

こういった病原体の活動は、その結果として宿主に損傷を与えるが、この損傷は、病原体の適応ではない。宿主を栄養不良にさせても、サナダムシにとってよいことは何もない。また、宿主の血球を破壊したところで、マラリア原虫にとって何もいいことはない。（おそらく、これによって原虫が使う鉄分が解放されるのでない限り）。たいていの場合、その反対である。寄生者の生存と安寧は、宿主の生存と、寄生者に栄養と避難場所を供給できる能力にかかっている。したがって、結果的に生じる損傷は、宿主と寄生者の双方にとっての損失であるに違いない。

このような損失は、宿主の資源の全般的な減少であることも、局部的にははっきりとわかる破壊であることもある。歯根が埋まっている骨を攻撃する細菌は構造的な損傷をおこし、歯が抜けることになるかもしれない。淋病の原因となる細菌は、関節を接合している組織と軟骨を侵食し、機能障害をおこさせるかもしれない。肝炎ウィルスは、肝臓のかなりの部分を破壊することがあるので、血液中の毒素を浄化する肝臓の機能がすべてにわたって衰える。このような機能障害は、病原体の適応に伴う偶然の結果にすぎない。宿主が効率よく物を噛めなくなったり、速く走れなくなったりしても、細菌には何もいいことはない。

損傷と、そこから生じる機能障害とを、概念的に分けて考えることが大切である。損傷は障害をおこし、今度は、その障害自体がまた別の宿主の適応の原因となりえるが、それを、代償的な調節（compensatory adjustment）と呼ぼう。口の右側で噛むと痛いので左側で噛むといったものから、もっと微妙なものまで、例はたくさんある。たとえば、病気で損傷を受けた肺が、血液に酸素を補給する効率が悪くなると、血液中のヘモグロビンの量が増えてこれを部分的に補うことがある。からだには、血液中の酸素のレベルをモニターするメカニズムがある。標高の高いところに住んだり、肺が損傷したりして酸素のレベルが低くなりすぎると、からだは、エリトロポイエチン（赤血球生成促進因子）という赤血球をもっと製造するように刺激するホルモンをさらにたくさん作り出す。

もう一つの明らかな宿主側の適応は、損傷の修復である。自然淘汰は、さまざまな組織を再生させる能力を調整してきたが、それは、そうすることが通常どれくらい有益かにしたがっている。皮膚はよく傷つけられるが、それは病原体とケガに対する最初の防波堤だ。予期されるとおり、皮膚はすばやく再生し、保護能力を急速に回復する。他に、再生の速い構造には、消化管の内層と、肝臓などの臓器がある。これらは、消化管と直接に連絡しているので、外の世界とその感染源とも自由に連絡している。それとは違って、心臓と、とくに脳は、たいていの病原体が入りにくいところだ。もし病原体が入り込み、重大な損傷をおこしたならば、それはたいてい致命的なので、再生能力が役立つことはめったにないだろう。

病原体による宿主の防御のくぐり抜け

これまで、病原体の適応としては、たった一つのこと、つまり、宿主の体内で栄養をとる能力にしか言及してこなかった。しかし、病原体は、宿主がそれを破壊し、追い出し、隔離しようとすることから自分を守るいくつもの方法を進化させてきたと予測される。ここでは、そういったメカニズムの一つである、宿主の防御のくぐり抜けに目を向けてみよう。

いったん体内に入ってから寄生者の多くが使う最初の策略は、細胞の中に入り込むことである。侵入者は、ちょうど戸口を歩いてまわる行商人のように、何か他のものを供給するように見せかけてこれを達成することもあるだろう。狂犬病のウィルスは、まるで有益な神経伝達物質ででもあるかのようにアセチルコリンの受容体と結合する。牛痘ウィルスは、あたかもホルモンのように装って、表皮性の成長因子受容体と結合する。そして、エプスタイン・バーウィルス（これは、伝染性単核球症の原因となる）は、C4受容体と結合する。風邪の通常の原因であるライノウィルスは、気道の内側に沿って並んでいるリンパ球の表面にある細胞間接着分子（intercellular adhesion molecule）（ＩＣＡＭ）と結合する。これは、非常に賢いやり方だ。なぜならば、リンパ球を攻撃すると、ＩＣＡＭの結合場所の数を大幅に増やす化学物質が放出されるので、これによって、ウィルスが細胞の中に入る開口部をもっとたくさん増やすことになるからである。

もう一つの策略は、免疫システムをくぐり抜けることである。アフリカ睡眠病の原因となるトリパノゾーマは、偽装をすばやく変えることによってこれを行う。からだが、トリパノゾーマの増加を防ぐに足りる抗体を作るのに一〇日かかるが、九日目あたりに、トリパノゾーマは蛋白質のまったく新しい表面の層をさらすことによってその偽装を変え、抗体の攻撃をかわす。トリパノゾーマは、千個以上の異なった抗原の被膜を作る遺伝子をもっているので、常に、免疫システムより一歩先に行きながら、人間の宿主の中で何年も生き続けることができる。もう二種類のありふれた細菌も、同様の戦略を使う。髄膜炎と耳の感染症の主な原因であるインフルエンザ菌（*Hemophilus influenzae*）と淋病の原因である淋菌（*Neisseria gonorrhoea*）には、菌の表面蛋白質を作る遺伝的メカニズムに欠陥と思えるようなものがある。しかしながら、この一見間違いらしきものは、実は有用だ。なぜならば、その結果さまざまな変化が生じるので、私たちの免疫システムがそのランダムな変化についていくのは困難だからである。

マラリア原虫には、特別な表面蛋白質があり、それが、血管の壁と結合するので、原虫が脾臓に送られて、そこでろ過され、殺されるのを免れる。マラリア原虫がもっているこれらの結合蛋白質を暗号化する遺伝子は、一世代につき二パーセントの割合で突然変異をおこすので、免疫システムはマラリア原虫を取り込むことができない。肺炎をおこす肺炎球菌は、免疫システムを巧みに回避する別の策略を使う。細菌の表面に、「すべりやすい」多糖類があって、白血球が捕まえられないようにできているのである。からだは、抗体がつかむことができる取っ手のようなものを細菌にくっつけるオプソニンという化学物質を作って、これに対抗している。

もう一つのよくあるくぐり抜けは、スパイが敵陣の背後で使うような偽装の化学版である。細菌や寄生虫の中には、その表面の化学的性質が、人間の細胞の化学的性質に非常によく似ているので、宿主が、それらを異物だと気づくのが難しいものがある。（だから、抗体は、ときどき、侵入者と宿主の細胞の両方を攻撃することがある。）人間と長いあいだつきあってきた連鎖球菌は、この策略にとりわけ熟練している。いくつかの変異株に対抗する抗体は、その人自身の関節と心臓を攻撃してリウマチ熱をおこす。脳の脳幹神経節中のニューロンに、このような抗体の攻撃がおこると、小舞踏病（Sydenham's chorea）をおこすが、それは、抑制できない筋肉のけいれんが特徴である。興味深いことに、強迫神経症、つまり、手を何度も何度も洗ったり、偶然に他人を傷つけてしまうのではないかと常に恐れるというような特徴をもつ精神病の患者の多くは、子どものときに、小舞踏病にかかったことがある。今では、強迫神経症にかかわる脳の部位が、小舞踏病によって損傷を受ける部位に隣接しているという証拠が増えてきている。そこで、強迫神経症の症例の中には、連鎖球菌と免疫システムの軍拡戦争の結果生じているものもあるのかもしれない。

クラミジアは、現代のもっとも一般的な性感染症の原因であるが、これらは、警察署の中に隠れるのと同じようなことをする。つまり、白血球の中に入り込み、その中で壁を作って、自分が消化されるのを防ぐのだ。マンソン住血吸虫は、さらにもう一歩進んで、簡単に言えば、警官の制服を盗んでしまう。これらの寄生者は、アジアでは肝臓病の重要な原因であるが、血液型の抗原を手に入れるので、免疫システムにとっては、自分自身の正常な血球のように見えるのだろう。

宿主の防御への攻撃

病原体は、宿主の武器から自分たちを守ろうとするだけでなく、自分自身でも破壊的な武器をもっている。黄色ブドウ球菌（*Staphylococcus aureus*）は、たいていの単純な皮膚感染をおこす細菌であるが、有用な炎症をおこすための重要な第一段階であるハーゲマン因子の活動を妨げる神経ペプチドを分泌する。このペプチドを分泌できない細菌は、感染をおこさない。たくさんの人の喉の痛みの原因となる普通の連鎖球菌でさえ、白血球を殺すストレプトリジンOを作る。牛痘の原因となるウィルスである痘疹は、前に述べたような、宿主の重要な防御である補体系を抑止するような蛋白質を作る。なぜ、補体系は私たち自身の細胞を攻撃しないのだろうか。一つには、私たちの細胞にはシアル酸の層があって、それが補体系による攻撃から自分を守る化学物質だからである。当然のことながら、私たちの腸内に住んでいる普通の大腸菌（*E. coli*）のK1株のような細菌の一種は、シアル酸の中に自分をおおいかくすことができるので、補体系から身を守っている。

ある種類の細菌感染がひどいときの大きな危険の一つは、ショック、つまり、すぐに命にかかわるほどの血圧の低下である。ショックは、細菌が作る化学物質であるリポ多糖類（lipopolysaccharide）（ＬＰＳ）が原因である。表面的には、ＬＰＳは、私たちに危害を加えるために細菌が作る毒素であるかのようだが、研究者のエドモンド・ルグランが指摘したように、これはありそうもないことである。なぜならば、ＬＰ

Sは、これらの細菌全部にとって細胞の壁を作るのに必要不可欠な成分だからだ。宿主は危険な感染の存在を教えるこの信頼できる手がかりを認識し、強く、ときには、強すぎるほど反応する。これは、武器が武器の持ち主に刃を向けてしまう例の一つである。

エイズの原因となるウィルスであるヒト免疫不全ウィルス（human immunodeficiency virus）（HIV）は、免疫システムの注意を抗原に向けさせるようにするヘルパーT細胞の中に隠れる。これらの細胞は、外側の膜にCD-4と呼ばれる蛋白質をもっているが、HIVは細胞の中に入るためにその蛋白質と結合する。HIVにあるこの蛋白質は、ウィルスの壁の深い裂け目の中に隠されていない限り、HIVを免疫システムにやられやすくするはずである。HIVはヘルパーT細胞を殺すので、結果的に、犠牲者を他の感染や癌にさらにいっそうかかりやすくさせてしまい、最終的には、エイズ患者を殺してしまうという問題をおこす。

病原体がもっているその他の適応

寄生者の適応としては、あと二つの関連するカテゴリーがまだ残っている。どんなにうまく病原体が生き残り、宿主の中で増殖しても、自分自身または、その子孫が他の宿主に入り込めるような分散メカニズムがなくてはならない。外部寄生者にとっては、これはかなり簡単なことだろう。たとえば、シラミや白癬をおこす菌類は、人間どうしの接触によって簡単に広まる。内部寄生虫は、もっと大きな問題を抱えている。皮膚の上にいつでも付着できる寄生者は、他の感染できる個人との接触が可能である。風邪のウィルスや腸に寄生する細菌は、手などの皮膚の表面につき、握手やもっと親密な接触によって広められるだろう。

血液中にいる微生物は、このような方法では伝播しにくい。多くは、噛んで血を吸う虫や他の運搬媒体（ヴェクター）に助けられてしか伝染できない。マラリアはよく知られた例である。一ミリグラムの血液につき、伝播の段階（生殖母体と呼ばれる）のマラリア原虫が一〇匹ほどいて、蚊が三ミリグラムの血を吸うとすると、約三〇の生殖母体を取り込むことになるだろう。蚊が次に行うことは、この豊富な血液の食事を卵に変え、それを受精させ、卵が成長するのに適した環境で産卵することである。一方、マラリア原虫の有性生殖によって生まれた子どもは、蚊の唾液腺に移動して、そこで、蚊が次の血液を吸うときに血液凝固を防ぐのに使われる液体の中で、感染性の段階に変わる。蚊は、それから、はからずも、次の犠牲者に原虫を注入する。驚くほどたくさんの種類の昆虫や他の生物が、人間の病気の仲介者となっている。

もう一つの寄生者の適応は、専門用語で、宿主の操作（host manipulation）と呼ばれているものだ。寄生者は、微妙な化学的な影響によって、宿主のからだの機構をなんらかのかたちで支配し、宿主よりも寄生者に有利になるようにからだを働かせることができる。多くの生物グループにおいて、奇妙な例がたくさん知られている。タバコモザイク病のウィルスは、その宿主に隣接した細胞間の細孔を広げさせるので、ウィルスの粒子がそこを通り抜け、他の細胞に感染できるようになる。ある種の寄生虫は、一生のあいだに、アリとヒツジのあいだを行ったり来たりする。それはちょうど、マラリアの寄生虫が、脊椎動物の宿主と、蚊のあいだを行ったり来たりしなければならないのと同じだ。寄生虫が、効果的に、アリからヒツジに移れるのは、アリの神経系のある部位に入り込み、アリに草の葉の上まで上らせ、そこにしがみついて離れられないようにさせるからである。こうすると、アリがヒツジに食べられる確率がずっと高くなる。もう一種類の寄生虫は、巻き貝とカモメのあいだを行き来している。巻き貝は、普通であれば、浅い海岸線の海水中のもつれた植物の中にいて見つけにくいものだが、寄生虫は巻き貝をむき出しの岩や砂の高いところによじ登らせ、そこにとどまらせる。そうすると、カモメに簡単に見つけられ、食べられてしまう。

狂犬病のウィルスは、いかに病原体が宿主の行動を操作できるかの、とくに驚くべき、ぞっとするような例である。狂犬病のウィルスは、普通はそれに感染した個体の噛み傷から体内に入り込むが、神経繊維を通って脳に移動し、攻撃性を調整する部位に集まる。そこで、宿主を攻撃的にふるまわせ、噛みつかせることによって他の個体に感染する。それは、また、ものを飲み込むときの筋肉を麻痺させるので、ウィルスを満載した唾液が口の中に溜まることになり、感染しやすさを増加させる。これに付随して、犠牲者に液体を喉に詰まらせる恐怖をもたせるので、もともとこの病気は恐水病と呼ばれていた。

病原体による操作のうちで人間にとってもっとも重要な例は、おそらく、細菌やウィルスによって引きおこされるくしゃみ、咳、嘔吐と下痢であろう。感染の歴史のある段階では、この病原体の排除機構は、宿主と微生物双方に利益をもたらすだろう。宿主は、自分の組織を攻撃する病原体が少なくなることで利益を得、微生物は、他の宿主を見つける機会が増えることで利益を得る。このゲームでの敗者は、現在は元気だが、病気にかかりやすい個体だ。コレラの細菌が放出する化学物質は、腸が液体を吸収する力を減らすのでひどい下痢をおこし、公衆衛生のよく発達していない社会では、効率的に流行病を広めることになる。

私たちが病原体によってうまく操られているときもあれば、また、私たちがその操作にうまく抵抗できているときもある。そして、また、中間的な解決で止まっているときもある。そういった葛藤の例はどれでも進化的な均衡にあると考えられ、一貫した結果を生む。葛藤は、しばしば、勝ったときに得られるものがもっとも多い側に有利になるように決められる。もし誰かが、風邪のウィルスを制御するのに理想的な量の二倍のくしゃみをするならば、それは、時間とエネルギーの損失の点では大きな負担にはならないだろうが、ウィルスが新しい宿主に届く率をおよそ二倍に高めるかもしれない。これはすでに、ウィルスの方が勝つと予想される競争の一種である。排除のメカニズムは、どれだけ頻繁に、人間の宿主に最適な量を超えて、病原体によって強調されているのだろうか。この問題に関する証拠がほとんどないことは、このような進化的な疑問が常に無視されてきたことを示している。

病気への機能的なアプローチ

感染症の機能に従ってその徴候と症状を分類した表3-1（48ページ）について、三つの見解を述べて、本章を終わることにしたい。まず、病気の徴候と症状を機能的に分類することは、重要であり、役に立つ。適切な治療法を選ぶためには、咳や他の症状が、患者に有利なのか、病原体に有利なのかを知る必要がある。また、病原体が宿主を操作しているのか、それとも、宿主の防御を攻撃しているのかを見きわめる必要もある。ただ症状を和らげ、おそらく無駄に病原体を殺そうとする代わりに、病原体の戦略を分析し、その一つひとつに対抗し、病原体に打ち勝ち、その損傷を修復しようとしている宿主の努力を援助しようとすることができる。二つ目は、この分類が、かなり簡単で明確なことである。

ここで三つ目の論点をあげよう。あなたは、いつ、誰によって、本章の考え方が初めて提出されたと思うだろうか。寄生者の生活史について、急速に増えてきた大量の知識とともに、パスツールとダーウィンの考えをもとにして、誰か十九世紀の医学研究者によって築き上げられたのだろうか。答えは、ノーである。私たちの一覧表や本章を通して使われる分類の体系は、鳥類学者で進化生物学者であり、今はアマースト大学にいるポール・イウォルドが、一九八〇年にミシガン大学で最初に提出したものだ。そして、本章の考えが、初めて、医者や医学研究者の考え方の標準的な基本の一つになったのは、いつだろうか。この質問に対する答えは、簡単で、かつ、がっかりさせられるものだが、未だならずである。私たちは、医者が、イウォルドがまとめ上げたカテゴリーのようなことを一度も直感的に考えたことがないと言っているのではない。ここで私たちが言いたいのは、医者は、そのカテゴリーを使うように明確に教えられたことはなく、基礎教育でそれを教えられないために、感染症を考えるときにこれらの本質的な考えを無視しやすくなるということだけである。しかし、望みはある。それは、とくに、最近行われたいくつかの学会の発表論文集を見ると、進化学者と感染症の専門家の交流の重要性が強調されていることからも明らかだ。しかし、こういった種類の題材が、通常の医学カリキュラムの一部になるには、まだ何年もかかるだろう。

なぜ、医学者は、医学的な洞察を与える可能性が非常に大きい、よく発達した科学の一部門である進化生物学の助けを利用してこなかったのだろうか。その理由の一つは、すべての教育レベルにおいて、科学のこの一部門が広く無視されていることによることはたしかだ。宗教やその他の抵抗のために、一般の教育において、私たちが、自分自身と私たちの住む世界を理解するときのダーウィンの貢献のインパクトは最小限にとどめられてきた。また、第15章で詳しく説明するが、医者や医学研究者の教育現場では、進化は奇妙にも無視され続けてきた。

なお、もう一つの理由は、医学にもっとも大きな収穫をもたらす進化的考えの多くは、ほんのつい最近になって体系的に説明されるようになってきたからである。これらの考えは、一度指摘されてみると、多くの場合、単純で常識とそれほど変わりがない。しかしながら、これらの考えが認識され、その重要性が評価されてきたのは、過去ほんの数年のことであり、とても複雑で、微妙な物理科学や分子生物学の部門の多大な発展や応用には、かなり遅れをとっている。医学や人間の暮らしの他の側面への進化生物学の応用が、なぜ一八五九年の素晴らしい発端からこんなにもゆっくりとしか進んでこなかったのかは、科学史家の大いに注目すべき疑問である。

第4章

終りなき軍拡競争

ある国やある部族が新兵器を設計するたびに、競争相手の国や部族は、すぐにそれに対抗する兵器を作り出す。こうして、槍や刀は盾や鎧を生み出し、レーダーができると、ステルス爆撃機ができた。同様に、捕食者が狩猟技術を向上させる進化のもととなったものに対しては、獲物は、鎧や、回避戦術や、他の防御的適応を改良することによって対抗する。それに対して、また、捕食者が対抗戦術を編み出す。もし、キツネが今より速く走り始めたら、ウサギにはさらに速く走るような淘汰がかかるので、キツネは、いっそう速く走らなければならなくなる。もし、キツネの視力がよくなると、ウサギは背景によりうまく溶け込むように淘汰がかかるが、そうなると、臭いによってウサギの居場所を突き止めることができるキツネが有利になるだろう。すると今度は、キツネの風下に移動しようとするウサギが有利になるかもしれない。こうして、捕獲者とその獲物は、どんどん複雑さを増して互いに影響を及ぼしあいながら共進化してきた。生物学者は、この考えを、ルイス・キャロルの赤の女王にちなんで、「赤の女王の原理」と名付けている。赤の女王は、アリスに、「さあ、ここではね、同じ場所にとどまるためには、全力で走り続けなければいけないのよ」と言ったのである。

捕食者とその獲物との競争と同じく、宿主と寄生者との戦も、だんだんと拡大する軍拡競争を引きおこし、それは、大量の危険な出費をかけさせて、とてつもなく複雑な武器と防御を生み出す。ちょうど、政治勢力が、エネルギーを次々と武器や防衛につぎ込んで、敵に優位に立たれまいとすることがあるように、宿主と寄生者は、現在の適応のレベルを維持するためには、双方とも、できるだけ速く進化しなければならない。政治的な組織であれ、生物であれ、他の基本的な要求を満たすのにも苦労するほどまでに軍拡競争のコストが肥大することもあるが、それにもかかわらず、負けたときの損失が非常に大きいので、莫大なコストはそのまま維持されることがあるだろう。私たちと病原体とは過酷な総力戦の中にいるので、双方が合意できる和解には決して到達できない。

宿主と寄生者との関係は、あまりにも競争が激しく、無駄が多く、無慈悲で破壊的なので、まさに軍拡競争の用語は、その関係を描写するにふさわしい枠組みを提供している。本章の残りの部分でこの視点を説明するが、前置きとして、ほんの数十年前までの人間の歴史を通じて、感染が原因となった個人的悲劇の大きさがどれほどであったかを思い浮かべてみよう。著者の一人（ウィリアムズ）の母親は、髄膜炎のために九歳のときに、孤児になった。ウィリアムズには姉がいるが、その姉の親友は、小学校四年生のときに急性虫垂炎にかかって突然亡くなった。私たちの非常に小さな敵は、個人の価値や重要性を考慮しない。カルヴィン・クーリッジが合衆国大統領の地位についてまもなく、彼の一六歳の息子が、テニスをしているときに足にまめができたが、それでも勇敢にテニスをし続けた。まめが破れて、そこから感染がおこり、二週間後に少年は死んだ。その結果、この合衆国大統領は、その後のキャンペーンと一期の任期中ずっと、（彼の崇拝者でさえ認めるように）無力な感情障害におちいった。

国際軍拡競争と宿主‐寄生者間の共進化のアナロジーは、正確ではない。ペンタゴンは製図板上で新兵器を計画し、それから、モデルや試作品を試すことができる。ペンタゴンには、合理的な計画、新しいスタート、試行錯誤による手直しといった有利な点がある。進化では、新しい破壊的、または、防御的なものを作り出すにあたって科学的な知識を系統的に考案する頭脳集団はいない。進化には計画はないし、新しいスタートもない。進化は完全に試行錯誤の手直しで成り立っている。各世代のわずかに異なった変異個体どうしが生命のゲームの中で競い合う。ある変異は他の変異に比べて、子どもをより多く残すことに成功し、個体群の平均はわずかにその方向に移動する。その過程はゆっくりしていて、何の指針もなく、ある意味では誤って導かれているが、自然淘汰の過程が生み出す適応の正確さと複雑さには限度がない。

過去の進化 対 現在の進化

多くの微生物学者は、宿主と病原体とは、通常、将来のある最適な状態に向かってゆっくりと進化的に変化しており、その終点は普通は積極的な協力関係であると誤って考えている。これは、まったく非現実的な考えだ。普通は、病原体と宿主の両方とも、成長率と防御活動のような競合する価値のあいだで取り引きをすることによって、安定に近い均衡を保たなければならない。均衡状態では、ある一つの適応が一単位分向上するには、他の適応が一単位分以上損失を受けることになるだろう。ウサギはやせているほど速く走れるかもしれないが、ある点まで来ると、さらに速度を速めることから得られる利益は、さらに餓死の危険をおかすことに見合わなくなるだろう。同様に、私たちの発熱の反応も、少なくとも歴史的に普通の状態においては、おそらく最適になっている。発熱がより高くより頻繁におこれば、私たちは病原体にはやられにくくなるだろうが、組織の損傷や、栄養失調のコストによって、損害の方が大きくなるだろう。これは、環境が一定である限り正しい。もしも環境が変われば、宿主と病原体の両方にとって最適な状態のいくつかも、おそらく変化するだろう。もし、細菌性病原体に対して何世代ものあいだにわたって、人工的に歯止めがかけられていれば、それによって、発熱反応を低くさせる淘汰が働いているかもしれないが、もし、技術が失敗して、私たちが再び脆弱になれば、私たちはもっと高い発熱反応を取り戻すかもしれない。

本章以外の本書のすべての章では、長い歴史的な過程によって作り上げられてきた人間の生物的特徴を扱う。本章では、翌年、あるいは、おそらく、翌週にさえおこるかもしれない進化的な変化について論じることにする。病原体は非常に迅速に繁殖するので、その進化もまた迅速なのである。

鎌状赤血球へモグロビンのような、病気に対する防御のいくつかは、過去一万年ほどのあいだに著しく進化してきたが、その間に私たちは、およそ三百世代を経過してきた。種全体としては、過去数世紀のあいだにおよそ十数世代をかけて、天然痘や結核などのいくつかの伝染病に対してはかなり強い抵抗力を進化させてきた。これを、一、二週間で三百世代も繁殖する細菌や、さらに速く繁殖するウィルスと比べてみよう。私たちが千年かかって進化するところを、細菌は一日足らずで進化できるので、軍拡競争では、私たちはひどく不公平なハンディキャップをしょっていることになる。私たちは、微生物から逃れられるほど十分に早く進化できない。個人は、さまざまな種類の抗体を作る細胞の割合を変えることによって、病原体の進化的変化に対抗しなければならない。ありがたいことに、これらの化学兵器工場は非常に数が多く、とても多様性に富んでいるので、病原体の大きな進化的利点に、少なくともある程度は対抗している。

免疫学的な視点から見ると、伝染病は人間の集団を劇的に変えるかもしれない。ある病気にかかって、回復したことがある人々は、再感染に対して免疫になっているはずだ。なぜならば、そういう人々は、その特定の病原体をもっとも強力に破壊する抗体を作るリンパ球の濃度が非常に高くなっているからだ。おたふくかぜのような幼児期の病気に対する大人の免疫性は、人間の遺伝子プールを変えることによってできるのではなく、それぞれ個人がもっている異なる種類の抗体の濃度を変えることによってできるのである。

サイズが小さいことは、もう一つの点で病原体に有利である。つまり莫大な数になることだ。私たちの一人ひとりは、地球上に住むすべての人間の数よりも多い細菌を（ほとんどは、消化器系と呼吸系に）持ち歩いている。こんなに莫大な数があることから、おこりそうもないような種類の突然変異でさえかなりの頻度でおこるだろうし、他の細菌に比べてほんの少しだけ有利な突然変異株は、すぐに蔓延するだろう。病原体の量的性質は、現在の状況にとって最適な数値が何であれ、急速にそこに向かって進化するだろうと予測される。

大惨事をおこす伝染病があると、人間の集団は、ほんの数ヵ月で感染症に対して高いレベルの抵抗力を進化させることがある。たとえば、ヨーロッパ人が最初に新世界に到着したとき、ヨーロッパからもたらされたいくつかの病気によって、アメリカの原住民の人口の九〇パーセントもが、短期間のうちに死んでしまった。もし、アメリカ原住民の病気に対する無力さに遺伝的な理由があったならば、伝染病を生き延びた数少ない幸運な者の遺伝子の集団中における割合は増えただろうから、この限られた意味で、その集団はより強い抵抗力を進化させたと言えるかもしれない。これは、極端な例である。たいていの場合、人間の遺伝子プールは伝染病によってほとんど変わらないが、一方、病原体の性質は劇的に進化するだろう。

抗生物質への細菌の抵抗性

おそらく、二十世紀のもっとも偉大な医学の進歩であり、そして、全時代を通じてのもっとも偉大な進歩の一つは、菌類が作り出す毒素が、人間の病気の原因となる細菌を殺すことができるという発見であろう。一九一〇年に、ポール・エールリックによって導入されて以来、砒素の複合物が梅毒の治療に使われてきたにもかかわらず、抗生物質の時代は、アレクサンダー・フレミングが一九二九年のある日、ペトリ皿に培養した細菌が、ペニシリアム（青カビ属）のカビが生えてしまった近くでは正常に成長しないということに気づくまで、実際には始まらなかった。これはいったいなぜだったのだろうか。なぜ、もっとも効果的な抗生物質はカビからできたのだろうか。抗生物質は、病原体や競争者から自分を守るために、菌類や細菌類の中で進化した化学戦争のエージェントである。それらは、何百万年もの試行錯誤による自然淘汰の結果、細菌の特別な弱みにつけ込み、菌類には無害であるように作られてきたものである。

菌類や細菌類が作るさまざまな物質は、ほとんどの人々にとって安全であるが、結核や肺炎や他の多くの感染症の原因となる細菌を壊滅させることができる。もうかれこれ数十年にわたって、これらの抗生物質は、経済的に発展した社会をこれらの細菌病から解放し、黄金時代をもたらしてきた。公衆衛生の政策と抗生物質の組み合わせにより、感染症による死亡率は急速に減少したので、一九六九年に米国公衆衛生局の長官は、「感染症に関する本を閉じてもよいとき」になったと公表してもよいと感じたほどである。

他の黄金時代と同じように、この黄金時代も短命であるかもしれない。危険な細菌、もっとも顕著なところでは、結核や淋病の原因となる細菌は、一〇年から二〇年前に比べると、今では、抗生物質で制御するのがずっと難しくなってきている。細菌は、その進化の歴史を通して、私たちがもっている自然の武器や菌類がもっている武器に対して防御を確実に進化させてきたのとまったく同じように、抗生物質に対しても防御を進化させてきたのである。疾病管理予防センターのミッチェル・コーエンが最近述べたように、「これらの問題は、私たちがポスト抗生物質時代に近づきつつあるのかもしれないという懸念をもたらしている。」

実際そうかもしれない。傷の化膿のもっとも一般的な原因であるブドウ球菌を考えてみよう。一九四一年には、この種の細菌はすべてペニシリンに弱かった。一九四四年までには、ある変異株は、すでにペニシリンを分解できる酵素を作るように進化していた。今日、ブドウ球菌の変異株の九五パーセントはペニシリンになんらかの抵抗力をもっている。一九五〇年代に、人工ペニシリンである、メチシリンが開発され、これらの微生物を殺せるようになったが、細菌はすぐにこれもまた出し抜けるように進化したので、また、新しい薬が作られねばならなくなった。シプロフロキサシンが、一九八〇年代の半ばに初めて登場したとき大きな希望をもたらしたが、今では、ニューヨーク市のブドウ状球菌株の八〇パーセントは、それに抵抗性がある。オレゴン復員軍人病院では、抵抗性は一年で五パーセント以下から八〇パーセント以上にまで上がった。

一九六〇年代には、淋病のほとんどの症例は、ペニシリンで簡単に制御され、抵抗性のある株でも、アンピシリンはきいた。今では、淋病の変異株の七五パーセントは、アンピシリンを不活性化させる酵素を作っている。これらの変化のいくつかは、標準的な染色体の突然変異と自然淘汰の結果であろうが、細菌には、もう一つ別の進化的な方策がある。細菌はそれ自身が、プラスミドという、DNAの小さな輪のようなものに感染される。プラスミドは、ときおり、自分のDNAの一部を細菌のゲノムの中に新しい一部として残していく。一九七六年に、淋病の原因となる細菌が、人間の腸内に普通に住んでいる大腸菌(*Escherichia coli*)からプラスミドを通して、ペニシリン破壊酵素を暗号化している遺伝子を得ているということが発見された。それで、今では、タイやフィリピンの淋病の細菌の九〇パーセントが抵抗性をもつようになってしまったのである。同様に、一九八三年に、ホピ・インディアンの居留地で、ひどい下痢を大発生させたサルモネラ・フレクシネル(*Salmonella flexneri*)の変異株は、抗生物質に抵抗性をもっていたが、その原因となった遺伝子は、大腸菌による尿道感染を抑えるために、長期間にわたって抗生物質を飲んでいた一人の女性に由来することが突き止められた。

抗生物質に抵抗性をもつ細菌のために私たちが直面している脅威のリストは、長く恐ろしいものである。フランスでは、プラスミドの媒介により、肺炎双球菌の二〇パーセント以上が、エリスロマイシンの結合を阻止する能力を身につけてしまったため、この薬による治療が困難になっている。現在、南米で数千人を脅かしているコレラの変異株の中には、以前は効果のあった五つの薬すべてに抵抗性のあるものがある。アモキシリンは、病原性大腸菌の三〇から五〇パーセントには、もはや効き目がない。私たちは、たしかに、ただ同じ場所にとどまるためだけに、できる限りの速さで「赤の女王」と一緒に走っているようだ。

これらすべての中でもっとも恐ろしいことは、ニューヨーク市の結核の全症例の三分の一は、一種類の抗生物質に抵抗力のある結核菌によって生じている一方、新症例の三パーセント、そして、再起性症例の七パーセントは、二種類以上の抗生物質に抵抗性があるということだろう。複数の薬に抵抗性のある結核をもつ人の生存率は五〇パーセントほどである。これは、抗生物質が発明される前とほとんど変わらない！　結核は、発達途上国では未だに感染によっておこる死のもっともありふれた原因であり、回避可能な成人の死の二六パーセント、そして、すべての死の六・七パーセントの原因となっている。アメリカ合衆国では、結核の感染率は一九八五年まで着実に減っていたが、それ以降、一八パーセントも増加してきた。これらの症例のうちの半分近くは、エイズで免疫機能障害になった人だが、残りは、接触感染の機会が増えたことと薬に抵抗性のある病菌が増えたことによる。

抗生物質への耐性が高くなることは、病原体の進化としてはもっとも広く知られ、理解されていることである。一九五〇年代にそれが発見されて以来、膨大な数の研究によって、医学的に重要な成果が数多く確立されてきた。

一、抗生物質に対する細菌の抵抗性は、個々の細菌が徐々に耐性を発達させることによっておこるのではなく、まれな遺伝子の突然変異、あるいは、プラスミドによって導入された新しい遺伝子によっておこる。

二、遺伝子の突然変異は、プラスミド感染や他の方法で、異種の細菌に伝えられる。

三、抗生物質が存在すると、当初はまれだった突然変異の変異株が増加し、徐々に祖先型を駆逐する。

四、抗生物質を取り除くと、祖先株が、徐々に抵抗株に入れ替わる。

五、抵抗性のある株の中でおこる突然変異は、さらに強い抵抗性を生み出すことができるので、抗生物質の量を増やしても、ほんの一時的な効果があるだけだろう。

六、ほんのわずかだけ細菌の成長を遅らせるくらい抗生物質の濃度を低くすると、結果的には、わずかな成長の遅延に抵抗性をもつ株を淘汰上有利にさせることになるだろう。

七、さらに高いレベルの抵抗性を与えるような突然変異は、もとの抵抗性のない株でよりも、このような部分的に適応した株のあいだでおこる。

八、一つの抗生物質に対して抵抗性ができると、別の抗生物質に対しても抵抗性を与える可能性がある。とくに、その二種類の抗生物質が化学的に類似している場合にそうである。

九、最後に、抗生物質を使わないときに、抵抗性のある株の不利な点は、さらなる進化的変化によって徐々に失われるので、抗生物質を長いあいだ使わなくても抵抗性は維持される。

これらの発見が医療の実践にたいしてもつ意味は、今や、一般によく認識されている。もし、ある抗生物質を飲んでも病気がよくならないのならば、その抗生物質の量を増やすより、他のものを使ったほうがよいだろう。抗生物質を長いあいだ使い続けることは避けよう。感染を防ぐために毎日ペニシリンを飲むことは、心臓弁が弱っていて感染の恐れがあるときのような、いくつかの条件の下では認められるが、抵抗力のある株を淘汰上有利にするという偶発的な影響がある。残念ながら、私たちは、抗生物質を日常的に与えられている動物の肉や卵やミルクを食べさせられているので、知らず知らずのうちに、この副作用にしばしばさらされている。これは、最近になって、食料生産者と公衆衛生の活動家とのあいだの衝突を引きおこす原因となった災厄である。農場の家畜に抗生物質を使うことに起因する問題は、もっと広く認識されるべきものであり、それによってどんな経済的利益があると主張されるにせよ、注意深く査定するべきである。コロンビア大学の医学教授であるハロルド・ニューが、一九九二年の論文「抗生物質耐性菌の危機」の結論で述べているように、「抵抗性を弱めさせる責任は、抗生物質を使い続けてきた医者と、病気がウィルス性であって、抗生物質が与えられなかったときに、それを要求してきた患者にある。また、製薬会社が人間や動物に不適切な抗生物質の使い方を勧めないようにすることも重要である。なぜならば、この淘汰の圧力こそが、私たちにこの危機をもたらしたのだからである。」このような忠告には、あまり注意が向けられそうもない。マット・リドレイとボビー・ローが、アトランティック・マンスリーの最近の記事の中で指摘したように、大勢の人のためになる道徳的な勧告は、しばしば歓迎されはするものの、めったに行動にうつされないからである。全体にとって善きことのために人々を協力させるには、協力をしないと高くつくという罰則が必要となる。

ウィルスは細菌と同じような代謝の装置をもっていないので、菌類が作る抗生物質で制御することはできないが、ウィルスと闘う薬はある。最近の重要な例の一つは、ジドブジン（AZT、アジドチミジン）

だ。これは、ＨＩＶに感染した人のエイズの発症を遅らせるのに使われている。残念ながら、抗生物質と同様に、アジトチミジンも、昔ほどには信頼できない。なぜならば、ＨＩＶのいくつかの株は、今では（驚くにあたらないが）、アジトチミジンに耐性があるからである。ＨＩＶは、レトロウィルスの一つである。これは、特別な限界と特別な強さを兼ね備えた、生物として実に最少限の存在である。ＨＩＶには、自分自身のＤＮＡはない。それがもっているほんのわずかのＲＮＡ暗号は、宿主のＤＮＡ複製装置をゆっくりとむしばんで自分のコピーを作らせる。それが操作する細胞には免疫システムの細胞も含まれている。ウィルスはこれらの細胞の中に隠れることができ、そこでは、宿主の抗体から攻撃されることはほとんどない。

レトロウィルスが自分の中に増殖装置をもっていないことは、弱点でもあり、強みでもある。レトロウィルスは、ＤＮＡウィルスや細菌よりもゆっくりと増殖し進化する。もう一つの弱点は、増殖の正確さのレベルが低いことである。これは、欠陥のある複製をかなり大量に生産するという意味だ。しかしながら、このような機能的な弱点は、進化的な強みにもなりうる。なぜならば、欠陥のある複製のうちいくつかは、宿主の免疫システムや抗ウィルス剤を、より巧みに出し抜けるかもしれないからだ。レトロウィルスのもう一つの強みは、その単純な構造の中に、他から簡単に利用されるような弱点をもっていないことである。

ＨＩＶがアジトチミジンに対する抵抗力を進化させるには、何ヵ月も何年もかかるが、これは、細菌がある抗生物質に対して、相当な程度の抵抗力を進化させるのに数週間しかかからないことと比べると目立って対照的である。残念なことに、ＨＩＶは、どんな宿主の中でも進化するのに長い時間がかかる。感染は一回でも、数年かけて複製し、突然変異をおこし、淘汰がおこったあとでは、一人の宿主の内部に、競合するウィルスの変異株がいくつも混在していることもある。優位な変異株は、どんな困難であれ（たとえば、アジトチミジンや他の薬）もっともよく闘うことができるものであろう。それらは、宿主の資源をもっとも迅速に転用して、自分たちのものにする。つまり、もっとも毒性が強い。

毒性の短期的な進化

毒性の進化は、多くの人々に誤解されている過程である。従来の考え方によると、寄生者は、常に毒性を少なくする方向に進化しているはずである。この考えによれば、宿主が長生きすればするほど、寄生者もより長生きでき、新しい宿主により長期にわたって子どもを拡散させることができるとしているが、その点は正しい。寄生者が依存している宿主へのどんな損傷も、究極的には、その宿主に依存しているすべての寄生者に損傷を与えることになるだろうから、もっとも成功している寄生者は、なんらかの方法で、宿主を助けるものであるべきだ。予測される進化の順序は、毒性の強い寄生者から始まり、徐々にもっと無害なものになり、最後には、宿主の生存の重要な助けになるかもしれないというものだろう。

この一見筋の通った議論には、いくつか間違いがある。たとえば、この議論は、病原体が究極的には子孫を新しい宿主に分散させる必要があることを無視している。この分散は、前章で指摘したように、咳やくしゃみのような、かなりの毒性がある場合にのみ活性化される宿主の防御を利用していることがよくある。宿主を刺激して、粘液をたくさん分泌したりくしゃみをしたりして防衛させないようなライノウィルスは、新しい宿主に届く見込みはない。

従来の見解のもう一つの間違いは、進化は、世代時間を尺度としたときだけでなく、絶対的な時間においてもゆっくりとした過程であるという仮定である。そう考えるのは、ある宿主の一生のあいだに、何百、何千もの世代交代をする寄生者が非常に速く進化する能力をもっていることを評価し忘れているからだ。もしも、赤痢の原因であるアメーバの毒性が、その適応度を最大化するのに弱すぎたり強すぎたりしたとしても、現在のところで理想的であるような毒性レベルが何であれ、そこにすばやく進化していけるだろう。状況が最近になって変わったのでない限り、どんな病原体の現在の毒性も、あるレベルから他のレベルに移行しつつある中間段階と考えるべきではない。ここで「最近」というのは、先週あるいは、先月のことであって、進化生物学者が「最近」というときによく使っているような最後の氷河期のことではない。

従来の考えのもう一つの欠陥は、HIVの議論の中で少し前に触れたように、一つの宿主内にいる異なる寄生者間の淘汰を無視していることである。もし、宿主が細菌性赤痢で死にそうならば、肝臓ジストマ吸虫が宿主に危害を与えないように自分の活動を制限しても何のためになるだろうか。吸虫と細菌性赤痢菌は、宿主内で同じ資源を競い合っており、その資源をもっとも無慈悲に搾取するものが勝者となる。同様に、もし、細菌性赤痢菌の変異株が二種類以上あるならば、宿主の資源を自分自身のためにもっとも効果的に変換する株が、宿主が死ぬ前に一番数多く子孫を広めるだろう。一般に、他のすべてが同じだとすれば、そのような宿主内淘汰は、毒性の増大に有利に働き、一方、宿主間淘汰は、毒性を減らすように働く。一一種のイチジクコバチとその寄生者に関する最近の比較研究によると、寄生者の伝播の機会が増えれば、寄生者の毒性が増すという関係が確認されている。

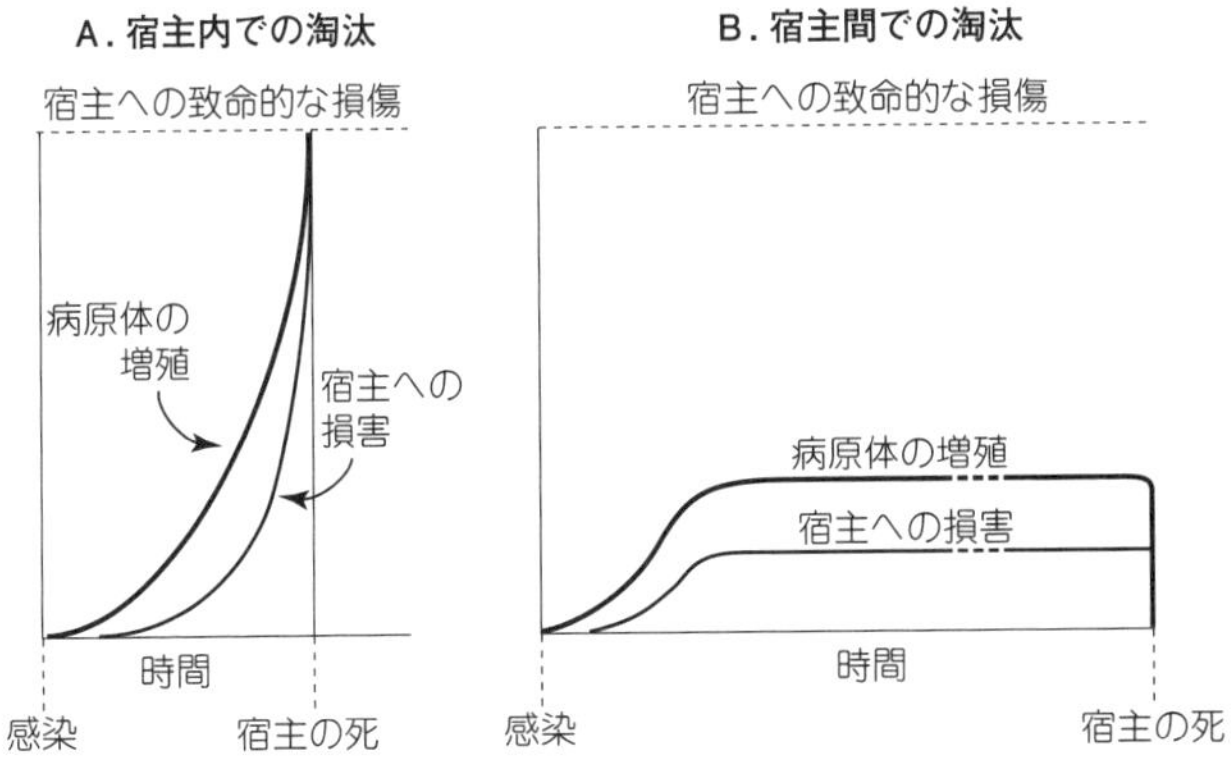

図4－1　宿主内および宿主間での自然淘汰

Aは，極度に毒性の高い病原体の効果を示す。これらは，宿主内部での自然淘汰で有利である。それは宿主を利用して新しい個体が新しい宿主に拡散する現在の速度を最大限にする。それは，宿主を急速に殺してしまうかもしれないが，宿主が生きている限りは，競争関係にある他の病原体よりも強い。Bは，異なる宿主をもつ病原体の群集間で働く自然淘汰に有利な病原体の効果を示す。それは，長期的に見た増殖率（繁殖率と時間とを掛け合わせたもの，図では，増殖曲線の下の領域を表す）を最大化する。Bにおいて宿主が死ぬのは，ほとんどの場合，病原体以外の原因による。

他の多くの進化理論の応用と同様に、宿主内の自然淘汰と宿主間の自然淘汰のあいだのバランスを理解するには、注意深い数量的な議論が必要である。上のグラフは、私たちの考えを単純に描写したものである。

毒性の進化について適切な理論をもつには、ある宿主において新しい感染が確立する速度、競合する病原体間の毒性の違いの程度、宿主内において突然変異で新しい変異株ができる速度、これらの新しい株どうしのあいだでの毒性が異なる度合いなどを考慮しなければならない。これらを考えれば、状況が同じであると仮定すれば、ある病原体の予測される毒性のレベルを推定できるはずである。しかし、状況が同じであることは、実際には決してありえない。もっとも重要な変化は、病原体が新しい宿主に到達する手段を変えるものであろう。もし、分散が宿主の生存のみではなく、宿主の移動性にもよるのならば、宿主へのどんな障害も、病原体にとって非常に悪い結果をもたらす。もし、あなたが風邪がとてもひどくて家で寝ているならば、ウィルスが感染できるかもしれない多くの人々と接触する可能性は少なくなる。もし、起きて歩き回れるほど調子がよければ、ウィルスを遠くまで広めることができるかもしれない。風邪のウィルスにとっては、あなたを本当に重病にするのは避けた方が有利になる。これとは対照的に、マラリアを媒介するマラリア原虫は、宿主の気分がよくても何の利益も得ない。実際に、ウサギとネズミを使った実験で示されているように、衰弱した宿主は、蚊によりやられやすい。マラリアの攻撃と苦闘している最中の人々が、一生懸命虫を撃退する努力をすることはない。蚊は、ゆっくりと彼らを食い物にでき、病気を遠く広くまで分散する。

この進化的見解によれば、人との接触によって広まる病気は、虫や他の媒介によって伝搬されるものよりも、一般的には毒性が低いはずだと考えられる。この予測は事実と合致しているのだろうか。まさに、そのとおりである。ポール・イウォルドの重要な発見の一つに、この一般化が正しいことと、公衆衛生にとってそれがもっている重要性がある。彼は、媒介動物によって運ばれる病原体からおこる病気は、人間の接触感染によって広まる病気よりも重症である傾向があり、蚊が媒介する感染症は、一般的に、蚊には軽いが、脊椎動物の宿主には重いということを明らかにした。これは、予測されることである。なぜならば、何であれ、蚊に危害があれば、蚊が他の脊椎動物を刺しに行く機会が減るだろうからである。胃腸の病原体のあいだでは、重病の宿主が効果的に水源を汚染することができる限りにおいて、水を媒介にする感染症に比べると、直接感染する方が死亡率が低い。二十世紀のはじめ、不純物のない水がアメリカ合衆国の標準になったので、赤痢菌は致命的なシゲラ・ディセンテリエ（*Shigella dysenteriae*）から毒性の低いシゲラ・フレクシネル（*Shigella flexneri*）にとって替わられた。二十世紀半ばに南アジアで浄水が始まったとき、致死型のコレラが徐々により無害な型に入れ替わったが、この移行は、水が最初に浄化された場所で真っ先におこったのである。

不衛生な給水は、イウォルドが、「文化的な媒介（Cultural vector）」と呼んでいるものの一例にすぎない。医学の歴史が繰り返し示しているのは、致命的な病気にかかる最適な場所は、売春宿や混み合った労働搾取の工場ではなく、病院だということだ。病院には、通常、人間の接触によって伝染する感染症にかかった患者が大勢入院している。重症の人はあまり動き回らないが、病院の職員や器具は、重症の人からまだ感染していない他の人に迅速に動く。十分きれいに洗わなかった手や体温計や食器は、かなり効果的な病原媒介になり、伝染性の病気は、急速に、毒性を増す。

たとえば、出産後の女性に子宮感染をおこす原因となる連鎖球菌を考えてみよう。十九世紀の女性のほとんどは、病院で子どもを産むことは致命的な危険であることを知っていたが、それでもなお、病院で出産する人もいた。ウィーンの内科医であったイグナス・ゼンメルワイスは、一八四七年に、医療職員が勤めている診療所にいる女性は、助産婦が働いている診療所にいる女性の三倍も産褥熱にかかっていることを指摘した。彼は、研究しているうちに、産褥熱で死んだ女性の解剖をしたばかりの医者が、産婦の骨盤検査をしに来ることを発見した。ゼンメルワイスは、医者たちが産褥熱の原因となる媒介物を伝搬していると提唱し、検査者が漂白剤の溶液で手を洗うと感染が少なくなることを示した。彼は、この素晴らしい発見によって感謝されただろうか。いや、そんなことはない。彼は、医者が患者の死の原因になっていると言ったために、解雇されたのである。彼は、必然性もなく死んでいく何千人もの女性を救う努力にますます熱狂したが、無視され、ついに、四七歳のときに精神病院で亡くなった。今日では、病院での衛生の必要性を誰もが認めているが、それが少しでもゆるめば、ポール・イウォルドが研究した毒性の強い（地域で獲得されたのと対照的に）院内感染の幼児の下痢で見られるように、状況は、毒性の強さを増すには理想的なのである。

ＨＩＶは新しい病原体であり、おそらくサルの免疫不全ウィルス（ＳＩＶ）に感染したサルに由来していると広く信じられている。しかし、今では、サルが、ＨＩＶに感染した人間からＳＩＶを獲得したのかもしれないという証拠が得られている。ＨＩＶは、少数の人間の中で、何世代にもわたって存在してきたかもしれないが、エイズは明らかに新しい病気であり、進化的には、最近数十年間に生じた非常に毒性の強いＨＩＶの変異株が引きおこしている。エイズは、いくつかの伝統的な社会で社会経済的な崩壊に伴って性行動が変化したことによっておこったのかもしれない。毎年、何百人もの男性の相手をしている大勢の売春婦は、感染を広めるのにとても効果的なので、宿主の生存はウィルスの生存にとっては、あまり重要でなくなってしまった。もっとも速く、宿主を利用する変異株が、宿主の中で優位を占めるようになり、ひどく毒性の強い株でさえ、もとの宿主が死ぬ前に新しい宿主に移る機会がふんだんにあるのである。

西欧の国々では、当初、エイズは主に男性同性愛者の病気だと思われていた。なぜなら、彼らのセックスの相手の数の多さが、性による伝染を大いに早めたからである。また、エイズは、静脈注射を使う薬物使用者の病気だとも思われていた。なぜなら、麻薬患者の注射針は効果的な媒介体だったからである。アフリカで見られるように、毒性のもっとも強いＨＩＶ株が、毒性の弱いものを凌駕していったが、それは、毒性の弱い変異株の宿主間での淘汰が大幅に弱まったからである。毒性の高いウィルスでさえも、もとの宿主が死ぬ前に新しい宿主に移る機会があり余るほどあった。反対に、清潔な針やコンドームを使うことは、ウィルスの伝搬を阻止するだけでなく、より弱い毒性を進化させる原因ともなりうるのである。

免疫反応の利益と損失

前章で述べたように、私たちは、自然淘汰によって、恐ろしいほど効果的な化学戦争のシステムを備えている。侵入してくるどんな病原体にとっても、どんな種類の分子に出会うかに関して最悪のシナリオがあるだろう。私たちの免疫システムは、一億年以上もかけて、病原体にとっての最悪の悪夢を実現させるように作られてきた。不幸なことに、効果的な武器というものは、ときどき、それを使う者にとって危険になりうる。

免疫システムは、二種類の間違いをおかしうる。つまり、攻撃すべきときに攻撃しないことと、攻撃すべきでないのに攻撃することである。最初の種類の間違いは反応が不適切だった結果なので、早いうちにつぶしておくべきだった病気が重くなる。二番目の種類の間違いは、ほんのわずかな化学的な違いに対してあまりにも激しく攻撃する結果である。そういうことがあると、紅斑性狼瘡（ろうそう）（エリテマトーデス）や慢性関節リウマチのような自己免疫疾患になる。平均的な人間の敏感さや反応度は、おそらく歴史的に最適なものだと考えられるだろう。それは、病原体をやっつけるのには十分だが、自分のからだの構造を攻撃するほどではない。

この化学的な超強力兵器であるにもかかわらず、私たちは、どうして感染症に未だに弱いままでいるのだろうか。ここでもまた、感染のエージェントが急速に進化し、自然淘汰によってよりよく適応するようになるからだ。免疫の攻撃にもっとも強い変異体が、将来の世代にその遺伝子をもっとも多く残すものだろう。そこで、病原体も、なんらかのかたちの防御的な超強力兵器を進化させるだろう。前章で述べた分子の擬態は、そのような兵器の一つである。

ますます複雑になる偽装

科学者が最初に擬態という概念を発達させたのは、チョウの羽の模様に対してであった。たとえば、イチモンジチョウは、オオカバマダラとほとんど区別がつかない。鳥はオオカバマダラを攻撃しないが、それはオオカバマダラの幼虫がトウワタの葉を食べて身につける毒を避けたいからである。イチモンジチョウは、その毒をもっていないが、鳥は、うり二つの苦いチョウと間違えて、イチモンジチョウも同じように避けようとする。現在では、他の多くの動物のグループにも同じような例が知られている。食べられる種で、偶然に有毒な種に似ているものは有利になるので、この擬態種はますます有毒なモデルに似るように淘汰が働くだろう。これは、モデルにとっては好ましくないことである。なぜならば、食べられる擬態者を食べた捕食動物は、モデルも食べられると学習するからである。このため、モデルにできるだけ似るように進化する擬態者と、食べられる隣人とできるだけ異なるように進化するモデルのあいだに軍拡競争が始まる。ある環境では、擬態者が擬態することが非常に有利になるので、類縁性のない種どうしが実に細かいところまで似るほど進化する。私たちはこの世界を主に視覚を通して認識しているので、このような擬態には簡単に気づく。化学的な擬態を探知するには、もっと微妙な技術が必要となるものの、視覚的な擬態の例に比べて、その頻度が少ないと考える理由は何もない。

病原体による分子の擬態は、チョウや他の動物による視覚的な擬態と少なくとも同じくらい巧妙で、複雑で、驚きに満ちていることがわかっている。さまざまな寄生虫や原生動物や細菌の表面は、ヒトの蛋白質と間違うほどによく似ている。もし、ある細菌がヒトの組織に擬態するやり方になんらかの欠陥があれば、それは、急速に改善されるように進化するだろう。病原体の表面には、複雑な凹凸のパターンがあるだろうが、抗体によってもっとも簡単に認識されるような分子の形は、溝の中に隠れている。前章で述べたように、病原体の中には、表面の分子構造を非常に急速に変えるものがあるので、宿主は、新しく必要となった抗体をそれに追いつくほど早く作り出すのが難しい。これは、進化なしでおこる急速な変化である。なぜならば、病原体がもっている同じ一つの遺伝子型が、多様な分子構造を暗号化しているからである。

病原体は、擬態によって免疫からの攻撃を逃れられるだけでなく、宿主の細胞の作用を積極的に利用することができる。たとえば、連鎖球菌は、宿主の細胞膜上にレセプター部位がある宿主のホルモンによく似た分子を作る。つまり、細菌は、細胞が通常このホルモンを中に入れるのを許す扉の鍵をもっているのだ。いったん、細胞内に入ると、細菌は、免疫その他の宿主の防御を完全にかわすことができる。宿主には、細胞に入った病原体を攻撃できるエンドソーム - リソソーム複合体があるのだが、そこでも病原体は、分子の擬態や他の対抗手段で守られている。

新しい環境要因

感染症の話を終える前に、伝染病の大部分が新しい環境からおこったことを指摘して、第10章のテーマを予告しておこう。社会状況の変化が、どのようにエイズの流行を促したかについてはすでに述べたが、他の多くの伝染病にも同じことが当てはまる。国立衛生研究所のリチャード・クラウスの報告によると、昔のはしかや天然痘の流行は、一一、一二世紀に隊商路に沿って広まり、いくつかの村では、三分の一の人々が死んだ。腺ペスト、つまり黒死病は、長いあいだアジア人を悩ませていたが、初めてそれが大流行したのは、モンゴル人の侵略者によって、まだこの病気にかかったことがなく、しかもノミのたかった大量のネズミと共に暮らしていたヨーロッパ人のあいだにもたらされたときであった。私たちはそんな出来事は過去のことだと思いたがるが、エイズは驚くほど広まり続けているし、他の感染症の突然の大発生の原因はわかっていない。エボラ熱のウィルスは、一九八〇年代にアフリカの一部を破滅させ、その病気にかかった人々の半分を死に至らしめたが、その中には、患者の世話をした医者や看護婦のほとんどが含まれていた。そして、始まったときと同じくらい突然に終わったが、その理由は未だにはっきりしていない。

感染症の中には、現代技術に直接起因するものもある。在郷軍人病は、ホテルのエアコンシステムの水の中で成長し、分散する微生物から生じた。トキシックショック症候群は、新しい高吸収性のタンポンの材料ができたことで、異常に大量の有毒なブドウ状球菌が成長するのに十分な表面積と酸素が得られる状況ができたときにおこった。ライム病は、新しい郊外住宅地の近くでシカの数が増えたときに初めて問題となった。インフルエンザが大きな脅威になったのは、世界中をかけめぐる大量輸送によって、新しい遺伝子をもった新しい変異株が容易にばらまかれるようになったからだ。インフルエンザは、しばしばアジア風邪と呼ばれる。というのは、新しい変異株は、たいていアジアの農場から発生するからだ。そこでは、人間やアヒルや豚（ある株は豚風邪と呼ばれている）がすぐ近くで暮らしているので、あるインフルエンザ株の遺伝子が容易にある株から他の株のものへ伝えられるからである。

結核は、混雑した大都市の発生と共にヨーロッパで流行するようになった。不衛生な習慣や貧困がその原因だと常に言われているが、私たちは、結核が流行したのは、単に、大勢の人が、長時間、屋内で一緒に過ごし始めたからではないかと考えている。結核病棟から排出される空気にさらすと、モルモットは確実に結核に感染するが、その空気が、短時間でも紫外線にさらされるともはや感染をおこさない。一回くしゃみをすると百万の小滴が発生し、静止した空気中では、一分間にほんの一センチくらいの速度で地面に落ちる。屋外の空気中では、小滴は拡散し、太陽光線に当たって死ぬが、屋内では何週間も生き延びるかもしれない。一六五一年に、結核がロンドンの死因の二〇パーセントを占めていたときには、確実にそうであったに違いない。

最後に、伝染病は、よかれと思ってやることからもおこりうることを指摘しておこう。小児麻痺は、二十世紀の初めまで、麻痺をおこす流行病ではなかった。それ以前は、ほとんどの子どもは生まれて最初の一年のあいだにこの病気にかかっていた。その年齢では、たいていはほんの軽い影響しか出ない。二十世紀の半ばまでに、衛生が向上したために、幼児期の後半になるまで感染の機会がなくなった。その年齢ではもっと重症になりうる。伝染性単核球症も年齢が早いうちにはあまり重症にはならない。これらの例のそれぞれでわかるように、病気は、新しい環境によってその伝搬の方法が変わったときに初めて重大な問題となったのである。第10章で、他の新しい環境要因や、それが病気に果たしている役割について、また述べることにする。

第5章

ケガ

ハックルベリーフィンの酔いどれ「パパ」が、塩漬け豚肉の桶につまずいて転び、両足の向こうずねをすりむいたとき、パパは

その桶にガツンと一蹴りを食らわせた。しかし、その判断は間違っていた。というのは、ブーツの先っぽから、一、二本の指のつま先が飛び出していたからだ……そして、パパが発したののしりの言葉は、それまでにしたすべてをしのいだ。

パパは、まるで桶が自分を傷つけたがっていたかのように、あたかも桶を蹴ってののしれば、この先向こうずねをケガしないかのようにふるまった。しかし、蹴ったりののしったりするのは、無駄な努力であった。桶は、パパのつれあいを横取りしようとする競争相手ではないし、パパを捕まえようとする捕食動物でもない。ましてや、パパの組織をこっそりとむさぼり食おうとする微生物でさえもなかった。それは、

生命のないただの木だった。

塩漬け豚肉の桶のようなものをケガの原因として話題にするとき、私たちは、生命のある敵どうしの競争を複雑にしている、利害の対立や戦略や軍拡競争のことを忘れてしまう。ケガに関連した問題は、概念的には感染症の問題よりも単純だが、複雑なことも多々ある。隕石に打たれるというような危険は、通常は、あまりにまれで、しかも予期せぬときにおこるので、私たちはそれに対する防御を進化させてはこなかったし、一般的なメカニズムを使ってそれを修復するしかない。また、高レベルのガンマ線にさらされる危険などは、非常に新しいものなので、それに対する適切な防御を進化させる時間がなかった。しかし、おぼれたり、捕食動物に襲われたりするような危険は、進化の歴史の中でとても頻繁におこってきたので、私たちは、それらを避ける方法を身につけてきている。本章では、物理的な外傷、放射線、やけどや凍えのようなケガの源泉を避けたり、逃れたり、修復したりする方法について取り上げる。また、こういった適応がなぜ、私たちが望むようには必ずしも働かないのかについても説明する。

ケガの回避

ミルクを入れるとさめるので、コーヒーを少しだけ温める必要があった。電子レンジが心地よく三回ピッピピッピッと鳴った。そして、著者の一人が電子レンジのドアを開けると、湯気のたつカフェオレの香りがあたりの空気に満ちた。陶磁器のマグの柄を握ると、ほんの一瞬のうちに、焼けるような痛みが襲い、それがあっという間で、あまりにも激しかったので、柄が熱くなったマグをカウンターに置くことさえできなかった。マグは床に落ちて割れ、熱いコーヒーは一メートルほども飛び散った。痛む手を冷たい水に浸した後、犠牲者はこのマグは他のマグと何かが違うはずだと気づいた。他のマグは電子レンジにかけた後触っても冷たいままなのだから。実際、その柄の中心部には、金属が入っていたに違いない。痛みのおかげで、もっと長く触っていたらおこったかもしれない最悪の損傷を避けられた。数ヵ月たってもなお、そのときの痛みの恐ろしい記憶のせいで、彼は、その種のマグを使うのを避けている。

痛みや恐れは役に立つものであり、それを感じない人たちは非常に不利である。すでに指摘したように、痛みの感覚をもたずに生まれてきたまれな人たちは、三〇歳までにほとんど全員が死ぬ。もし、恐れを感じる能力をもたずに生まれてきた人たちがいるとすれば、救急治療室か、死体置場を探せば見つかるに違いない。私たちには、痛みや恐れが必要である。痛みや恐れは、私たちに、危険を警告してくれる正常な防御なのである。痛みは、組織が傷つけられていることを知らせる信号である。痛みは、損傷を食い止めるのに必要なことを何でもするために、他活動を中断させるくらいに嫌なものでなくてはならない。恐れは、ある状況が危険であり、なんらかの損失や損傷がおこる可能性があるので、逃げた方がいいということを知らせる信号である。

ここで、私たちは不穏な洞察に行き着く。痛みや恐れは、人間の大きな苦しみの原因であり、多くの医学的な介入の対象であるが、それ自体は病気や損傷ではなく、むしろ、身体の防御の正常な構成要素である。原因を取り除かずに痛みや恐れを抑えると、損傷をますます悪化させるだろう。たとえば、脊髄空洞症の人は、痛みの神経がある脊髄の中心部が変質しているので、手に痛みをまったく感じない。脊髄空洞症の人は、あの熱いコーヒーカップを手に取り、指の肉がそのまわりにはりついてしまっても、平気でコーヒーを飲むだろう。もし、その人がタバコを吸えば、指はたぶん黒焦げになるだろう。痛みは役に立つものであり、それが恐れと関連しているのは偶然ではない。からだが傷つくと、痛みは急いで逃げるように促し、恐れは同じことがおこるのを防ぐ。

しかし、ケガを避けるための私たちの適応は、単に痛みやその前兆を避けることよりも、ずっと巧妙なものである。回避は、どんな種類の危害がおこるかに応じて、ある特定の手がかりの場合の方が、他の手がかりに比べるとずっと簡単に条件づけされる。心理学者のジョン・ガルシアは、胃腸病とペパーミントの臭いを連合させて、これを避けるようにイヌを簡単に条件づけしたが、同じ病気と音を避けることを連合させるように条件づけるのは、ずっと難しいことを発見した。イヌは、また、前もって音の手がかりで知らされる電気ショックを避けることは容易に学習したが、その手がかりが臭いであると、学習がずっと難しかった。これは、進化的に考えれば、まったく理にかなったことだ。聴覚刺激は、臭いに比べると、今にもおころうとするケガの危険を知らせるよい手がかりであるだろうが、一方、臭いは、有毒な食べ物を知らせてくれるよりよい手がかりである。よい発想の多くがそうであるように、ガルシアの考えも、論文として出版するのが難しかったし、出版後すぐには嘲笑されたが、その後、ずっと賞賛を得ている。

たとえば、ヘビやクモや高所などの手がかりは、私たちや他の霊長類にたやすく恐怖心を呼びおこす。落下の危険や危害を加える動物と常に関連している特定の手がかりを、私たちが本能的に避けると知っても、驚くべきことではない。結局は、キツネに噛みつかれて初めて、キツネへの恐怖を学ぶウサギは、その遺伝子をほんの少しだけしか将来に残さないだろう。ウサギの脳は、キツネを避けるように前もってプログラムされている。私たちの脳にも同じような能力が多少あることがわかっても、驚くべきではないだろう。しかし、生得的な行動のよくないところは、その柔軟性のなさである。固定された生得的な反応よりもっと優れているのは、脅威を与えるような刺激に対してしか恐怖をおこさないようにする、もっとしなやかなシステムである。生まれたての子ジカは、母親が逃げるのを見るまで、近づいてくるオオカミを立ったままじっと見つめているだろう。それから、子ジカも逃げ出し、その逃走パターンはその後一生設定され、模倣によって次の世代に伝えられる。ヘビやクモや高所に対する私たちの恐怖は、前もって準備されてはいるが、きちんと配線されているものではない。それらは、部分的には学習され、そして、学習を解除することもできる。

心理学者のスーザン・ミネカは、ウィスコンシン大学霊長類センターで、独創的な一連の実験を行い、そういった恐怖の発達を示した。研究室で育ったサルは、ヘビに対する恐怖心がまったくないので、ヘビの上に手を伸ばして、バナナを手に取ろうとさえするだろう。しかし、他のサルが、ヘビを警戒しているビデオを一回でも見ると、先ほどのサルたちは、一生続くヘビに対する不変の恐怖をもつようになる。サルたちは、もはや、ヘビの近くの檻の側には近づこうとさえしないし、ましてや、ヘビの上に手を伸ばすことは絶対にしなくなるだろう。これとは対照的に、一匹のサルが花を恐れて後ずさりしているようなビデオを見ても、見える行動的反応は、ヘビのときとまったく同じであるにもかかわらず、花への恐怖は形成されない。サルは、ヘビに対する恐怖は簡単に学ぶが、花への恐怖は学ばないのである。

一般化された学習と理解

上に述べたような単純な条件づけのほかに、私たち人間にはもっと微妙な適応がある。つまり、コミュニケーション、記憶、推論という能力だ。自動車を運転する者は、凍った山道をスピードを出して走り下りるのは危険だと想像できる。たとえそれが原因で事故がおこったところを実際に見たことがなくても。焼死した人を直接に知らない人でさえ、燃えている建物がたいへん危険であり、煙探知器でその危険を減らすことができることを理解できる。人間は、学習と推論のおかげで、ラドンガス、ダイオキシン、食物中の鉛など、知覚できない危険物でさえ避けることができる。私たちが心的表象を作り上げて、それらを操作する能力には多くの利点があるが、新しい危険を予測する能力は明らかにその一つである。この能力のおかげで、私たちは、不必要な恐怖症に陥ることなく、危険やケガの体験を繰り返さずにすむ。もし、サスペンダーをつけた人が不注意に家の中の配線をいじっているときに、電気ショックを受けたのを私たちが見たとしたら、私たちはサスペンダーではなく、配線が、その事故の原因であることを推論することができる。

ケガの修復

ケガは常に避けられるわけではない。一〇回に一回か、一万回に一回かはわからないが、いつかは金槌で親指を打つことがある。その結果傷ができると、修復のメカニズムの全装置が働き始める。血小板は凝固因子を分泌し、まもなく外傷の出血、または、内出血（この場合はあざのかたち）を止める。他の細胞はさまざまな複雑な物質を分泌して腫れをおこし、組織の温度を上げて、侵入してくるどんな細胞も成長しにくくなるようにする。親指も痛いままにしておくが、こうして、修復の進行を妨げるかもしれない小さなストレスから親指を守るのである。同時に、免疫システムが、感染に対する特殊戦闘部隊をケガをした場所に急いで送り込み、傷口から入ってきた細菌を攻撃するか、または、それらをリンパ節に運んでいく。そこでは、細菌は、もっとたやすく破壊される。フィブリンの束が組織をつなぎあわせ、治癒が進むにつれて少しずつ縮んでいき、傷口の側面を付着させる。最終的に、神経と血管が傷ついた組織の中で新しく成長するので、以前と同じように、しかしもっと慎重にではあるが、金槌を打つことができるようになる。この修復の過程は、シンフォニーオーケストラもうらやむような、正確で、複雑な協調を見せる。

残念ながら、未だかつて誰も治癒のシンフォニーの楽譜を書いたものはいない。個々の部分に関しては、数多くが病理学の本に詳細に書かれているし、部分間の協調、とくにいくつかのグループの免疫細胞が異なる役割を果たしていることには、いくらかの注意も払われてきた。私たちに欠けているのは、全体の過程についての適応論的説明である。そのような説明には、できるだけ短時間に、できる限りの修復をする努力をするという筋書きがあるはずで、その点ですべての事実が関連づけられるだろう。それは、時間やさまざまな物質といった希少な資源の配分における最適な取り引き条件の話であり、傷ついた部分を引き続き効果的に使うことと、治癒を遅らせるストレスから保護するという相反する価値のあいだの最適な取り引き条件の話である。それは、最初にすませなければならない仕事が完了するまで、他の仕事は始まらないという性質の事象についての最適タイミングの話である。それは、免疫のようなシステムの中だけでなく、関与しているホルモンや酵素や構造的な適応のあいだでも、協力や効果的なコミュニケーションが必要であることを教えてくれるだろう。それは、ケガをした場所での出来事だけでなく、感情や行動や、身体全体の生理的な過程において、ホルモンその他が再調整されることもかかわっている。この見事に作られたシンフォニーの楽譜が、それほど遠くない将来に書かれるだろうと期待している。

やけどと凍傷

瞬間的な痛みでさえも、あのコーヒーマグの熱い柄でやけどをした何万もの皮膚細胞を救うほど迅速ではなかった。親指と人差し指の二つの小さな部分が数秒のうちに白くなった。沸騰しているお湯の中に落とした卵の白身のように凝固して、皮膚細胞は変成した蛋白質の塊を作った。それは、ちょっとした切り傷よりも回復するのがずっと難しいケガである。これが、疑いもなく、熱が強烈な痛みをそれほどすばやく引きおこす理由である。皮膚の軽いやけどは、表皮細胞を入れ替えるメカニズムが常に働ける状態になっているので簡単に治るが、もっと深くまで達したやけどは、ずっとやっかいだ。もしも、やけどによって、表皮を入れ替わらせる細胞が破壊されると、破壊された部分を感染から守り、死んだ組織を取り除き、その部分を新しい皮膚細胞で満たし、それが成長してやけどの部分に徐々に表皮を作るためには、特別なメカニズムが必要となる。私たちにはそれができることはできるが、時間がかかり、感染の危険を伴う。それより、やけどを避ける方がずっといい。

私たちは、十万年以上にもわたって、火を使用し、乱用してきた。火の起こし方を学ぶ以前でさえ、人間は自然の資源から燃えている材料を取り、料理やその他のことに使うために火を維持していた。この火との長いつきあいは、火の危険に対する私たちの反応を鋭くしてきただろうか。私たちの方が、私たちに近い他の種よりも、熱い物体に対してもっと敏感であったり、または、やけどの治癒がずっと早かったりすることによって、熱い物質に対してよりよく防御されているかどうかを調べてみるのはおもしろいだろう。

熱さだけが温度による損傷の原因ではない。凍ることによっても細胞は凝固し、死ぬ。これが、凍傷として知られる状態である。凍傷は、人間の進化の大半を通して、日常的な危険ではなかったが、冷たい空気や、とくに冷たい水に長いあいだ.さらされることを私たちが避けるようにさせてきたかもしれない。冷たい水は、静止した空気の何百倍も効果的な熱伝導体である。液体窒素やドライアイスは、石器時代には、まったく存在しなかった新しい種類の危険である。それらは、火と同じくらい危険であるにもかかわらず、私たちは、熱い石炭から飛び退くようには、液体窒素やドライアイスから本能的に飛び退くような反応を進化させてはいない。

放射線

もっとも重要な放射線による損傷は、常に太陽が原因であった。濃い色の皮膚をもつ人種は、太陽光線に対する主要な防御である外皮のメラニン色素を十分に備えており、それは、その下にある組織を単に光から遮断するだけで守っている。洞窟に住む動物の個体群におこっているように、数千世代にわたって日光に当たらないと、色素を作る能力が失われる。濃い色の皮膚をもつ人種が継続的に色素をもっていることは、日光からの保護という利点があることを示している。

ヨーロッパ人の子孫は、進化的に特殊な問題を投げかけている。彼らの皮膚が白いことは、彼らの歴史において、日光からの保護は一貫してそれほど重要な要因ではなかったことを示しており、彼らは日焼けに対して非常に弱い。春一番の暖かく天気のよい日に、彼らの中には何時間も肌をむき出しにする誘惑にかられるものもいる。たぶん、彼らは、過去の痛い経験からこれは賢明ではないことを知っているのだが、冬の寒さのあとでは、そうすることはたいへん気持ちがいい。もし前年の日焼けを繰り返す恐れが、彼らに肌をむき出しにするのを思いとどまらせないのならば、今年の痛みもやはり思いとどまらせないだろう。というのは、痛みが来るのが遅すぎるからである。日光に当たってから数時間たたないと日焼け部分は痛くならないし、赤くも、熱っぽくもならない。数日間にわたって、死んだ細胞の薄い膜がむける。一、二週間たつと回復するが、これが話の終わりではないかもしれない。というのは、ひどい日焼けを何回か経験すると、数年後あるいは、数十年後に、皮膚癌になる危険性が非常に増えるからである。

日に当たるのを徐々に増やしていけば、危険は少なくなる。というのも、もっとも皮膚の色の薄い人以外は誰でも、メラニンの十分な保護層を作り上げられるからである。炎症をおこさない程度の日焼けは、必要なときだけおこる誘発性の防御のよい例である。肌の色の薄い人々が、常に色素をたくさんもっているのではないという事実は、彼らの祖先にとって、色素の生産には何か重要な適応度上のコストがあったことを示唆している。第9章で、顔色の青白さが、暗くて曇りがちな環境では適応的であるかもしれないという可能性を検討することにしよう。

日焼けの原因となるのは、過剰な太陽の紫外線であることは周知のとおりだが、普通の可視光線も、破壊力はずっと少ないが、光化学的に活発で、潜在的な危険性をはらんでいる。それは、普段は、私たちに危害を加えない。というのは、ほとんどの人は、自然淘汰によって、十分なメラニンと、光化学的な変化に対抗する十分な酵素とを備えているからである。普段、明るい光の下で暮らしていない生物は、日光またはは、一部の人工的な光源にさえずっと敏感である。たとえば、マスの孵化場で初めて白熱灯の代わりに蛍光灯が導入されたとき、マスの卵が大量に死んだ。孵化場の生物学者は、自然環境では、マスの卵は河床の砂礫の層の陰で育つことを知っていた。彼らは、死因は、蛍光灯の強い明るさと短い波長（青）にあると考えた。実験の結果、この考えが正しいことが明らかとなった。マスの卵を危険な光線から保護すれば、それは順調に育ったのである。

日光で皮膚細胞が死ぬのは、熱による損傷によってではなく、非常に重要な物質が光化学的な変化を受けるからである。その結果生じる異常な複合体や死んだ細胞は、免疫システムによって攻撃される。ある程度までは、これは望ましいことだ。効率的に片づけるべきである、死んだ細胞や死ぬに違いない細胞のために、資源を費やすのは無駄というものだ。適切に自己修復できる細胞を除去しないようにすることも、同様に重要である。この二つのカテゴリーを区別するのは、容易ではないかもしれない。日焼けや、単純骨折のような、病原体の侵入を伴わないケガには、回復を妨げないように、免疫反応の一部を抑制するのが最良かもしれない。

他の細胞と同様に、免疫細胞自体も放射線によって損なわれることがある。今のところ、紫外線で誘発された免疫システム中の変化のうちのどれが、適応的で、どれが損傷であるのかはまったく見当がつかない。表皮の中のランゲルハンス細胞は、異物を見つけてそれを免疫システムに渡すのだが、二九〇から三二〇ナノメートルの波長をもつ紫外線（UV‐B）に複雑なやり方で反応する。これらの細胞は、その活動を妨げるホルモンを分泌する神経と密接に関連している。UV‐B放射線は、皮膚からこれらの細胞をなくしてしまうので、異質の蛋白質と接触したときに反応する皮膚の能力を妨げる。このような敏感さの欠如は、皮膚癌になるほとんどすべての人の特徴である。しかし、UV‐Bだけが、犯人ではない。店頭で売られている日焼け止めクリームの中には、UV‐Bをカットして、日焼けを防ぐが、より長い波長のUV‐Aを通過させるものがあり、それが、皮膚の免疫細胞を損傷するかもしれないという証拠がいくつかある。日に当たると湿疹ができる人たちは、日焼け止めクリームを使うようにというアドバイスをよく受けるが、実は、日焼け止めクリームをつけると、それを使わないでいるときに耐えられる量以上のU

V‐Aにさらされるようになるので、問題をいっそう悪化させる可能性がある。

死に至らしめる可能性のある皮膚癌である黒色腫の発生率が驚くほど増えているので、人々は太陽に過剰にさらされることを恐れるようになってきたが、それは正しい。スコットランドでの発生率は、過去十年間で二倍に増えた。白人のあいだでの発生率は、多くの国で、年間に七パーセントの割合で増えている。こんなに増加していることは、日に焼けたいという新しい文化的な欲求だというものから、紫外線のほとんどをいつも遮っていたオゾン層が薄くなってきていることまで、多岐にわたる。これら二つの要因双方ともに考慮するに値するが、進化的見解は、他の説明をも示唆する。私たちは、たしかに浜辺で過ごす時間が多くなったが、服を着ないで太陽の下を歩くことはずっと少ない。オゾンの減少によって紫外線の遮断が低下したことは、ほとんどの地域では、地域的な空気汚染がひどくなったことによって、相殺され、おつりがくるほどである。目新しいことは、太陽にさらされることやオゾンの不足ではなく、私たちが太陽にさらされるパターンである。人々は、現在では、ほとんどの時間を屋内で過ごし、週末になると普段当たっていない太陽に集中してさらされるために屋外に出かける。毎日数時間屋外で過ごす人は、普段日光にさらされる量に適応しているので、ひどく日焼けすることはほとんどない。黒色腫の危険は、太陽の下で過ごした時間の合計よりも、ひどく日焼けした回数にずっと密接に関連しているのだ。

もう一つの新しい環境要因は、化学的に複雑な化合物の入った日焼け止めクリームの使用である。紫外線を遮ると、癌の病変の発達はたしかに阻止できる。五八八人のオーストラリア人を対象にして最近行われた、よく統制された研究によると、よくきく日焼け止めクリームを使った人たちは、あまり紫外線を遮らないクリームを使った人たちよりも、前癌性の皮膚病変の発生が著しく少ないことがわかった。しかし、日焼け止めクリームの中の化学物質もまた問題をおこすのではないだろうか。それは、皮膚の表面でただじっとしているのではなく、皮膚の中に吸収される。それは、皮膚細胞にどのような影響を与えるのだろうか。そして、組織の蛋白質と結合し、強い光線を浴びるとどのように変化するのだろうか。答えは、とても危ういものである。もし、皮膚癌が直接あるいは、間接的に、日焼けクリームによっておこりうることが発見されたとしたら、なんと皮肉なことだろう。日焼けの炎症を抑えるのに使われる製品にも、注意をするべきだ。そのような抑制は、自己免疫反応による不必要な損傷を防ぐことによって癌を予防するかもしれないが、同時に、傷ついて癌になる可能性のある細胞が免疫システムによって自然に破壊されるのを阻止してしまうかもしれない。

ここで強調しておきたいのは、以上のことは事実ではなく、私たちの理解の欠如から来る単なる憶測にすぎないということである。これほどたくさん情報があるにもかかわらず、なぜ私たちは日焼けについてほとんど理解していないのだろうか。まずは、進化的な議論を熟知しており、かつ、日焼けしたときに細胞と分子のレベルでおこる出来事の詳細な知識をもった研究者が、以下のことを認識せねばならない。(1)紫外線による皮膚機能の損傷と、紫外線のストレスに対する適応的な免疫反応とを区別する、(2)紫外線による免疫機能の損傷と、適応的な免疫反応とを区別する、(3)ランゲルハンス細胞の機能の損傷と、適応的反応とを区別する、(4)修復過程にかかわる特別な構成要素と、それらのあいだの働きを正確に描写する、(5)日光に当たる前に塗る日焼け止めクリームと、日焼け後に使われる抗炎症性の薬のプラスとマイナスの効果を示す。そのあとで初めて、保護と治療のための信頼できる基盤に到達することができるだろう。

太陽による損傷は、白内障、つまり、目のレンズの曇りにも関係しているようだ。最近のほとんどのサングラスは紫外線を遮るが、古いモデルは、紫外線を遮らないものが多かった。そのかわり、可視光線の全透過量を減らしたので、瞳は、実際には普段よりもっと大きく開き、ずっと多くの紫外線を受け入れてしまった。さらに悪いことに、子どもがかけることの多い安いサングラスの多くは、未だに、大部分の紫外線を通してしまう。今日の白内障の患者の一部は、何十年も前にかけていたサングラスにその不幸の原因があるのでないかと疑われる。

からだの部分の再生

子どもたちは、しばしば非常に気のきいた質問をする。好奇心の強い子どもは、「なぜボブおじさんは、ヒトデみたいに新しい足が生えないの」と尋ねる。なるほど、なぜ生えないのだろうか。もし、トカゲがなくしたしっぽを再生し、ヒトデがなくした手を、魚がなくしたひれを再生できるならば、なぜ、私たちは失った指一本をも再生することができないのだろうか。この疑問がめったに大人を、生物学者でさえも悩ますことがないのは注目に値する。一般的な進化的な言葉で言えば、その答えは、自然淘汰は、役に立ちそうもない能力は維持しない、あるいは、期待される利益を上回る損失があるような能力は維持しないだろうということである。そこで、第3章で述べたように、脳や心臓への深刻な損傷は、現代医学の発展する以前の時代では、一様に致命的だったので、これらの組織を生成する能力は自然淘汰にかからなかったのだろう。石器時代に事故で片腕をなくした人は、数分で出血多量で死んでしまっただろう。もし、出血がなんらかの方法で抑えられたとしても、犠牲者は、破傷風や、壊疽、その他の感染でどのみち死んでしまったに違いない。私たちの遠い昔の祖先の腕を再生させたかもしれないどんな過程も、淘汰で除かれない突然変異が積み重なるにしたがって、徐々に失われてしまった。

しかし、指を失うのはどうだろう。腕全体をなくすのと違って、指をなくして死ぬことはめったにないだろうし、これくらいのケガは、石器時代の状況でもしばしば治癒するだろう。どうして、単に傷を治すだけの代わりに、指を再生しないのか。前の段落で示した説明は、ここでは、十分ではない。そのかわり、他の要因を二つ提出しよう。一つ目は、単にこの再生能力はあまり頻繁に使われることがなかったので、たいした利益を生み出さなかったのだろうということだ。ほとんどの人は指を失うことはないし、もし失ったとしても、長期の障害はさして深刻にはなるとは限らない。指が九本しかないネアンデルタール人でも、五〇歳の高齢まで十分生きたかもしれない。もう一つの理由は、すでに何度も強調したとおり、あらゆる適応には損失が伴うということだ。損傷した組織を再生する能力は、これを可能にする装置を維持するためのコストがかかるだけでなく、害になるような成長を制御する能力が下がるというコストもかかる。細胞を複製させるメカニズムは、癌になる危険性を増す。癌を扱う章で後ほど述べるように、成熟した特殊化してしまった組織に、よくおこるケガを修復するのに最小限必要な能力以上の能力をもたせるのは危険である。

失った指を再生する能力がないことに関しては、しばしば異なる種類の説明がなされる。再生には、成長ホルモン、細胞の動きの制御、その他多くの他のプロセスを必要とするが、単に私たちがそれをもっていないというものである。これは、別の言い方をすれば、胎児の発生の初期段階のあとには、指を作るのに必要な装置がないということである。これは、たいていの医学研究者がまず考えるであろう、メカニズムの詳細な知識にもとづいた、至近的説明の一種である。しかし、その装置がどんなものであろうと、なぜ必要とされる装置がないのかの進化的な説明も必要である。そのような進化的な説明は、子どもの好奇心をよりよく満足させるものであり、指を失うと、どんな種類の修得装置が活性化されるかを予測する実りのある発想を研究者に与えることができるだろう。その装置は、迅速で確実な修復を行う利益と、それに必要な装置のコストと、癌の危険性とのあいだの最適なトレードオフに従ったものだろうと、私たちは考えている。

第6章 毒素——新、旧、いたるところ

「ナット」と、ドン・バーナム（レイ・ミランド）は、『失われた週末』の中で、バーテンダーに言う。「君は、酒を飲むのはよくないと言う。酒は僕の肝臓を縮めるんだよね。酒は僕の腎臓を漬け物にする。そうだね、でも、僕の心にはいったい何をするんだい。」彼の心への影響は、あとの章で考察することにして、ここでは、彼の肝臓と腎臓への影響に先立ついくつかの影響にだけ触れておこう。

ドンのライウィスキーは、食道を通って胃に達するにつれ、軽く焼けるような感覚で彼をいい気持ちにさせる。アルコールが、普段は防壁となっている粘液を越えてすばやく広がり、細胞の中に入っていくとき、ドンの神経は何百万もの細胞の死を合図している。もし、細胞の中に危険な濃度以上のアルコールが入ると、細胞は死んでしまう。死んだ細胞、または、傷ついた細胞膜でさえ、傷ホルモンや成長因子を放出し、それらは、まさにこのような緊急時のために保存されている他の細胞に広がっていく。これらの予備の細胞は、普段は胃の内膜の安全な場所に奥深くしまわれているが、この化学的なメッセージに反応して傷の部位に移動し、分裂を始めて、そこで必要とされている種類の新しい細胞を作り出す。胃の最上層

の細胞は、たった数分間で入れ替えることができる。——しかし、ドンがもう一度がぶ飲みする前に、細胞が入れ替われるだけの時間があるだろうか。

自然の毒素と自然でない毒素

強いアルコールは、私たちがさらされている数多くの新しい危険のうちのほんの一つにすぎない。農業害虫のほとんどは殺虫剤によってコントロールされているが、こんなものは一九四〇年以前には存在しなかった。サイロでは、虫やネズミから穀物を守るために、有毒な蒸気がまき散らされる。硝酸塩のような明らかに有毒な化学薬品が、私たちの食料の貯蔵寿命を延ばすために使われている。労働者の多くは有毒な埃や煙霧を吸い込み、郊外に住んでいる人たちは、たいていの場合、自分自身あるいは隣人にどんな影響があるかにはほとんどかまわずに、リンデンなどの殺虫剤を庭の木に噴霧している。飲み水の中には重金属が含まれ、空気中には汚染物質が混じり、地下室からはラドンガスが発生する。どうみても、現代は、私たちが口にする食べ物や呼吸をする空気中の毒という点で、特別に危険である。そのとおりですね？

いや、実は、そうではない。私たちは今や、ほんの少し前にすら存在しなかった数多くの毒素にさらされている一方で、石器時代や初期の農耕時代以来、多くの自然の毒素にさらされる機会はずっと少なくなった。感染症の章で述べたように、食うものと食われるもののあいだの競争は、進化的軍拡競争を生み出すことを思い出してみよう。植物は、逃げることで自己防御ができないので、その代わりに化学兵器を使う。人は、大昔から、ある種の植物は有毒だということを知っていた。庭作りの本には、食べると病気になったり死んだりすることで知られている植物のリストが必ずあげられている。これらのリストは、最悪の困り者だけを扱っている。たいていの植物は、最小限度以上の量を食べると有害になる毒素をもっている。つい最近になって、有毒な物質は、潜在的な消費者に対してたまたま有毒となるような副産物なのではなく、その植物を食べようとする動物（草食動物）に対する植物の重要な防御手段であり、自然群集の生態の中で重要な役割を果たしているということを、科学者たちは理解するようになった。合衆国の東部に住んでいる人は、その例を探すのに遠くまで出かける必要はない。東部の芝生はほとんど、背の高いウシノゲグサ属の草であるが、それは成長が早くて害虫に強いのでよく使われている。草刈り機をやめて、週に一度、馬に芝を食べさせるという夢のような話は魅力的だが、馬はすぐに病気になるだろう。たいていの背の高いウシノゲグサ属の草は、その根に、強い毒を生産する菌類をもっている。この草は、草食動物を近づかなくさせるのに完璧な場所である草の葉の先端にこの毒素を移動させて、自らを守っているのだ。背の高いウシノゲグサ属の草とその菌類は、相互に助け合っている。

ほんのつい最近になって、ティモシー・ジョンズや、ブルース・エイムズとその共同研究者のような何人かの先駆者が、植物と草食動物が繰り広げる軍拡競争が医学上もっている重要性を私たちに気づかせてくれた。人間の歴史における植物毒の役割の入門書として、ジョンズの本『苦き草とともに汝は食すべし』を、心からお勧めする。

また軍拡競争の話だが、今度は、私たちのような植物を食べる動物と、食べられることから自分を守らねばならない植物とのあいだの競争である。中央ヨーロッパの石器時代の住人が、カシの芽やドングリを喜んでお腹いっぱい食べる代わりに、冬の終わりに餓死したならば、彼らはカシの木との競争に負けたのである。カシの芽やドングリは栄養が豊富だが、潜在的消費者にとっては不幸なことに、タンニンやアルカロイドや、その他の防御のための毒素を豊富に含んでいる。未調理のカシの木の組織でお腹を満たした初期のヨーロッパ人は、餓死した仲間よりもさらに早くに死んだのだ。

他の動物を食べる動物は、餌動物が作り出す毒液その他の有毒物質に対処しなければならないかもしれないし、少なくとも、その餌動物が食べた植物の毒素の痕跡には、たしかに対処しなければならない。前に述べたオオカバマダラの毛虫がトウワタを食べるのは、トウワタのもつ致死的な心臓毒であるグリコシドにやられてしまわないような装備をもっているだけでなく、トウワタを食べることで毛虫自体が有毒になり、捕食動物を避けることができるからである。昆虫や節足動物の多くは、毒液や毒で自分を守っている。両生類の多くは有毒で、とくにアマゾンの原住民が矢毒に使う美しい色のカエルがそうである。このような有毒な動物は鮮やかな色模様をしているが、そのおかげで捕食者から守られている。というのは、捕食者は、過去の苦い経験から、そういう餌物はおいしい食事ではないことを学んでいるからである。もし、熱帯雨林でお腹がすいて死にそうになったら、近くの木の枝に輝くばかりに鎮座ましましている鮮やかな色のカエルではなく、植物の陰に隠れているカムフラージュされたカエルを食べよう。

植物の毒素はどのように作用するのだろうか。毒素は、植物が草食動物に食べられないようにさまざまなことをする。なぜ、これほどたくさんの異なる種類の毒素があるのだろうか。草食動物は、どんなものであれ、ある防御手段をくぐり抜けるような方法をすぐに見つけるだろう。そこで、軍拡競争は異なる種類の毒素をたくさん生み出すことになる。異なる種類の毒素とその多様な作用のリストは、実に見事なものだ。ある植物は、シアン化物の前駆物質を作り、それは、植物のもっている酵素か、その植物を食べた個体の腸内細菌かのどちらかによって放出される。苦扁桃（アーモンド）はその代表的な例だが、リンゴやアプリコットの種子も同じ戦略を使っており、多くの文化圏で食料として使われているキャッサバの根も同様である。

しかしながら、適応にはすべてコストがつきものであり、植物が防御のために使う化学物質にもコストがある。毒素を作るには材料とエネルギーが必要であり、毒が、それを作る植物自体にも危険な場合がある。一般的に、植物は、毒素を強いレベルでもつか、すばやく成長するかのどちらかができるが、両方ともにはできない。草食動物の視点からすると、成長の早い植物組織は、安定した、あるいは、ゆっくりとしか成長しない構造よりもずっとよい食物である。葉が樹皮よりも食べられやすく、春に生える最初の葉が、毛虫や他の害虫の被害をとくに受けやすいのはこのためである。

たいていの種子は、特別に有毒である。なぜならば、種子が破壊されると、その植物の繁殖戦略が妨害されるからだ。しかし、果実は、糖分その他の栄養素を含んだ、色鮮やかで香りのいい塊で、その中にある種子を遠くまで運んでくれる動物にとって魅力的なえさとなるように特別に設計されたものである。果実の中の種子は、そのまま捨てられるか（モモの種子のように）、安全に腸管の中を通って（ラズベリーの種子のように）、自然の肥料に囲まれて遠い場所に落とされるように設計されている。もし、種子ができる前に果実が食べられてしまったら、すべての投資が無駄になってしまうので、植物の多くは、熟していない果実を食べられないように強い毒を作る。それで、ことわざにあるように、青いリンゴを食べるとお腹が痛くなるのである。花蜜も同様に、食べてもらうようにできているが、ただ、蜜を作る植物にとって最適な花粉媒介者によってしか食べられないようにできている。花蜜は、糖と薄めた毒の手の込んだカクテルである。その作り方は、間違った訪問者を追い払う必要性と、正しい訪問者を遠ざけないようにする必要性のあいだの最適なトレードオフとして進化してきた。

木の実には、さらに異なった戦略がある。それは、堅い殻によって多くの動物から守られており、なかには、たとえばドングリのように、高濃度のタンニンその他の毒素によって保護されているものもある。ドングリの多くは食べられてしまうが、なかには、地面に踏みつけられるものもあれば、リスによって埋められるものもあるので、新しい木として芽を出すチャンスがある。ドングリを人間が食べられるようにするには、とても手の込んだ加工が必要なことを考えると、タンニンは、リスにとってさえも手におえないのではないだろうか。おそらく、ドングリが湿った土の中に埋められているあいだに、タンニンが濾し出るのだろう。もしそうだとすると、リスはその食料を隠すと同様に、加工もしていることになる。カシとの軍拡競争における巧妙な駆け引きだ。もし、あなたがどこか見知らぬ荒野でお腹を空かせて死にそうになったら、柔らかくて甘い果実や、とても堅い殻つきの木の実や、おそらく地中深くにある根茎を食べることにしよう。葉のような、無防備に見える厚くて柔らかい植物の部分は避けよう。それらは、あなたや他の空腹な生き物に食べられることから自分を守らなければならないので、有毒である確率がずっと高い。

植物による軍拡競争の拡大の結果は、おびただしく変化に富んでいる。ある植物は、物理的に傷つけられるまで防御的な毒素をほとんど作らないが、いったん傷つけられると、傷ついた部分とか、その周辺に急速に毒が集まる。トマトやジャガイモの葉が傷つけられると、傷ついた場所だけではなく、植物体全体に毒素（プロテイナーゼ抑制物質 proteinase inhibitors）が作られる。植物は神経系をもっていないが、電気信号やホルモン系があるので、小さな部分でおこっていることをその植物全体のすべてに知らせることができる。ポプラの木の中には、さらに見事なコミュニケーションをもつものがある。葉に被害が出ると、揮発性のある化合物（メチルジャスモネート）が傷口から蒸発し、それが近くの葉や、他の木にさえもプロテイナーゼ反応を引きおこす。このような防御の結果、たいていは、ほんのちょっとでもその葉を食べた虫はその後、寄り付かなくなる。ところが、ある特別に熟練した虫は、植物がさらに毒素を出せないように、葉への主な供給経路である葉脈を切っておいてから食事を始める。こうして、軍拡競争は続くのである。

自然の毒素に対する防御

最良の防御は、感染症に関してすでに論じたように、もちろん、それを回避したり排除したりすることだ。私たちは、菌類や細菌によって作られる毒素に対しては、適応的な嫌悪感をもって反応するので、嫌な匂いや味がするカビのはえたパンや腐った肉を食べるのを避ける。唾を吐いたり、嘔吐したり、下痢をしたりして、すばやく毒物を追い出す。気分が悪くなったり、下痢になったりするようなものはどんなものでも、避けることをすばやく学ぶ。

飲み込まれた毒素の多くは、胃酸や消化酵素によって変性される。胃の内側は粘膜でおおわれていて、摂取された毒素や胃酸から胃を守っている。もし、一部の細胞が毒にやられても、胃や腸の細胞は皮膚細胞と同じように規則的にはがれ落ちるので、その効果は一時的なものでしかない。もし毒素が胃や腸から吸収されてしまうと、門脈によって、直接肝臓に運ばれていくが、これはもっとも重要な解毒器官である。そこでは、酵素が有毒な分子を無害なものに変えることもあれば、胆汁に排出される分子と有害分子とを結合させて腸の中に戻すこともある。毒素の分子の濃度が十分低いときには、肝臓の細胞の受容器によってすばやく捕らえられ、肝臓の解毒酵素によって迅速に処理される。

たとえば、青酸に対する私たちの防護は、ローダネーゼという酵素に依存している。それは、硫黄原子を青酸に加え、チオシアネートという化学物質に変える。チオシアネートは、青酸に比べると毒性はかなり低いが、それでも、甲状腺組織に通常の量のヨードを取り込むのを妨げるので、酷使された甲状腺は大きくふくらむ。これが甲状腺腫だ。アブラナ属の植物（ブロッコリー、芽キャベツ、カリフラワー、キャベツを含む）には、揮発性カラシ油からくる強い味がある。それと同類の複合物であるフェルニチオ尿素（ＰＴＣ）を味覚できる能力には、遺伝的な変異を示す実験の一部として、ＰＴＣに浸したフィルター紙をなめさせられたことがある多くの学生にはよく知られているように、人によって大きな違いがある。ある人たちはＰＴＣの味がわからないが、違う遺伝子をもった人たちはＰＴＣを苦いと感じる。その人たちは、甲状腺腫をおこす自然の複合化合物を避けるのに有利かもしれない。ほとんどの人間の集団では、約七〇パーセントの人たちがＰＴＣの味がわかるのだが、そのような複合物が食べ物の中に含まれていることが非常に多いアンデスでは、原住民の九三パーセントがＰＴＣの味がわかる。

蓚酸塩（oxalate）も、よく見られる植物の防御物質の一つである。それは、ダイオウの葉にとくにたくさん含まれており、金属、とくにカルシウムと結合する。腎結石のほとんどは、蓚酸カルシウムで作られているので、医者は長年にわたって、腎結石の患者は食事中のカルシウムの量を少なめにするようにと勧めてきた。しかしながら、一九九二年に発表された、四五、六一九人の男性を使った研究によると、カルシウムの摂取量が少ない人ほど腎結石になる危険性が高いことがわかった。どうしてこんなことがおこるのだろうか。食事の中のカルシウムは腸の中の蓚酸塩と結合して、それが吸収されないようにする。もしも食事中のカルシウムの量が少なすぎると、いくらかの蓚酸塩が残り、自由にからだの中に入っていってしまう。研究者のS・B・イートンとD・A・ネルソンが論じているように、もしも現在の平均的な食事に含まれているカルシウムの量が、石器時代の食事の半分以下にも満たないならば、現在の私たちが腎結石にかかりやすいのは、現代の環境のこの特殊性に起因しているかもしれず、それが私たちをとくに蓚酸塩に弱くさせていることになる。

他にも、それぞれ独自の方法で身体の機能を妨げる数十の毒素がある。キツネノテブクロやトウワタ科の植物は、グリコシド（たとえば、ジギタリス）を作るが、それは、通常の心臓のリズムを維持するのに必要な電気インパルスの伝達を妨げる。レクチンは血液細胞を凝集させ、毛細血管を詰まらせる。植物の多くは、神経系に干渉する物質――ケシのオピオイド、コーヒー豆のカフェイン、コカノキの葉のコカインなど――を作る。このような医学的に有用な物質は本当に有毒なのだろうか。数個のコーヒー豆に含まれるカフェインの量は私たちを心地よく興奮させるかもしれないが、同じ量をネズミに与えたときの影響を想像してみよう。ジャガイモには、ジアゼパム（バリウム）が含まれているが、その量は少なすぎるので人間をリラックスさせることさえできない。他の植物は、癌や遺伝的な傷害、日光の過敏性、肝臓傷害などをおこす毒素をもっている。他にもまだある。植物と草食動物の軍拡競争は、膨大な力と多様性のある武器と防御を作り上げてきたのだ。

もし、私たちの身体が大量の毒素分子を受け取ってしまい、肝臓内の処理をする場所がすべてふさがってしまったらどうなるのだろうか。スーパーマーケットで整然と並んでいる買い物客と違って、これらの分子は、自分の番が来て処理されるのを待ってはいない。余分な毒素はからだ中を循環し、損傷をおこせるところではどこでも損傷をおこす。私たちの身体は即座に解毒酵素を追加生産することができないが、毒素の多くは、次の攻撃に備えて酵素の生産を増やすような刺激として働く。薬物がこれらの酵素を誘発すると、体内の他の薬物を破壊するのを早めることがある。そこで、薬の処方を調整せねばならなくなる。ティモシー・ジョンズの本の中では、日常的な毒素にさらされるのが不十分だと、それがおこったとき、私たちの酵素系が正常の毒素の量を処理する用意ができていないままになるという興味深い可能性があることが指摘されている。おそらく、日光にさらされることと同様に、毒素にさらされることにおいても、私たちの身体は慢性の脅威には適応できるが、たまにおこるものには適応できないのだろう。

草や枝葉を食べる動物は、一種類の解毒装置に負担をかけすぎないようにするために、特定の植物だけを食べ過ぎないようにしている。このように食べ物に多様性をもたせることは、適量のビタミンや他の微量元素を補給することも助ける。私たちも、自然環境の中で放っておかれれば、同じことをする。もしあなたの好物の野菜がブロッコリーで、ブロッコリーだけを制限なく与えられ、他には何も与えられないとすると、ブロッコリーとキュウリの両方を与えられたときほどたくさんはブロッコリーを食べないだろう。

減量のための食餌療法の多くは、食べ物の種類の多いカフェテリアに行って食べるよりも、ほんの数種類の食品しか与えられない方が、食べる量が少なくなるという原則にもとづいている。私たちは、さまざまな種類の解毒酵素を備えているのと同時に、この本能的な多様性を求める傾向によって、食物に含まれる毒素によっておこる障害を最小限にとどめている。これらの解毒酵素は、ヤギやシカの酵素のように強くもなく、多様でもないが、イヌやネコの酵素よりもずっと手強い。イヌやネコが、私たちが健康によいサラダと考えているものを食べるとすぐに具合が悪くなるのと同じように、私たちがシカの食べ物である葉やドングリを食べれば、ひどい中毒になるだろう。

私たちはまた、中毒になるのを避ける方法を学ぶことによって他のどんな種類の動物よりもうまく、自分を中毒から守ることができる。庭や森林地帯にある危険な植物について本で読むことができるのは私たちだけであり、私たちは、社会的学習によって食べるもののほとんどを決めてきた種である。母親が食べさせてくれた食べ物は、普通は、安全で栄養のあるものとして受け入れられる。友人が害がなさそうに食べるものは、少なくとも試してみる価値がある。友人が避けるものは慎重に扱うのが賢明であろう。

もっと広い意味で言うと、一見したところ専断的な文化の命令に従う生まれつきの傾向の中には、偉大な知恵がある。多くの社会の風習では、トウモロコシを食べる前にアルカリで処理しなければならない。先史時代のオルメック人の十代の若者たちが、老人たちが行う面倒な作業をひやかしているのを想像してみよう。しかし、未処理のトウモロコシしか食べなかった若者たちには、ペラグラの特徴である皮膚と神経の異常が現れたことだろう。反抗する者も老人たちも、トウモロコシをアルカリでゆでると、アミノ酸の構成のバランスをとり、ビタミンのナイアシンを遊離させるので、ペラグラを防ぐことになるのだと知っていたわけではないが、科学的な理解が欠けていたにもかかわらず、文化的な行いは、必要なことを成し遂げていたのである。

または、生活の主要な糧がドングリであった先史時代のカリフォルニアの住人について考えてみよう。ドングリにたくさん含まれているタンニンは収斂性があり、蛋白質と強く結合するので、皮なめしの薬品としてとくに役に立つという特性がある。前に述べたように、木からとれるタンニンはとても有毒だ。ドングリを大型動物や昆虫や菌類から守るためにタンニンが進化したのかどうかはたしかではないが、食べ物の中に八パーセント以上タンニンが入っていると、ネズミには致命的である。ドングリの中のタンニンの濃度は九パーセントに達することもあり、そのために、私たちは生のドングリを食べられないのである。カリフォルニアのポモインディアンは、未処理のドングリの粉をある種の赤土と混ぜてパンを作る。土が十分な量のタンニンと結合し、パンは食べられるようになる。他のインディアンのグループは、ドングリをゆでてタンニンを取り除く。私たちの酵素系は、少量のタンニンにはうまく対処できるようで、私たちの多くは、紅茶や赤ワインの中のタンニンの味が好きである。少量のタンニンは、消化酵素のトリプシンを作り出すように刺激することで役に立ってさえいる。

火を使うようになってから、人間の食べ物の範囲は非常に広くなった。もっとも強い植物の毒の多くが熱で分解されるので、そのままだと有毒な食べ物も調理すれば食べられるようになる。アラム属の植物の葉や根に含まれるシアン化物であるグリコシドは熱で破壊されるので、初期のヨーロッパ人はアラム属の植物を調理して食べることができたのだろう。残念ながら、高温でも安定している毒もあり、また他の新しい毒素は、事実、調理することによって作り出される。バーベキューの鶏肉のあのおいしく焦げた部分には、十分毒になるほどのニトロソアミンが含まれているので、胃癌を防ぐためには、直火で焼いた肉を食べる量を制限するようにと忠告しているその道の権威者もいる。私たちは、焦げの毒素に対する特別の防御を発達させるほど長く料理をしてきただろうか。料理は、何十万年も前に発明されたかもしれない。そして、それは戸外の火を使ってのバーベキューというかたちで始まったに違いない。私たちが、私たちに一番近縁な霊長類に比べて、熱によって作られる毒素に抵抗力が強いかどうかを調べてみるのは興味深いだろう。

農業の発明以来、私たちは、植物が進化させた防御に打ち勝つように、人為淘汰によって植物を改良してきた。イチゴのなる木は、棘を減らすように改良し、イチゴの実は毒素の濃度を減らすように改良してきた。ジョンズの本に書かれているように、ジャガイモの栽培の歴史はとくに教訓的である。ほとんどの野生のジャガイモは、毒がなければ無防備な栄養のかたまりであることを考えると、予測できるように、とても有毒である。ジャガイモは、ベラドンナ（ナス科の有毒植物）と同じ科に属し、ソラニンやトマチンのようなたいへん有毒な化学物質を危険なくらい多く含んでいる。ジャガイモの蛋白質の一五パーセントまでは、蛋白質を消化する酵素を阻害するようにできている。それでも、数種の野生のジャガイモは、ある程度の量だけは食べることができ、冷凍したり、毒素を濾したり、料理をしたりすることによって、もっと食べられるようになる。私たちは、現在、食用のジャガイモをたくさん食べることができるが、これは主として、何世紀もかけて、アンデスの先住農民が人為淘汰を行ってきたおかげである。

農薬についての懸念が広がってきたため、最近になって、自然に昆虫に抵抗力のある植物を育てるプログラムに拍車をかけるようになってきた。このような防御力は、当然、自然の毒素の量を増やすことによって成り立つ。農薬を使う必要のない、病気に抵抗力のあるジャガイモの新種が最近導入されたが、人間を病気にさせることがわかり、市場から回収しなければならなかった。その症状は、アンデスの農民たちが何世紀もかけて改良を重ね、取り除いてきたのと同じ自然の毒素が原因だったのだが、それは驚くにあたらない。進化的な見解によれば、新しく改良された病気に抵抗力のある植物というものも、人工の農薬と同じように慎重に扱われるべきである。

新種の毒素

自然環境にどれだけ多くの毒素が存在するかということ、そしてそれに対する私たちの進化的な適応について強調する理由の一つは、新種の毒素の医学的な重要性に関する見解を提供したいからである。新しい毒素が特別に問題なのは、ＤＤＴのような人工の農薬が自然の毒よりも本質的に毒性が強いからではなく、人工の農薬の中には、私たちが耐えられるように適応してきたものとは、化学的にまったく違うものがあるからである。私たちは、ＰＣＢや、有機水銀複合物を扱うように設計された酵素を備えてはいない。肝臓は多くの種類の植物毒素に対して準備をし、待ちかまえているが、いくつかの新しい物質にはどうして対処したらいいのかわからない。さらに、私たちは、新奇な毒素に対して、それを自然に避けるような性質を持ち合わせていない。進化によって、私たちは、よくある自然の毒素を嗅ぎ分けたり、味で知覚したりする能力と、そういう臭いや味を避ける動機づけとを身につけている。心理学の専門用語を使えば、自然の毒素は、嫌悪刺激である。しかし、臭いも味もしないＤＤＴのような、多くの人工の毒素から身を守るような装備は備えていない。同じことは、突然変異誘発性や発癌性のある放射性同位元素についても言える。放射性の水素や炭素から合成された糖は、普通の安定した同位元素で作られたものと同じくらい甘い味がし、その危険性を知る方法はない。

新しい環境要因がどのような影響を及ぼすかを知るのは、必ずしも容易なことではない。たとえば、歯の詰め物に使うアマルガムの危険性についての論議は、行きつ戻りつしているが、ジョージア大学のアン・サマーズとその共同研究者たちが、最近、アマルガムの詰め物は、一般的な抗生物質に抵抗力のある腸内細菌の数を増やすことを発見した。それは、アマルガムは水銀を含むので、水銀から身を守れるような細菌の遺伝子を淘汰上有利とする要因として働き、これらの同じ遺伝子の中には、抗生物質への抵抗力を与えるものがあるかららしい。この発見が臨床的にどういう意義をもつかは明らかではないが、新しい毒素が私たちの健康に予測せぬやり方で影響を与えていることをよく表している。

現代の化学的な環境においては、どの物質が有害で、どの物質が有害でないかを教える自然の反応にもはや頼れないので、私たちは、自分たちを危険から守るためには、危険性を評価し、どうしたらよいかを教えてくれる公的機関に頼ることが多い。そういう機関に非現実的なほどの期待を抱くことは避けた方がよい。ラットを使ったテストは、人間の能力のモデルにするには信頼性に限りがあるし、自然の危険に対して公的に行動をとることをはばむ政治的な困難も数多くある。科学的な知識のない立法機関は、癌の原因となるどんな化学物質も微量たりとも食品中に含有することは許されないという法律を通過させることができる。たとえそのような化学物質の多くが、たいていの食べ物の中にすでに自然に存在したとしても。

逆に、政治的な圧力によって、ニコチンからダイオキシンまで、よく知られている毒素の取り締まりを不十分にさせることもある。毒素のない食品などありえない。私たちのすべての祖先の食事は、現代の食事と同じように、利益と損失のあいだの妥協であった。これは、医学の進化的見解から導かれる、あまり歓迎されない結論の一つである。

突然変異原と催奇物質

突然変異原は突然変異の原因となる化学物質で、癌をおこしたり、遺伝子を傷つけたりするので、何世代にもわたって健康上の問題を引きおこす。催奇物質は正常な組織の発達を阻害し、先天的欠陥を生じさせる化学物質である。突然変異原と催奇物質は、相互にはっきりと区別されるわけではなく、また短期的な効果しかない毒素ともはっきり区別されてはいない。電離放射線やホルムアルデヒドやニトロソアミンのような突然変異原はすべて、すぐに苦痛のもととなることもあれば、数年後に、癌や先天性欠陥を引きおこすこともある。

誰にとっても有害な毒はどれかを知るのは大切だが、いろいろな物質への弱さは人によって異なるので、ある人にとっては栄養のあるものでも、他の人にとっては毒ともなりうる。アレルギーを扱う章で、個人の変異性のうちの特別な一面を取り上げることにする。いろいろな物質に対する弱さは、年齢や性別によっても異なる。成人と、小さな子ども、とくに、胚や発生中の胎児とで、解毒能力が同じだということは

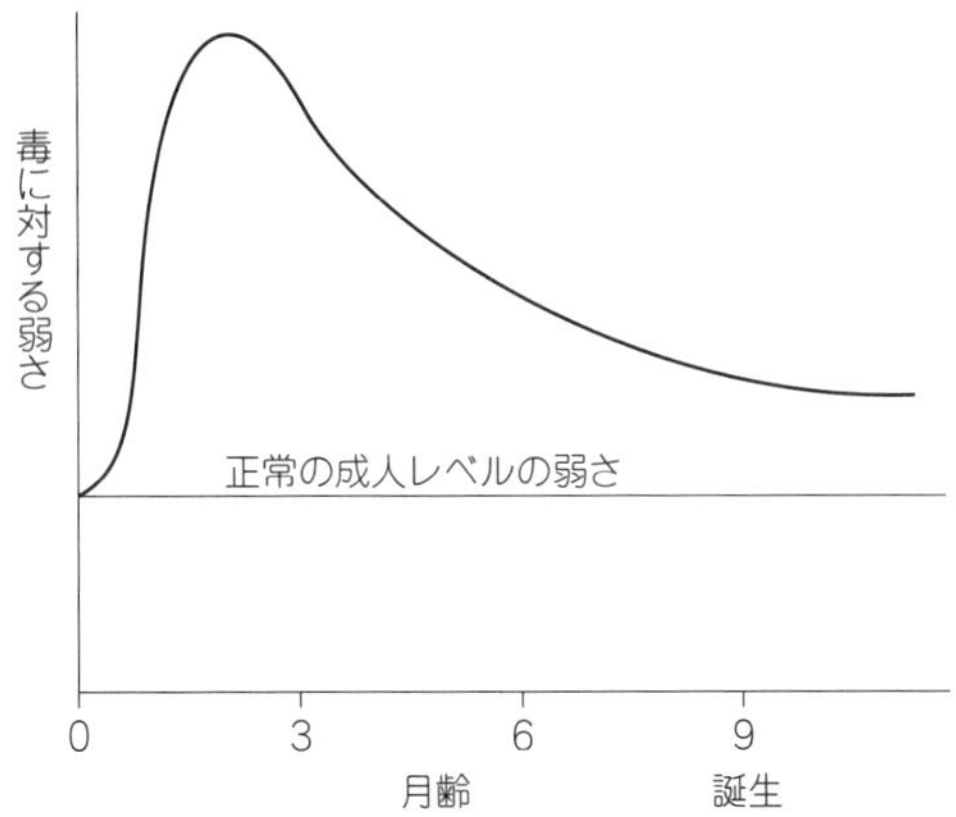

図6－1　胎生期における毒性への脆弱度

とていありえない。あり余るほどの理論的な論拠、および、多くの実験研究のデータとが示すところによると、活発に代謝をしている組織は休止中の組織よりも毒素に弱く、急速に分裂している細胞は、静止状態の細胞よりも毒素に弱く、また、ある特別なタイプに分化していく細胞は、同じようなものを単に再生する細胞よりも毒素に弱い（図6－1を参照）。

これらすべてのことがらは、胚や胎児の組織は成人の組織よりも、濃度の低い毒素で害を受けることがあることを示唆している。図6－1は人間の胎児期の発達を通しての脆弱さをよく描いていると思われる。弱さは、卵巣内での静止状態の卵子に特徴的なレベルから、器官形成や組織の分化にとって決定的に重要な時期まで急速に上昇し、そこがピークとなって、それから、月満ちて生まれるときまで、ゆっくりと成人のレベルに近づくまで減少する。

すぐにまたこのグラフに戻ることにするが、まず、伝統的な医学にとって古典的な神秘であるものを見てみよう。いわゆるつわりは、とくに、以前の経験からそれに気づく女性にとって、妊娠を知らせる最初の信頼できる兆候であることが多い。この吐き気と、それに伴う嗜眠や食べ物の嫌悪は、あまりにも普遍的におこることなので、その強さの程度にかなりな変異があるにもかかわらず、妊娠の正常な過程と考えられている。ある女性にとっては、何週間にもわたって惨めな状態が続くが、他の女性にとってはあまりたいしたことではない。あたかも妊娠が病気であるかのように、つわりを妊娠の兆候の一つとして考えさえする。現在の臨床の取り組み方は、つわりは女性を苦しめるものだから、その症状を軽くし、気分をよくするような方法を見つけようというもののようである。残念ながら、人々の気分をよくさせることは、必ずしも健康を向上させ、他の長期的な利益を確保するものではない。第1章と第2章で指摘したように、自然淘汰には、人間を幸せにしようというつもりはなく、長期に見た私たちの利益に、嫌な経験が役立っていることがよくある。症状が出るのを抑える前に、その起源とどんな機能があるのかをまず理解するように試みるべきだ。

幸いにも、適応論的プログラムに完全に専心している一人の生物学者が、最近、つわりの謎を不思議に思い、ある説明を考え出した。シアトル在住の生物学者マージー・プロフェットは、つわりのように普遍的に見られ、かつ自然に生じる状態は、病的なものとは考えにくいと主張する。先のグラフで、胎児の毒素に対する弱さがほとんど正確に妊娠中の吐き気の経過とぴったり対応していることに注目しよう。このような一致が見られたことがプロフェットにとっての重要な手がかりとなった。妊娠中の吐き気や食べ物に対する嫌悪は母親の食事に制限を与え、それによって、胎児が毒素にさらされる機会を最小限にするように進化したのだと、彼女は論じている。胎児は、妊娠数週間目のときには、母親にとってたいした栄養の負担ではなく、健康で、よく栄養のとれている女性ならば、食べる量が少し少なくなっても大丈夫なことが多い。妊婦が食べたがる食べ物は、たいてい、刺激の少ない、毒のある複合化合物による強い臭いや味のしないものである。妊婦は、香辛料の強い植物毒素だけでなく菌類や細菌の分解によって作られる毒素も避ける。男性にとってはよい臭いのするラムチョップは、彼の妊娠中の妻にとっては、腐ったような、吐き気をもよおさせる臭いかもしれない。

プロフェットは、彼女の理論を支持する多様な証拠を集めた。その一つは、毒素の濃度と嫌悪感をおこす味と臭いとのあいだの相関関係である。もう一つは、妊娠中の吐き気がない女性は、流産したり、先天的欠陥のある子どもを産むことが多いという観察結果だ。進化的な、そして、それに関連した医学的な疑問に関する証拠をもっと集めることが必要だ。たとえば、私たちは、この現象が人間にだけ特有のものである可能性は少ないと考える。哺乳類一般、とくに草食動物にもこの現象が見られるだろうか。妊娠したばかりのウサギは、妊娠する前か、もっとあとに比べて、食べる量が少なく、食べるものをもっと注意深く選ぶだろうか。野生動物の研究は、これらの進化的疑問に答えるのに一番よい方法であろう。もっと医学的に重要な研究は、実験室の動物を使って行うことができる。検証されるべき重要な前提は、正常な成人にとってさして重要でない毒素のいくつかが、胎児の発達には非常に深刻な影響を及ぼすということである。また、胎児にもっとも害を与えやすい一般的な環境毒素は何かを特定することも必要だ。また、解毒酵素の個人的な多様性に注意を向けると同時に、妊娠中の食べ物と、もっと頻繁におこる種類の先天的欠陥との関係を探す必要もあるだろう。

この理論のいくつかの実践的な応用は、吐き気止めの薬ベンデクチン（Bendectin）の歴史によく表されている。妊婦は、無理からぬことだが、医者に吐き気をなんとかして欲しいと頼むことが多い。妊娠中に薬を投与するのは危険だと知っているので医者は一般的に慎重だが、ベンデクチンという薬は安全だと考えられ、広く処方されていた。サリドマイドの悲劇の後、ベンデクチンの潜在的な危険性についても数多くの研究がなされたが、結果が曖昧だったので、最高裁判所の審議のトピックにさえなった。残念ながら、つわりの機能としては何が考えられるかを考慮した研究は一つもない。おそらく、つわりを抑えるものは何でも、有害な食べ物を食べることを助長するので、間接的に先天的欠陥を引きおこすのかもしれない。

もし、プロフェットの理論が正しければ、妊婦は、治療用や気晴らし用も含めてすべての薬物に非常に慎重になるべきである。胎児期アルコール症候群は、毎年何千人もの赤ちゃんに影響を及ぼしている、おそらく現在の最大の問題だ。タバコも問題を引きおこしうるし、コーヒー、香辛料、強烈な味のする食べ物も当然避けるのが最善だろう。たしかに、できれば、どんな薬物をとるのも避けるのが賢明だろう。研究すれば、どの薬物が主要な先天的欠陥の原因となるかを決定できるが、他の薬物の中には、もっと微妙な影響をもつものがあるかもしれないので、あとで後悔するよりは、安全策をとった方がよいだろう。

毒素を避けるほかに、妊婦は、吐き気について何をするべきだろうか。簡単で、明白な答えは、「吐き気を尊重しなさい。食べ物へのあなたの反応は、たぶんあなたの子どもにとって適応性のあるものです。あなたが食べたくないと思っているものを食べるように勧める他の人の勧めに負けてはいけません。パーティーでホストの気を悪くさせる方が、あなたの子どもに長期にわたる障害を負わせる危険をおかすよりもいいでしょう。」しかし、あなた自身の苦しみはどうなるのだろうか。男性である著者二人が、「吐き気を受け入れなさい。そうすれば、健康な家族をもちたいという、もっと長期的な欲求が満足できます。」と言うのはいたって簡単だ。これが納得のいく勧めではないことは承知している。副作用が容認できるものである限り、不快な症状をなくすのは望ましい。産科医がいつの日か、患者が避けるべき物質をすべてリストにして提供できるようになることを望みたい。この知識があれば、もし、吐き気を防ぐ効果があり、なおかつ安全だと確信できる薬が見つかれば、女性は薬物を安全に使うことができるだろう。

多くの文化圏の人々、とくに妊婦は、ある種の土を食べる。この土は、しばしばミネラルの不足を補うものだと考えられてきたが、胃腸の苦痛を取り除く効果があるので、現代の抗下痢剤に使われていることがある。ドングリの議論の中で出てきたように、ある種の土は、融溶性の有機分子としっかりと結合するが、それには多くの毒素も含まれている。つまり、このことは危険のもとを取り除くという最良な方法で、症状を和らげているのかもしれない。残念ながら、土の特許を取ることはできないだろう。薬物市場の現在のシステムでは、どんな会社も、もし、独占的な特許を占有できないのであれば、そんな製品を検査するのに何百万ドルも投資して、市場にそれを出回らせることはありえないだろう。省庁の規制は、私たちを保護してくれるが、また、束縛もする。

胎児が成長して子どもになると、彼らは野菜を嫌う傾向を見せる。とくに、タマネギやブロッコリーのような強い味の野菜が嫌いだ。それらは、まさしく、植物毒素の含有率が高い野菜なのだ。これらに対する嫌悪の発達過程を見ると、その説明のヒントが得られるだろう。好き嫌いの激しい子どもでさえ、十代になり、成長の終わりに近くなると、新しい食べ物を試し始めることがよくある。この敏感さの進化的な説明は、石器時代には子どものときにもっとも有毒な植物を避けるのが有利であったということかもしれない。現代の子どもも大人も、毒性が少なくなった最近の野菜をもっと食べれば利益を得るだろうが、子どもたちが断固として野菜を食べるのを抵抗することには、まともな進化的な理由があるだろう。

第7章　遺伝子と病気――欠陥、変わり者、妥協

医学部の講義室は、月曜日の朝八時にしては驚くほど学生であふれていた。講義は、近視についてだった。部屋が暗くなると、ＯＨＰのスポットライトが、およそ半分の学生がかけているメガネにきらっと輝いた。「だから、こんなにたくさん集まったのか」と教授はつぶやいた。

「事実は明らかです。」と一時間後に教授は手短に要約した。「近視は、目の過剰な成長によっておこります。レンズから網膜までの距離が長すぎると、焦点が網膜の面よりも前に結ばれてしまうので、像がぼやけます。メガネやコンタクトレンズのような屈折レンズを使うと、もう少し後ろで像を結ぶように焦点を再び合わせられるので、私たちは、自然の不正確さを克服して、はっきりと見ることができます。」

手がいくつか上がり始めた。「でも、目がそんなに長く成長する原因は何ですか。」と一人の学生が質問した。

「遺伝子です。」と教授は答えた。「非常に単純なことです。私たちの中には、運悪く、悪い遺伝子を受け継いだ者がいるだけの話です。もし、あなたの一卵性双生児の兄弟が近視ならば、あなたもほとんど確

実に近視になるでしょう。もし、あなたの兄弟が近視ならば、あなたもそうである可能性は高いですが、双子の兄弟の場合ほど高くないでしょう。すべての数字をまとめると、近視は八〇パーセント以上の遺伝率をもつ遺伝病だと言えそうです。」

「でも、メガネが発明される前に、どのようにしてその遺伝子が生き残れたのでしょうか。」と、もう一人の学生が質問した。「メガネなしでは、僕はアフリカの平原では一日ももちませんよ。」クラス全員が、不安そうに笑った。

「そうですね、この遺伝子は最近の突然変異かもしれません。」と教授が言った。「そうでなかったら石器時代の近視の人は、キャンプで縫い物をしたり、織物を織ったりして働いたのでしょう。いずれにしても、事実によれば、近視は遺伝子の異常であることがはっきりしています。」

「でも、どうしてそんなことがありえるのでしょうか。」とその学生は執拗に聞いた。「それに逆らう淘汰の力は、膨大だったでしょう。もし、そのような重大な欠陥が存続できるとすると、なぜ、私たちの身体は欠陥だらけにならないのでしょうか。」

「事実、私たちの身体は、あまりうまく働いていないのです。」と教授は強調して言った。「君たちが学んできたとおり、私たちは、遺伝的な欠陥のかたまりです。私たちの身体は、壊れやすい、応急装備の装置です。医者としての私たちの仕事は、母なる自然の手落ちを治すことなのです。」

医学生たちは、自分たちのあいだで、しばらくぶつぶつ言っていたが、それ以上は質問しなかった。

遺伝子がすること

人間の身体を作るための指令は、二三組の染色体の中に螺旋状にねじれて詰め込まれたDNAの分子の中にある。身体を作るためにDNAがどのように情報を貯蔵し、利用するかについての、ほとんど信じられないくらい素晴らしい詳細を、私たちは未だ解明しつつあるところだ。それぞれのDNA分子は、燐酸塩とデオキシリボースと呼ばれる糖のユニットが交互に組み合わさってできた両端をもつ梯子のようなものである。情報は、A、C、G、Tと略される四つの分子成分が二つで一組になって構成されている、梯子の桟の中にある。遺伝子コードの中にある情報量を理解するのは容易ではない。一つの細胞内にあるDNAには、一二〇億のACGTのシンボルが連続して並んでおり、それは、小さな図書館一つ分の情報量である。もし、人間の一個の細胞内にあるDNAのねじれを真っ直ぐに伸ばし、分子をずらっと並べたら、約二メートルになるだろう。もし、これを体内の一〇兆という細胞の数で掛けたら、二〇〇億キロメートルになり、冥王星までの距離くらいに延びるだろう！

人間のDNAの約九五パーセントは、決して蛋白質に変換されない。残りは、遺伝子と呼ばれる一〇万の機能的なサブユニットの並びのどこかに区分されうる。それぞれの遺伝子は、単一の蛋白質を指定する。このA、C、G、TからなるDNAの鎖がどのように蛋白質に変換されるかというのは、分子生物学の領域で、急速に発展しつつある分野である。この分野は、電気の発見よりもさらに大きな変化を私たちの生活にもたらすかもしれない。これらの変化がもつ倫理的、政治的な意味に注意を呼びかける声がちらほら聞こえるものの、そのメッセージは一般大衆にはまだ届いていない。しかし、もうすぐ気づかれるようになるだろう。私たちはすでに、DNAのクローニングによって作られた薬を使用している。細菌の遺伝子をもった食用植物が生産されている。人間の細胞に代替遺伝子を挿入するという先駆的な研究によって、今や、以前には助かる見込みのなかった病気も治る見込みが出てきた。あまり好ましくない可能性として、保険会社がお決まりの血液検査の一部として、DNAのサンプルを読みとり、顧客がいろいろな病気になるかもしれない危険率を知るということもありうる。妊娠初期にいくつかの遺伝子異常の検査をすることはすでに日常的に行われており、異常な胎児をもつ母親に妊娠中絶する選択肢を与えている。

二〇一〇年になったとしよう。メアリーは、一九九五年に小学生だった女性で、妊娠したことを知ったばかりだ。「さて、あなたは妊娠しています、いいですね、メアリー。おめでとうございます！ 通常の手続きを説明するために、看護婦がすぐにここに来ますが、あなたが標準遺伝子検査をしたいかどうか知る必要があります。たぶんしたいとは思いますが。」

「えーと、どういうことをするのですか。」

「最近では危険はまったくないのですが、重役レベルの健康保険給付金がないと、とてもお金がかかります。」

「高額給付の保険パッケージに入っていますが、検査で何がわかるのですか。」

「基本的な検査によって、四〇の深刻な遺伝病を見つけます。それから、近視や注意欠陥症のようなものや、アルコール中毒になりやすさを探す追加検査をすることもできます。たいていの人がその価値はあると思っています。」

「でも、もし問題があったらどうするのですか。」

「はい……。そうですね。そのときは、何をすべきかについて話し合わなければならないでしょう。おそらく、アルコール中毒になりやすいとか、そういったことのためだけに中絶をしようとは思わないでしょう。でも、早期に知っておいた方がいいですよ。とにかく、問題がおきてからより、今、わかっていた方がよいと思いませんか。」

「なるほど、そうですね。でも、もし、たとえば、私の赤ちゃんが近視になることがわかったら、私は何をすればよいのでしょうか。」

「そうですね……」


ここで想像したような包括的な検査ができるようになるには、まだ数年かかるが、多くの遺伝子の染色体上の位置と、いくつかの遺伝子の配列はすでにわかっている。物議をかもしているヒトゲノムプロジェクトの目標は、すべてのコードを明らかにして、一〇万個ほどの遺伝子を形成しているA、C、G、Tの順序を見つけることにある。そのコードが手に入れば、どんな個人の遺伝子も、標準配列の遺伝子と比べることができるので、異常な遺伝子を見つけるのがずっと簡単になる。

しかし、この言葉、標準配列が暗示するように、「正常な」人間の遺伝子構造などというものがあるのだろうか。もちろん、私たちは皆同じではない。人間の遺伝子の約七パーセントは、個人によって違いうる。ほとんどの蛋白質では変異は小さく、二パーセントくらいだが、ある種の酵素や血液蛋白のグループでは、遺伝子の二八パーセントが複数のタイプをもっている。私たちが知る限りでは、違う種類の遺伝子がまったく同じように働くことはよくある。他の場合では、一方の型（一つの対立遺伝子）は正常だが、他のものには欠陥がある。多くの場合、欠陥のある対立遺伝子は劣性で、つまり、正常な対立遺伝子と組になっていれば、目に見える効果は現れない。しかしながら、もし、欠陥のある対立遺伝子が優性であれば、それがひとつあるだけでも病気をおこすことになる。

進化学者にとってまず問題なのは、いったいなぜ遺伝病自体が存在するのかを説明することである。前述の近視の講義をした教授は正しかったのだろうか。私たちの身体は、自然淘汰で排除されなかった病気の原因となる遺伝子を多数もつ「欠陥遺伝子のかたまり」なのだろうか。正確には、そうではない。めったにおこらないために、自然淘汰で除去されなかった遺伝子欠陥はたくさんあるが、これらは、もっと普通に見られる遺伝子よりも病気をおこすことが少ない。逆説的だが、病気をおこすにもかかわらず淘汰で残されている遺伝子はかなりあるのだ。このあとすぐに、病気の原因となる遺伝子が、どのようにして淘汰で残されるのかを説明するが、まず、どのように遺伝子が働くのかということと、まれな遺伝子異常についで説明しておく必要がある。

致命的な遺伝病をおこすには、精子か卵子のＤＮＡにたった一つの間違いがおこるだけ、たとえば、Ａの代わりにＣが置き換わったり、または、Ｔが一つ欠けているといったことだけで十分である。このような間違いは、化学的な損傷や、電離放射線によっておこる複製の過ちに起因する。不思議なことに、そういった間違いは、さほど頻繁におこらない。ある遺伝子に変化がおこる可能性は、百万世代に一つの割合だと推定されている。これは、平均すると私たちの約五パーセントは、両親のどちらにもないまったく新しい突然変異を少なくとも一つもって生まれてくるということだ。ほとんどの場合、そのような突然変異には、目に見える効果は何もない。その他の場合は、わずかな効果を引きおこす。そして、致命的である場合も、ほんの少しだがある。

一人の人間が、一つの細胞から、一〇兆の細胞をもつ成人に発生、成長するまでには、もっと多くの間違いが忍び込んでくるだろう。からだの大部分の細胞が形成されてしまった後に生じる間違いは、その効果がほとんどないことが多い。多くの突然変異は、もとのものとほとんど同じくらいよく機能する蛋白質をコードしたり、突然変異をもつ細胞の中には表現されることのない蛋白質をコードする。もし、突然変異がその細胞にとって致命的であったとしても、それでも、何の結果ももたらさないことが多いだろう。なぜならば、同じ機能を果たすことができる細胞が、他にもたくさんあるからだ。しかしながら、細胞の成長と分裂を調整する機構の中の重要な部分を破壊するのであれば、たった一つの細胞におこった突然変異でも、大きな問題を引きおこす。個体全体を危険に陥れる腫瘍を作るには、たった一つの細胞が無制限に増殖するようになるだけでよい。この危険を阻止するためには、第12章で取り上げるようなさまざまなメカニズムが存在する。

ときどきおこる突然変異から生じる問題はさておき、どんな膨大な長さのものにせよ、たった四つの化学的なシンボルの配列だけで、一人の完全な人間をいったいどうやってコード化できるのだろうか。DNAがどのようにして自分自身を再生し、どのようにしてRNAを作り出し、どのようにしてRNAが蛋白分子を作り出すのか、これらの分子がどのようにして結合して顕微鏡的な小ささの鎖や二次元のシートを作り出すのかについては、かなり多くのことがわかっている。それ以上に関しては、無知という広大な海であり、その中の所々に、理解という島が点在している。たとえば、いくつかの因果関係がわかっている し、組織の発達に関するホルモンの制御機構についてさえ、いくらかの詳細はわかっている。しかしなが ら、これらのいくつかの素晴らしい知識は、動植物の発生の一般的な理解へ向けてのほんの始まりである。

発生遺伝学は、未だに不明なことが多いが、遺伝子の伝達のパターンは、よく解明されている。受胎時に、私たちは誰でも、両親のそれぞれから各染色体の各遺伝子座にあるそれぞれ一つの遺伝子の複製をもらった。遺伝子の完全な一つのセット（集合的にはゲノムと呼ばれる）は、それぞれの両親の二つの完全なゲノムのそれぞれの遺伝子座から無作為に取ってきた遺伝子のサンプルである。そこで、私たちは誰でも、二人の親をもっているので、それぞれの遺伝子についての二つの複製、二つの完全なゲノムからなる遺伝子型をもっているに違いない。私たちが生物を見て観察できるものは表現型であり、それは、遺伝子型が個人の成長の過程で多くの微妙な環境要因によって影響を受けて表現されたものである。有性生殖は、一人ひとりの子どもにそれぞれ特有の遺伝子型を与えるように、両親の遺伝子型をランダムに組み替えることである。もし、ある遺伝子座での組み替えによって、両方の親からまったく同じ遺伝子のコピーを得たならば、子どもは、その遺伝子座については同型接合体であるという。もし、それぞれの親から違うものをもらうと、それを異型接合体という。

遺伝子は、何世代にもわたって、その遺伝子をもつ非常に多くの人々に対してなんらかの平均的な影響を与えるだろうが、ある特定の個人に対するその遺伝子の影響は、平均とはかなり違うかもしれない。遺伝子は表現型の特徴を決めるにあたって、遺伝子どうしでお互いに、またその環境と、相互に作用しあう。そのため、有性生殖で生まれた個人は、いろいろな面で独特であり、どちらの親とも際だって違うこともありうる。一個の受精卵が二つの子どもになるのは(一卵性双生児)、まったく同じ遺伝子型をもつ二つの個体を生み出す無性生殖の過程である。

病気の原因となるまれな遺伝子

何千もある重症の遺伝病のうち、大多数のものは非常にまれであり、一万人に一人もかからない。これらの病気の大半は、劣性遺伝子によっておこるもので、運悪くその遺伝子の複製を二つもってしまい、正常な対立遺伝子が存在しない場合にのみ病気をおこす。もし、あなたが親類と結婚すると親類は、親類以外の人よりもあなたと同一の遺伝子を多くもっている可能性が高いので、この不運がもっとおこりやすくなる。近親結婚をすると、異常な赤ちゃんが産まれる確率が高いのはこのためである。

自然淘汰によって、有害な劣性遺伝子を排除するのは難しい。もし、まれな劣性遺伝子をもった異型接合体の人に不利な点がなければ、実際にそうであることが多いが、自然淘汰によってそれが除かれる速度はとても遅く、淘汰によってその遺伝子の頻度をさらに抑えることには十分ではないだろう。もし、ある遺伝子が千人に一人の割合で存在し、人々が普通は親類以外の人と結婚するならば、平均すると、たった百万人に一人しか同型接合にならないだろう。これらの不幸な人々のすべてが早死にしたとしても、淘汰の効果は弱い。この状況では、新しい突然変異は、しばしば自然淘汰が欠陥遺伝子を排除するのと同じくらい速く、欠陥遺伝子を作り出せる。なぜならば、その遺伝子の頻度が低くなると、同型接合体の人の数がますます少なくなるからである。百万回に一回の妊娠の割合で、突然変異によって作られる致命的な劣性遺伝子は、約千人に一人の頻度で安定するだろう。これは、まさに、自然淘汰の力に限界があることを示している。

優性遺伝子となると、また事情が違う。病気の原因となる優性遺伝子の複製を一つでももっていれば、あなたは病気になり、概して、あなたの子どもの半数も病気になるだろう。このような遺伝子の中でもっともよく知られているものの一つは、ハンチントン舞踏病の原因となるものである。この病気をもっている人のほとんどは、四〇代になるまで何の兆候も見せないが、その後、記憶が徐々に薄らぎ、筋肉がひきつり始める。いくつかの神経細胞が着実に退化していき、やがて歩けなくなり、自分の名前も思い出せなくなり、自分自身にかまわなくなってしまう。この病気は、その効果が破壊的であることと、知られている症例のすべてが、一六〇〇年代の少数のヨーロッパ人家族にもとをたどることができるということで、ことさら目を見張る例である。その家族のうちの一人が、ノバスコシアに移住した。その遺伝子と病気は、フォーク歌手のウッディー・ガスリーを含む何百人もの子孫に受け継がれてきた。一八六〇年代に、ドイツからきたスペイン人の水夫、アントニオ・ジュスト・ドリアが、ベネズエラのアラカイボ湖西岸に定住した。彼の子孫は、今や、ハンチントン舞踏病の人々のもっとも大きな集団を作っている。細かい探索仕事と信じられないような幸運のおかげで、遺伝学者たちはハンチントン舞踏病の遺伝子を四番染色体の短腕上に特定することができた。

これでまた新たな謎が生まれる。つまり、なぜこの破壊的な遺伝子は、排除されなかったのだろうか。答えは、その遺伝子は普通は四〇歳になるまでほとんど危害を与えないので、後にハンチントン舞踏病を発症するはずの人に生まれてくる子どもの数を大幅に減らすことができないということである。事実、いくつかの研究によると、後にハンチントン舞踏病を発症する女性のもつ子どもの数は、平均の子ども数よりも多いかもしれないということが示唆されていた。男性の繁殖率は、いくらか少ないが、現代社会におけるのこの遺伝子の全体としての淘汰は、非常にわずかなものに違いない。研究により、アメリカ合衆国では、二万人につき一人がハンチントン舞踏病の遺伝子をもっていると推定されている。

この病気は、これも、第2章で強調した原則を明らかに描き出すものである。つまり、自然淘汰では、健康が淘汰上有利になるのではなく、繁殖成功のみが有利になる。もし、遺伝子が生存する子どもの平均数を減らさないならば、たとえそれが、破壊的な病気をおこそうとも、その頻度が高いまま残るだろう。病気の原因とはなるが、（少なくとも現代社会において）繁殖成功度を増やす可能性のある遺伝子がよく知られているのは、躁うつ病をおこす遺伝子である。躁状態のときには、性的に攻撃的になる者もあれば、自分を成功させ魅力的にさせるような仕事ができる者もある。もし、遺伝子がその複製率をうまく増やすならば、それがどんなメカニズムによるにせよ広まっていく。

表7-1は、病気の原因となる遺伝子から誰が受益者になるかにもとづいて分類したものである。突然変異や自然淘汰の限界の結果おこる病気はたくさんあるが、それらが病気全体に占める割合は少ない。ほとんどの場合、話はもっと複雑で、もっと興味深いものである。

表7-1　病気をおこす遺伝子の受益者

その遺伝子をもつ個人：

＊生活史のいろいろな段階でいろいろなコストと利益がある（第8章）；DR3遺伝子は糖尿病をおこすが、子宮内では有利な条件を与える。

＊特定の環境においてのみ利益がある。（例、G6PD欠損は、マラリアのある地方では利益がある。特定のHLA単相型は、ある病気の罹患率を増すが、他の病気からは守る。）

＊変わり者：祖先の環境では利益があった（あるいは、少なくともコストがなかった）が、現代の環境でのみコストがある。（本章）

他の個人：

＊ある遺伝子の複製を一個もつ個人にとっては、異型接合体の利点をもたらす：複製を二つもつか、まったくもたない個人にはコストである。（例、鎌状赤血球遺伝子）

＊母親を犠牲にして胎児に利益をもたらす。（例、hPL）

＊母親を犠牲にして父親に利益をもたらす（またはその逆）。（例、IGF-II、IGF-II 受容体、第13章を参照。）

＊性的対抗淘汰。（例、ヘモクロマトーシス hemochromatosis）

個人を犠牲にする遺伝子

＊減数分裂駆動によって存続する無法者遺伝子。（例、マウスのT遺伝子座）

受益者なし

＊淘汰率と同じ速さでおこる突然変異（平衡）。

＊ある遺伝子は、たいへん大きいのでとくに突然変異に弱い。（例、筋ジストロフィー）。劣性遺伝子は、その遺伝子の頻度が減ると、淘汰の力がますます減少するので、とくに排除するのが難しい。

＊不利な淘汰にもかかわらず存続する遺伝子（遺伝的浮動や創始者効果）。

病気の原因となる一般的な遺伝子

鎌状赤血球性貧血症は、有益でもある遺伝子によって生じる病気の古典的な例である。鎌状赤血球性貧血症の原因となる遺伝子は、たいていの場合、マラリアが流行しているアフリカの地域に住む人々のあいだに存在する。この遺伝子を異型接合体でもつ人は、その遺伝子がヘモグロビンの構造を変え、感染した細胞を循環系から除去するスピードを速めるので、かなりの程度、マラリアから守られることになる。しかし、同型接合体の人は、鎌状赤血球性貧血症にかかる。彼らの赤血球細胞は三日月型または、鎌形にねじれ、正常に循環できなくなるので、出血したり、息を切らしたり、骨や筋肉や腹部に痛みを感じたりする。この病気にかかった人は、子どものころにひどく苦しみ、最近まで、子どもを残す前に全員が死んだ。正常な対立遺伝子の同型接合体の人は、完璧によい赤血球をもつが、マラリアに対する特別な抵抗を欠いている。このように、鎌状赤血球遺伝子は、異型接合体有利性の例である。マラリアへの抵抗性のために、異型接合体は両方の種類の同型接合体よりも有利となる。鎌状赤血球遺伝子の同型接合体は、鎌状赤血球性貧血症のために適応度が低いが、一方、正常な対立遺伝子の同型接合体は、マラリアにかかりやすいために適応度が低い。この二つの淘汰圧の相対的な強さが、対立遺伝子の頻度を決定することになる。このようにして、致命的な子どもの病気をおこす遺伝子と、マラリアにかかりやすくさせる遺伝子は、両方ともに集団中に高頻度で保たれるのである。

鎌状赤血球対立遺伝子は、病気の原因となるにもかかわらず淘汰上有利となっている遺伝子の例として、もっとも頻繁に引用されるものだが、この遺伝子は、次の三つの理由で珍しいものである。第一に、その遺伝子は広い範囲に分布しておらず、もとをたどれば熱帯アフリカに住んでいた人々の子孫にほとんど限られている。次に、ヘモグロビンの変化は、かなり単純な適応である。色覚や、発熱の能力などのほとんどの適応は複雑で、それが成り立つには多くの遺伝子を必要とするような、厳密に制御されたシステムである。それとは対照的に、鎌状赤血球対立遺伝子が、正常なヘモグロビンの対立遺伝子と違うのは、たった一個のAにとって替わるたった一個のTだけである。この遺伝子コードがヘモグロビン蛋白に変換されると、本来グルタミン酸が存在すべきところにバリンができてしまう。血球細胞を異常な形にし、その他の特性をもたらすのは、この分子の変化である。三番目に、この場合には、一つの遺伝子座に働きかける並外れて強い淘汰が存在する。異型接合体有利性は人間の集団にはよくあることかもしれないが、同型接合体への淘汰が弱いときには、その効果はほとんど表れない。

マラリアがほとんど見られない地域では、鎌状赤血球の対立遺伝子の発生頻度は低いことが予測されるだろう。実際、アフリカ系アメリカ人の多くは一〇世代ほどにわたってマラリアのない地域で暮らしてきたわけだが、アフリカ人に比べ鎌状赤血球の頻度が少ない。しかも、コーカサス人種との混血で説明できるよりも頻度が少ない。マラリアが重要な働きをしていない地域では、淘汰によって鎌状赤血球遺伝子の頻度が減少してきたようだ。これはまさに、進化理論から推測できることである。

他のいくつかの遺伝による血液異常もまた、マラリアにかかるのを防いでいるが、その中で、もっとも劇的なのは、グルコース6リン酸脱水素酵素（G6PD）欠損である。この異常をもつ患者は、キニーネのような酸化性の薬剤投与を受けると、ひどく具合が悪くなる。キニーネは最初に作られた抗マラリア剤であるが、未だに効果がある薬である。Ｇ６ＰＤが欠如しているとマラリア原虫が赤血球細胞中の酸素を消費して、細胞の破裂をおこすので、それがマラリア原虫の繁殖を阻止することになる。マラリア原虫の中には、自分自身でＧ６ＰＤを作る能力をもつものがあるが、これは、宿主と寄生者との軍拡競争がどれほど広く見られるかの例証である。

北ヨーロッパ人の二五人中一人は、嚢胞性線維症をおこす劣性遺伝子のコピーをもっており、その症例の七〇パーセントが、たった一つの突然変異遺伝子（ΔＦ５０８）によって説明できる。ヒトゲノムプロジェクトの研究部長であるフランシス・コリンズによると、これは、「北ヨーロッパ人の集団に、この特定の突然変異遺伝子に対しては、異型接合体を有利にするなんらかの淘汰があったか、または、とても強力な創始者効果があったことを示している。」正確にはどんな利点があるので、嚢胞性線維症の遺伝子の頻度が保たれているのかは、まだ謎であるが、下痢による死亡率が下がることではないかと示唆されている。

テイ＝サックス病で、同型接合の人は全員、繁殖年齢前に死ぬのだが、アシュケナージ系のユダヤ人の三から一一パーセントがこの遺伝子をもっている。これほどの高い頻度を維持するためには、正常な遺伝子の同型接合体の人に比べ、異型接合体の人には全体として六パーセントの繁殖上の有利性が必要となる。感染の率と人口分布のデータから推定すると、異型接合体の利点は、結核に対する防御であった可能性がある。結核は、アシュケナージ系のユダヤ人にとって、歴史的に主要な淘汰圧であった。脆弱X症候群は、もう一つの一般的な遺伝病で、生まれてくる男性の約二千人に一人の割合で、精神遅滞をおこす。この症候群については、これを異型接合体でもつ女性の繁殖成功度が増加することを示す直接的な証拠がある。

カリフォルニア大学の生理学者のジャレド・ダイアモンドは、最近、病気の原因となるいくつかの遺伝子が思いがけない高頻度で存在することを説明できるもう一つのメカニズムを強調している。彼によれば、受胎しても一〇回に八回までもが、妊娠初期または、もっとあとでおこる流産に終わるという。その大半は、胚の着床以前か、その直後におこるので、まったく気づかれない。もし、ある遺伝子がほんの少しでも流産の可能性を減らすならば、たとえ病気を引きおこす危険を増したとしても、淘汰で残されたかもしれない。ダイアモンドは小児期におこる糖尿病の例をあげる。それは、DR3と呼ばれる遺伝子によって引きおこされる。もし、両親の一人が異型接合体で、もう一人が正常遺伝子の同型接合体ならば、赤ちゃんの五〇パーセントはDR3の遺伝子をもつと予測されるが、実際に観察された発生率は六六パーセント（！）である。胎児がDR3遺伝子をもっていると、流産の発生率を大幅に減少させるらしく、そのため、糖尿病の原因になるにもかかわらず、この遺伝子は存続しているようだ。

フェニルケトン尿症（PKU）は、母親の子宮の選択性を邪魔することによって維持される遺伝子が原因でおこる病気のもう一つの例であろう。PKU遺伝子が同型接合体になると、精神遅滞をおこす。なぜならば、多くの食べ物に含まれているアミノ酸であるフェニルアラニンの正常な量を処理することができないからである。もし、子どもにフェニルアラニンが入っていない食事を与えれば、精神遅滞は防ぐことができる。PKUは、完全に遺伝的であるが、環境を操作することによってその効果を、完全に防ぐことができる病気のよい例である。この病気はとても頻繁におこるので（百人中一人にその遺伝子がある）、ほとんどの州では、出産時にその検査をしている。なぜ、こんなによく見られるのだろうか。糖尿病を引きおこす遺伝子と同じように、ＰＫＵの遺伝子も、流産の発生率を減少させるらしく、そのために、病気の原因になるにもかかわらず、存続しているようだ。

無法者遺伝子

オックスフォードの生物学者であるリチャード・ドーキンスは、身体を、遺伝子がさらに多くの遺伝子を作る方法であると述べた。遺伝子が、細胞、組織、個体を作るために協力するのは、それが自分自身の複製をもっと作る最適な方法だからである。身体の細胞は、それぞれが特殊化された機能をもつ工場であり、個体が生き残り、繁殖するためには互いに協力しなければならない。その個体全体のために自分の役割を果たすことに以外に、遺伝子が次世代に伝えられる方法はない。それとも、他に方法があるだろうか。そこにかかっているものから判断すると、次世代に遺伝子を伝える方策ならどんなものでも、たとえそれが個体の生存力を減少させるものだとしても使われるだろうと考えられる。そんなことが本当におこるのだろうか。

ある遺伝子は、それをもつ個体に損害を与えることがあっても、精子や卵子に入るために競争する。そのような例はいくつかあるが、もっともよく知られているのは、マウスのT遺伝子座の遺伝子である。異常な対立遺伝子のコピーが二つあると、雄には致死的だが、コピーを一個しかもっていない雄は、通常であれば、子どもの五〇パーセントにしか伝達しないのに対して子どもの九〇パーセント以上にそれを伝達する。これは、その遺伝子自体には利益があるが、個体と種には危害を与える無法者遺伝子の見事な例である。私たちがそれについて知っているのは、それが衝撃的な効果を現すからであり、また、マウスには注意深く統制された実験ができるからである。ヒトに存在する軽度の欠陥の中には、この欠陥のために生じる適応度の減少を打ち消すほどに、親から子へ偏って伝達させる遺伝子によって引きおこされるものがあるのではないだろうか。

一つの可能性としては、多嚢胞卵巣（のうほう）（polycystic ovaries）がある。この疾患は、不妊症のクリニックを訪れる人の二一パーセントを占めるが、その特徴は生理不順、肥満、男性化の兆候である。最近の研究によれば、多嚢胞卵巣をもつ女性の姉妹の八〇・五パーセントもまたこの疾患にかかっていることが明らかにされたが、この数字は、常染色体優位や、X伴性遺伝子によって説明するには、ずっと高すぎる。オーストラリアのアデレイドの研究者であるウィリアム・ヘイグとその共同研究者たちは、これは、DNAが卵子の細胞質に伝達されておこるか、または、自分自身が卵子の中に入り込む機会を増やすように減数分裂の過程をゆがめる遺伝子、つまり、減数分裂駆動と呼ばれる現象によって、おこるのではないかと考えている。

遺伝的気まぐれ――近視その他たくさん

前述した病気は、単一の遺伝子の特有の効果が原因で生じるものだが、大多数の病気へのかかりやすさは、数多くの遺伝子の複雑な効果によって決まっている。毎週、毎週心臓病や乳癌や麻薬中毒の遺伝についての新聞記事を目にしない日はない。これらのポリジーンによる病気のほとんどに関して、いったいいくつの遺伝子が原因でおこるのか、その遺伝子がどの染色体上にあるのかは、まだわかっていない。わかっているのは、近親者がその病気をもっていると、自分もそうである危険が増えるということだけである。このような関係は、赤ん坊のときに養子になった人が、育ててもらった家族よりも、生物学的な家族の方にずっとよく似ているということに、とくに説得力をもって表されており、その類似性が環境要因によるという可能性は非常に少ない。

冠動脈疾患のかかりやすさは、そのよい例である。心臓発作にかかる危険率はかなり遺伝的なものである。父親が五五歳以前に心臓発作をおこした男性は、他の男性に比べて、心臓発作で死ぬ危険性が五倍もある。すべての双子が同じ環境で育ったときでさえ、一卵性双生児は、二卵性双生児よりも心臓発作の発生率がよく似ている。これは、心臓発作が、遺伝的欠陥によっておこるということを意味しているのだろうか。ある場合には、そうである。コレステロールの代謝にはいくつかの異常が発見されているが、そのうちの一つは、新しい遺伝子を血管の壁の細胞に挿入するという遺伝子工学的治療の候補の草分けである。

しかし、心臓病が高脂肪の食事の摂取からおこることもわかっている。アメリカに住んでいる日系の移民はこの国に典型的な高脂肪の食事をとっているが、日本に住む親類に比べて心臓発作の発生率が二倍以上である。心臓病で若死にする率はたいへん高いので、自然淘汰は心臓病の原因となるどんな遺伝子も着実に排除しているに違いない。人々は、心臓病のどれくらいの割合が遺伝によるもので、どれくらいが環境によるのかを聞こうとするが、質問は、このようなかたちにするべきではない。それがなぜなのかを知るために、近視の神秘に戻ってみよう。

先の教授が言ったように、近視は遺伝病である。もし、一卵性双生児の一人が近視ならば、残りの一人もほとんど確実に近視であろう。私たちはまた、このような危険な遺伝的欠陥は、長く続くはずはないとも論じてきた。それでも、アメリカ人の二五パーセントは近視であり、しかもしばしば、狩猟採集社会では苦労するだろうほどに重度である。どれくらいうまく捕食者を避け、戦闘で戦い、五十歩も離れたところから顔を見分けることができただろうか。メガネなしでは、「近視で光る壁の後ろ」に閉じこめられてしまう、『蝿の王』の中に出てくる漂流者のかわいそうなピギーを思い出してみよう。この不利な点を考えると、現代の狩猟採集民族の集団の近視の発生率が低いのも、驚くべきことではないだろう。では、なぜ現代の集団には、近視がこんなにも多いのだろうか。

狩猟採集社会から工業社会への移行を注意深く見てみると、近視は、新しい遺伝子のために生じたものではないことがわかる。北極圏の先住民がヨーロッパ人と初めて接触したときには、近視の人はほとんどいなかったが、子どもたちが学校に通い始めるようになると、二五パーセントの子どもが近視になった。字を読むことを習ったり、教室に長いこと閉じこめられたりするようになると、かなりの割合の子どもたちの視力が永久に悪くなるようだ。いったいなぜこんなことになっているのだろうか。

今、目を正確に成長させることの難しさを想像してみよう。角膜とレンズは、子どもの眼球がゆっくりと成長している最中でさえ、網膜に正確に像を結ばなければならない。眼球の長さは、どれくらい正確でなくてはならないだろうか。許される差の範囲は、眼球の長さの一パーセント、だいたい指の爪の厚さくらいである。像がちょうど焦点に合うように、角膜とレンズと眼球の成長をプログラムすることができるだろうか。おそらく、無理だろう。それでもどうにか、目は、成長している最中でも、像を焦点に合わせている。どのようにしてそうなるのだろう。

いくつかの研究室の科学者たちが、一連の実験によって、近視になるメカニズムを見つけようとしている。まず、彼らは、視野が曇っていると、その曇りが、遺伝病によるのか、ケガが原因か、または曇ったメガネをかけているからかにかかわらず、正常な目よりも長くなることを指摘した。これは、ヒトだけでなく、ニワトリ、ウサギ、何種類かのサルその他のいくつかの動物でも同じである。次に、彼らは、目から脳に情報を伝える神経を切断してみたが、ある種では、これによって目の過剰な成長が抑制されることを発見した。彼らは、ぼやけた像が網膜に投影されるたびに、脳は、成長因子というかたちでメッセージを送り返し、それが、眼球を長くさせるのではないかと考え始めた。その決め手は、視野の一部だけがぼやけると、目のその部分だけが成長するということだ。このような非対称な成長の結果、乱視になる。

このメカニズムは、エレガントであると同時に、必要なものでもある。目の諸器官が協調して成長するのを確実にするために、脳は網膜からの信号を処理し、ぼやけていることを検知すると、成長が必要とされる特定な場所に成長を促すように信号を送り返す。十分に成長すると刺激は止まるので、成長も止まる。

ただし、ある人たちを除いてである。私たちの二五パーセントでは、読書や、目の近くでの作業に関する何かが、目を成長させ続ける原因となっている。おそらく、周囲にある離れた物体と一緒に目の近くに広げた本に焦点を合わせたとき、その文字の周辺や、焦点を合わせている面の周辺にできるぼやけなのだろう。子ども向けの本は特大のページにとくに大きな、はっきりとした文字で印刷すれば、いくらかの近視を防ぐことができるようだ。

近視は、その原因が強度に遺伝的であると同時に、強度に環境的なものでもある病気の古典的な実例である。近視になるには、近視の遺伝子型をもち、しかも、早いうちから本を読んだり、目の近くでする他の作業をしなければならない。他の多くの病気もまた、複雑な遺伝 - 環境相互作用に起因している。たとえば、好きなだけ脂肪分をとっても、決して心臓病にならない人がいると思えば、同じ量の脂肪分を食べて、四〇歳でぽっくり死んでしまう人もいる。同様に、あらゆる種類の損失を経験しても決して深刻なうつ状態にならない人もいれば、ペットを失うだけで、ひどいうつ状態になる人もいる。PKUの遺伝 - 環境相互作用も思い出してほしい。これらの病気に対して、その原因のどれくらいの割合が遺伝的で、どれくらいが環境によるのかと尋ねるのは間違っている。そういった病気は、完全に遺伝的であると同時に、完全に環境的でもある。

近視や詰まった動脈のような状態は、欠陥遺伝子のせいにできるだろうか。私たちの現在の環境では、これらの状態の原因となる遺伝子は、たしかに、不利な状態を作り出しうるが、ヒトの祖先の環境では、それらの遺伝子の多くは、まったく問題をおこさなかったかもしれないし、また、実際になんらかの有利な点さえあったかもしれない。おそらく、近視の遺伝子をもっていた狩猟採集民は、子ども時代の視力がよかったのだろう。脂っこい食べ物を欲しがることは、そういう食べ物があまりない環境では完全に適応的だったかもしれない。これらの理由から、私たちは、そういう遺伝子を欠陥とは呼ばずに、むしろ変わり者遺伝子と呼びたい。それらは、新しい環境の影響にさらされる人以外には、悪い影響がない。失読症は、読むことに困難があっても、狩猟採集民にはそれは問題とはならないという点で、そのもう一つの例かもしれない。

薬物中毒やアルコール中毒になりやすいのも、同様に、歴史的に異常な状態による。アルコール中毒へのなりやすさには遺伝子の影響が強いが、少なくとも数パーセントのアルコール分を含む飲み物が、いつでも、簡単に手に入るようになる以前は、比較的限られた問題だった。農業が出現し、葡萄酒職人とビール醸造者によって強いアルコール濃度に耐えられるイーストが開発されるまでは、これらの遺伝子はおそらくまったく問題ではなかった。「アルコール中毒の遺伝子」を探すのは、無駄だということがわかるかもしれない。ある人をアルコール中毒にさせうる遺伝子が、異なった染色体上に数多く存在するのかもしれない。これらの遺伝子の多くは、おそらく、いくらかの肯定的な効果を伴っているだろう。たとえば、困難にもかかわらず、報酬のもとを追い求め続ける傾向や、ある脳の部位の刺激に反応して、強い強化を経験する傾向などがそうである。薬物を濫用する人々には遺伝子に欠陥があると主張したい人はいるだろうが、私たちは、おそらく、薬物使用に影響を及ぼす遺伝的要因は、さまざまな遺伝子の変わり者の集まりだということがわかるだろうと考えている。

正常な人間のゲノムといったものさえ、いったい存在するのだろうか。たしかに、DNAコードのどの一連の配列をとっても、これが理想的であとはすべて異常という烙印を押せるようなものはない。私たち人間は、多くの遺伝子を共有している一方、私たちの遺伝子はさまざまに異なる。理想のタイプが一つあるのでなく、さまざまなヒトの遺伝子を表現している多くのさまざまな表現型があるのみである。それは、皆、多種多様な環境で、自分自身の複製を次世代に伝えるために競い合っているのだ。

遺伝子を怖がるな

ヒトの病気と行動に対する遺伝的影響については、まったく誤った恐れと悲観論が、広く普及している。それに伴って、遺伝的影響を認め、それを研究する科学者に対する不信も広く広まっている。こういった反遺伝子感情は、かなりの数の社会科学者や一般大衆、そして医学専門家の一部でさえもが抱いている、生物学的、とくに、進化的な説明に対するもっと一般的な敵意を反映したものである。多くの人は、ヒトの行動や、人間の本性から生じるヒトの病気のどんな側面も、ひとえに宗教や社会政治的な活動によって扱われるべきものであり、生物学的な原因と処方を究明すべきことではないと考えている。しかし、自分自身が癌や心臓病になると、ほとんどの人はそういった抽象的な問題にはかまわなくなる。

生物学的に受け継がれた状態を変えようとするのは、意味がないことだろうか。どういうわけか、これは、広く普及している考えのようだ。近視に関するある最近の議論では、近視は予防できるものだと考える「使用 - 乱用の理論」と、予防は不可能だと考える「遺伝決定理論」とが対比されていた。ありがたいことに、その後の議論では、本章で述べた考え、つまり、近視は実際に遺伝的に決定されているが、また、疑いもなく予防できるものであるという考えが支持されている。実際、ある医学的な問題が遺伝的に受け継がれるものだという発見は、一般的に朗報と考えられるべきだ。遺伝的にプログラムされた発達の過程は、ほとんどが物質的な過程なので、物質的な操作に弱い。ＰＫＵの効果は、食品中のフェニルアラニンをなくすことによって防ぐことができるという発見を導いたのは、ＰＫＵをおこす遺伝的原因の研究である。遺伝子の働きの研究と、ときどき遺伝子がうまく働かなくなることの研究とによって、すでに多くの病気が予防でき、治療もできるようになった。一九八三年にメルビン・コナーが述べているように、「疾患の遺伝的機構を発見すれば、疾患の環境的治療の最高の可能性が与えられるだろう。」それ以来、他の多くの人たちも同じ主張をしている。

病気の遺伝的基盤の研究は、すみずみまで奨励されるべきであり、臨床医学はそのような研究が提供する情報を上手に利用することができる。遺伝子が患者の利益に反して行動するとき、医者は遺伝子に逆らって行動するべきだ。オックスフォードの生物学者リチャード・ドーキンスが言うように、私たちは、「利己的な複製者の横暴に反抗する」べきなのだ。

第8章

若さの泉としての老化

すすり泣くのはやめよう。
思いっきり泣こう。
そして、いつも心しておこう。長く生きれば生きるほど、
死がいっそう早く近づいていることを！

——古いアイルランドのバラードより

一

九七〇年の六月のある日、暑い太陽が照りつけるミネアポリス空港の滑走路にその飛行機はとまっていた。中の空気は、不安になるほど息苦しかった。七〇歳くらいの白髪の女性が、彼女の左側の座席にすわっていた若い男性の方に顔を向けた。

「学生さんですか」と彼女は尋ねた。

「えーっと、大学を卒業したばかりで、これから、医学部で勉強を始めるところです。」

「人の命を救う機会があるなんて、なんて素晴らしいことかしら。さぞかし楽しみなことでしょうね。」

「まあ、えー、そうですね。」

飛行機が離陸し、頭上の吹き出し口から新鮮な空気が流れ、そして、典型的な機内での会話、つまり、故郷のこと、共通の知人、天候についての会話が続いた。それから、その女性は間をおいて、若い男性の方を向き、もの悲しげに語りかけた。

「とっても治療が必要な病気が一つあるのですが、ご存じかしら。それは、他のどんな病気よりもひどくて、しかも、私たちが皆かかるものなのですよ。それが何なのかおわかりになりますか。」

「うーん、いいえ、わかりません。何でしょうか。」

「私たちが本当に必要なもの、あなたが見つけてくださることを私が望んでいるものは、最悪の病気、つまり、老いの治療なんですよ。それは、本当に恐ろしいもので、私をどうしようもない無力感に陥らせるのに、未だ誰もその治療法を見つけていないんですよ。どうぞ、お願いですから、その治療法を見つけてくださいね。」それから、彼女は、顔を背けて黙り込み、窓の外をじっと見つめた。

老化の神秘

数多くの意識の重荷の中でも、死という事実がもっとも重い。突然死んでしまう可能性はぞっとするものだが、加齢と死が不可避であることは、人生にもっとも暗い影を投げかける。宗教の教義を除いても、加齢に打ち勝とうとする人類の努力は驚くほど根強いものだ。若さの泉を求めてフロリダの荒野を探し回ったポンセ・デ・レオンから、一五〇歳だと主張する旧ソビエト連邦のグルジア人を捜す「ライフ」の雑誌記者まで、人間の希望は永久に生き続ける。しかし、私たちは、永久には生きれらない。医学の大躍進と希望的なニュースにもかかわらず、八〇歳までに私たちの半分が死に、一〇〇歳までに、九九パーセントが死に、一一五歳までには一人残らず死ぬだろう。

過去数百年間で、現代社会の平均寿命（平均期待余命）は着実に延びてきたが、最高寿命は少しも延びていない。何世紀か前でも、ほんの一握りの人は一一五歳まで生きられただろうが、今日でも、この最高年齢は、ほとんど変わっていない。どんな医学の驚異も、どんな公衆衛生の進歩も、最高寿命をはっきりと延ばすことはなかった。もしも、加齢が病気ならば、それは治療不可能なのだろう。

専門的に言えば、実は私たちは加齢（aging）、つまり、この世に生まれてから年をとっていく過程について語っているのではなく、老齢になるにつれてからだが衰えてくる過程である老化（senescence）について語っているのである［訳注　日本語では、英語とは逆に老化の方が加齢よりも一般的な表現なので、区別の必要がない箇所ではagingも老化と訳している］。老化は単独の過程ではなく、いろいろな病気にかかりやすくなることと、損傷を回復しにくくなることに表される過程である。アメリカ人の死亡率は、一〇歳から一二歳のあいだは非常に低く、年間一〇〇〇人の子どもにつき〇・二の割合である。死亡率は、三〇歳になると、一〇〇〇人につき一・三五人と徐々に増え、それから八年ごとに倍になるように、指数関数的に増える。図８‐１に示されているように、九〇歳までには、死亡率は一〇〇〇人中一六九人となる。一〇〇歳の人が翌年まで生きられる確率は、わずか三分の一にすぎない。毎年、死亡率曲線の勾配は急になり、

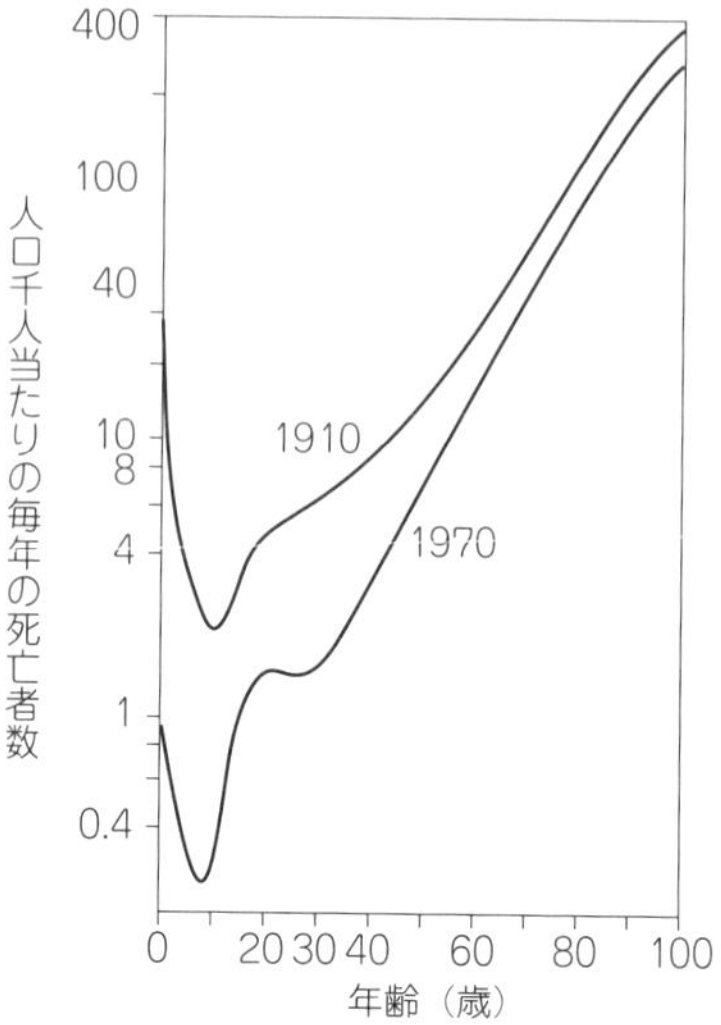

図 8－1　アメリカの1910年と1970年における，各齢の人口1000人当たりの毎年の死亡者数

しまいには全員が死ぬ。

若死にの原因がすべてなくなり、あらゆる死が老化の結果おこる世界を想像してみよう。私たちは、元気で健康的な生活を営み、八五歳前後の二、三年ほどをピークにして、ほとんど全員が死ぬだろう。逆に、老化がなくなり、死亡率が年と共に増加せず、一八歳のレベル、つまり、年間死亡率が一〇〇〇人につき一人で止まったままの世界を想像してみよう。あらゆる年齢で死ぬ人は依然としているだろうが、人口の半分は六九三歳まで生き、一三パーセント以上の人は、二〇〇〇歳まで生きるだろう（図8-2を参照）！　たとえ死亡率がもっと高く、たとえば、一九〇〇年のインドの若者の推定死亡率のように、一〇〇〇人につき一〇人だったとしても、老化の影響がなくなれば、三〇〇歳まで生きられる人もいる

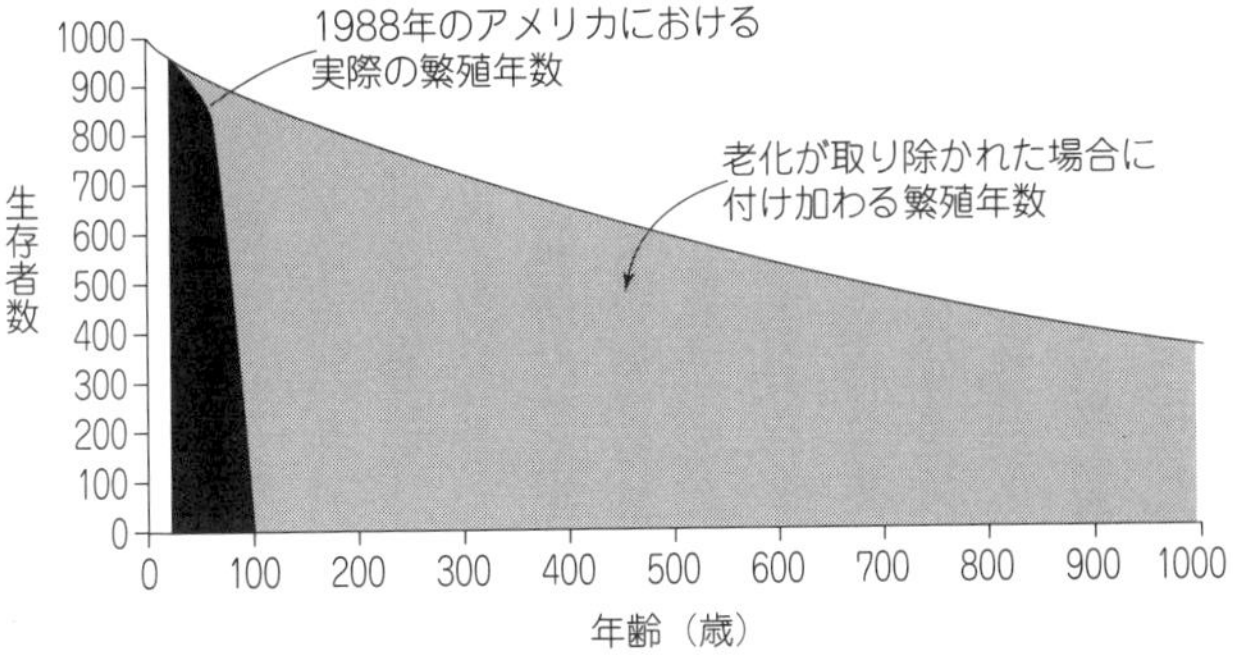

図8－2　老化がまったくなかった場合の，繁殖上の有利さ

という、かなり大きな利点が得られる。進化的視点からは、老化しない人は、控えめに言っても、繁殖にかなり有利になるだろう。

ここで謎が生じる。もし、老化が、私たちの適応度に対してそれほど有害であるならば、なぜ自然淘汰によって、老化が排除されなかったのだろうか。この可能性がありえないように思えるのは、老化が私たちにとって避けることのできない経験の一部となっているからにすぎない。しかしながら、発達の奇跡を考えてみよう。核酸の四六本のらせんをもった単一細胞から、一〇兆の細胞のそれぞれが正しい位置に収まり、からだ全体の利益のために一緒になって機能する組織や器官を作りながら、一つのからだが徐々に形成されていく。疑いもなく、このからだを維持する方が、それを作るよりも簡単なはずだ！

さらに、私たちのからだには、驚異的な維持能力がある。皮膚や血液細胞は、数週間ごとに入れ替わる。私たちの歯は、一回生え替わるだけだが、なぜゾウのように六回生え替わらないのだろうか。傷ついた肝臓組織は、すぐに交換される。たいていの傷は、すばやく治る。折れた骨は、またくっつく。皮膚や、骨や、肝臓の損なわれた部分は交換できるが、心臓や脳のような組織は再生しない。この点に関して、異なる種間には、明らかな違いが見られる。ある種のトカゲは、尾が切れるとすぐに新しい尾を生やすことができる。私たちのからだも、損傷を修復し、使い古した部分を取り替えるいくらかの能力を備えている。ただ、この能力は限られているだけだ。からだは、自己を無限に維持することはできない。なぜだろうか。

老化とは何か

私たちのほとんどは、四〇代半ばごろに突然、腕を伸ばしたくらいの距離にしないと、もはや本が読めないことに気づくときがある。もちろん、髪がいくらか抜けたり、白髪になったり、顔にしわができたりするが、これらの変化は、伸ばした腕がもつ本の重さに比べれば、ずっと簡単に知らないふりをすることができる。五〇歳の誕生パーティーは、たいてい、いやに感傷的な会となり、そこでは、最近ミネラルウォーターの愛好者になったばかりの人たちが、記憶の衰えや、一過性のほてりや、インポテンツについての神経質な冗談を言う。私たちは皆、これからどうなるのかについてよく知っているが、老化には、長いあいだにわたる始まりがあったことに気づいている人はほとんどいない。老化は四〇歳や五〇歳で始まるのではなく、思春期の直後に、ずっと微妙な変化とともに始まっているのである。

スポーツでは、最盛期を過ぎるのにそんなに年寄りである必要はない。図8-3を見てみよう。この図は、マラソン走者の年齢グループ別のベストタイムを示したものである。このカーブは、図8-1の死亡

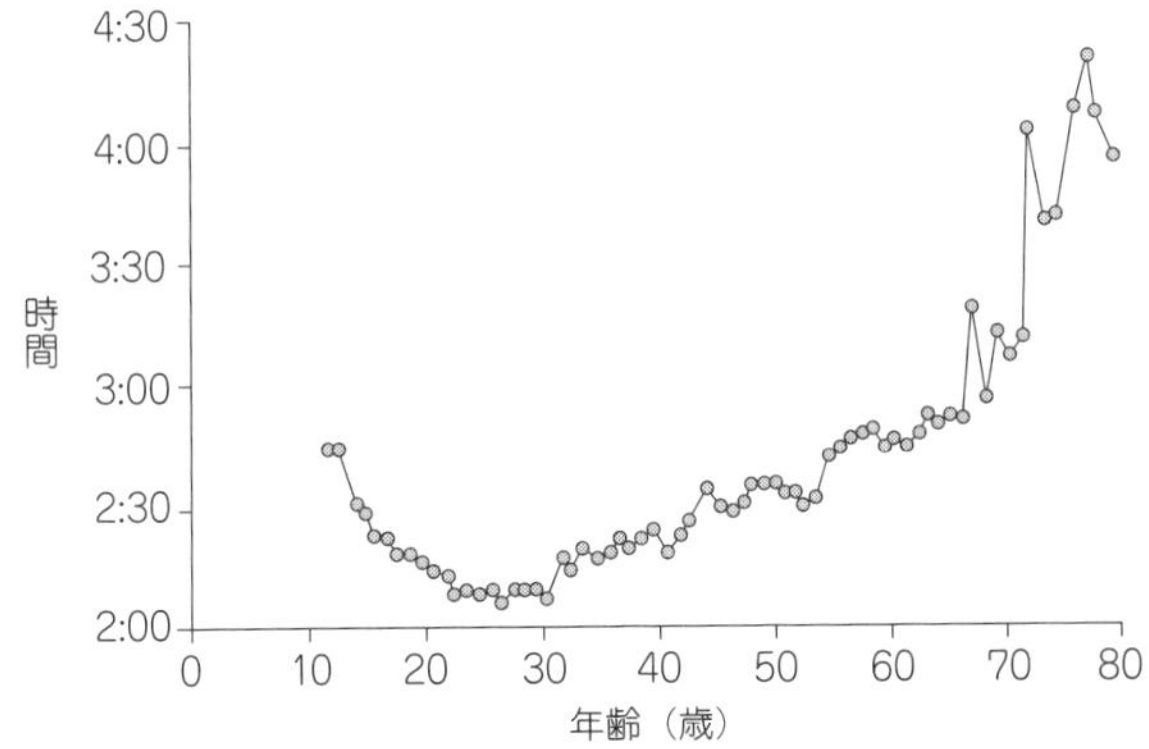

図 8-3　10歳から79歳の男性における，マラソンの世界記録
（Runner's World, 1988 より）

率カーブに驚くほどよく似ている。成績は、成人の初期に最良で、その後、どんどん悪化していく。このタイムの遅れは老化の兆しである。もちろん、四〇歳でもなお速く走れる人もたくさんいるが、三〇歳のときほど速くは走れない。インパラを追いかけたり、トラから逃げたりするには、ちょっと不利になるだろう。大事なのは、相対的な不利さである。トラから逃げている二人の男についての笑い話がある。男の一人がジョギングシューズを履くために立ち止まる。

「何のためにそんなことをしているんだい」ともう一人の男が聞く。「ジョギングシューズを履いたって、トラより速く走れないよ。」

「そうさ」と最初の男が言う。「でも、君より速く走れるよ。」

一頭立ての馬車

オリバー・ウェンデル・ホームズの詩の中の「一頭立ての馬車」は、老化の影響がそれぞれ見事に連動しているように見えることの古典的な隠喩である。その一頭立ての馬車は……

すべてが一瞬のうちに微塵に砕けた、
すべてがいっせいにおこり、最初におこったものはない、
ちょうど泡がはじけるときのように。

私たちの器官系もまた、平均してだいたい同じ速度ですべてが衰えていくようである。研究者のB・L・ストレーラーとA・S・ミルドバンは、心臓、肺、腎臓、神経その他のからだのシステムの予備容量を年齢別に測り、これらの多様な身体システムが、驚くほど似通った速度で衰えていくのを発見した。人が一〇〇歳になるまでには、あらゆるシステムが、過剰な要求に耐える能力をほとんどすべて失ってしまうので、どんなシステムに対してでも、ほんのささいな荷重でさえもが、致命的となる。老化それ自体は病気ではなく、すべてのからだの能力が徐々に衰退していく結果であり、そのため、無数の病気、それも、癌や脳卒中だけでなく、感染症や自己免疫疾患、そして、事故に対してさえ、着実に弱くなっていくのである。

なぜ年をとるのか

老化は、第一級の進化的な神秘である。これを説明するには、私たちが今述べたような現象をきちんと説明しなければならない。その手がかりは他の種から得られる。ある暖かい夏の夕方、私たちのうちの一人は、ミシガン湖の北の入り江にあるビーバー島の西岸へ友人たちとピクニックに出かけた。湖を見下ろせる砂丘に登ったとき、黄金色をした太陽の最後の光が燃えるような色の雲を通して射してきた。私たちは、一瞬立ち止まり、何百万もの虹色の羽が、沈みゆく夕日に映えて輝いているのを見て息もつけぬほどだった。カゲロウは、砕ける波の上を舞いながら金色の雲を作り、交尾の機会を待ち、産卵し、そして、成熟した同じ日に死んでしまう。それは、とても無駄な行為のように見える。しかし、多くの種もカゲロウと同じ運命をもっている。秋には、鮭が近くの流れをさかのぼり、産卵して死ぬ。その腐敗したからだは、大きな湖に洗い流されて戻る。なんともすさまじい老いの姿ではないか。それをどのように理解すればよいだろうか。

多くの人は、老化は、種にとって有利なことに違いないと考えてきた。著者の一人（ネシー）が大学二年生で、最初に老化に魅了されたとき、見つけられる限りの説明を調べてみたが、その結論は、老化は、新しい個体に場所を空けるために必要なもので、それによって進化が生態的な変化に遅れずにいられるのだというものだった。これは、十九世紀のダーウィン論者アウグスト・ワイズマンの立場から、一歩進んだだけのものである。ワイズマンは、一八八一年に、「使い古された個体はその種にとって価値がないだけでなく、有害でさえある。なぜならば、それらは、健康な個体の場所を奪ってしまうからだ。そこで、不死身の個体がいたと仮定しても、その寿命は、自然淘汰の働きによって、その種の役に立たない分だけ短くなるだろう」と書いている。

この理論についての懸念をうるさく言うようになったのは、彼が自然淘汰は種の利益のためではなく、通常は、個体の利益のために作用するということを学んだあとだ。ワイズマンとは違う説明があるに違いない。彼が、老化の進化的説明に夢中になっていることを、ミシガン大学の人間行動進化学研究プログラムの同僚たちに打ち明けたとき、彼らは笑って、ジョージ・ウィリアムズという生物学者によって一九五七年に書かれた老化に関する論文を知らないやつがいるなんて信じられないと言った。

ウィリアムズの論文は、生物学者のJ・B・S・ホールデーンとピーター・メダワーによる洞察にもとづいて自然淘汰が実際どのようにして老化の原因となる遺伝子を有利にさせうるかを示したものである。一九四二年に、ホールデーンは、繁殖可能な最高年齢を過ぎたあとでのみ、有害な影響を現すような遺伝子には淘汰がかからないだろうということに気づいた。これは大きな進歩だったが、なぜ繁殖が終わるべきなのかを説明できなかった。一九四六年に、メダワーがさらに進んで、多くの個体が老化以外の原因によって死んでしまっている生涯の晩年には、淘汰の力は減少していることを示した。

年寄りを犠牲にしてのみ若い動物に有利に働くような遺伝的性質、あるいは、むしろ年をとったときの自分自身を犠牲にして若い動物に有利に働くような遺伝的性質を想像するのは決して難しくない。このような状況を有利にする遺伝子や遺伝子の組み合わせは、定量的に定義できるある条件のもとでは、集団全体に広まるだろう。なぜなら、その遺伝子が有利にさせる若い動物は、グループとして、将来の集団の祖先に対して相対的に大きな貢献をするからである。

ウィリアムズは、これらの考えを拡張し、老化の多面発現の理論を考えた。（遺伝子が、二つ以上の効果をもっているとき多面発現と呼ぶ。）骨が速く治るように、カルシウムの代謝を変える遺伝子があるが、その同じ遺伝子が、動脈にゆっくりと着実にカルシウム沈着をおこすと想像してみよう。この遺伝子は、淘汰上有利となるかもしれない。なぜなら、多くの個体は、若いときにそのような利点があると利益を得るだろうが、一方、年老いて動脈の病気の不利を経験するまで生き延びる人はほとんどいないだろうからである。たとえ、その遺伝子によって全員が一〇〇歳までに死ぬことになったとしても、もしもその遺伝子が若いときにほんの少しの利益でももたらすのなら、その遺伝子は依然として広まるだろう。この議論は、老化がそれに先立って存在したかどうかには依存しない。死の原因となる他のもの——事故や肺炎やその他すべてのもの——は、年老いた人口を減らすのに十分である。この理論はまた、ホールデンの理論がそうであるように、繁殖の停止を前提としていない。

閉経の存在はこれと関連した謎である。なぜ、自然淘汰によって排除されてこなかったのか。閉経は、単なる老化の結果ではありえない。なぜならば、たいていの種は年をとっても繁殖周期を持ち続けるからであり、また、人間の月経周期は、他の器官機能の衰退と平行して徐々に消滅するのではなく、常に五〇歳前後で急に終わるからである。一九五七年の論文の中で、ウィリアムズは、閉経について考えられる説明も提供している。女性は、一人ひとりの子どもにかなりたくさんの投資をしているが、この投資は、子どもが健康な成人になるまで生存する場合にのみ、遺伝的な報酬をもたらす。もし、母親が、加齢による破壊的損傷がひどくなっても、(それに関連した危険を伴って)、さらに赤ん坊を産むと、自分で面倒を見きれないかもしれない子どもをもつことになり、すでに存在している子どもたちの将来の成功を危険にさらすことになる。そのかわり、もしも、母親がさらに子どもをもつことをやめて、すでにもっている子どもたちを助ける努力に献身すれば、成長して自分自身が繁殖することのできる子の数が増えるかもしれない。人類学者のキム・ヒルとアラン・ロジャースの最近のいくつかの論文は、閉経のこの説明に挑戦するものだが、しかしながら、この仮説は、役に立たないと思われるような特徴をどのようにして血縁淘汰で説明するかについてよい例を提供している。

老化を引きおこす遺伝子のすべてが、必ずしも早い時期に利益をもたらすとは限らない。祖先の環境では、遺伝子が不利な効果を引きおこすほど長く生きた人がほとんどいなかったので、ある遺伝子は、単にまったく淘汰にさらされてこなかっただろう。この説明は、名高い生物学者で、『老化の生物学』と『ジョイ・オブ・セックス』という、いささか異なる分野の古典的テキストの著者として有名なアレックス・コンフォートが、これで十分と考えた説明である。もし、コンフォートが正しいならば、老化によって野生動物が死ぬことはほとんどありえないだろう。彼の観察によれば、老いぼれた動物は自然の中ではめったに見つからないので、彼は、野生の個体群では、老化は死亡の原因にはならないと結論づけた。しかし、スポーツの記録を忘れてはいけない。もし、老化した動物が走るのがほんの少しでも遅ければ、年の若い競争相手よりも先に捕獲者に捕らえられるので、それによって、老衰が目立つようになるずっと前に、老化の結果、死ぬだろう。

この状況を調べる方法の一つは、実際の個体群の生存曲線と、死亡率が年齢とともに増加しない点を除けば実際の個体群とまったく同じであるような想像上の個体群の生存率曲線を比較することによって、野生個体群に働いている淘汰の圧力を計算することである。曲線より下の面積の比によって、老化が適応度をどれくらい減少させるかを予測できる（図8-2がその一例である）。野生動物の多くでは、老化は大きな負の淘汰の力であり、そのため、老化の原因となる遺伝子のほとんどには、自然淘汰の力が及んでいる。このような遺伝子がこれほど残っていることは、おそらく、生活史の早期にそれらが利益をもたらしているからだと説明されるだろう。

明敏な読者は、このへんで、早期に利益のあるそのような老化の遺伝子の例を見てみたいと思うだろう。複数の効果をもつ多面発現遺伝子は、たくさん知られている。たとえば、PKU（フェニルケトン尿症）の原因となる遺伝子は、精神遅滞をおこす上に、髪を金髪にもさせる。しかしながら、ここで興味があるのは、若いときに恩恵を与える効果と、年をとってからコストを強いる効果の両方をもつ遺伝子だ。一九八八年の論文の中で、ミシガン大学の医者ロジャー・アルビンは、そのような遺伝子が原因でおこるかもしれない病気をいくつか列挙した。候補の一つは、ヘモクロマトーシスで、この病気は、鉄分の過剰な吸収を引きおこすので、その結果、鉄分の沈着物が肝臓を破壊し、中年期に死に至らしめる。人生の初期には、余分な鉄分を吸収する力は、この病気をもつ人にとって、晩年の不利に勝る利益を与えているだろう（鉄分欠乏による貧血症を避ける）。アルビンは、この遺伝子がよく見られること（人口の一〇パーセントはこの遺伝子をもつ）も、異型接合の有利性によって説明できると気づいた。そうでなければ、これは、性的に相反する淘汰によって維持されている遺伝子なのかもしれない。それは、女性にとっては、月経時に失う鉄分を補うという点で有利かもしれないが、男性にとっては、単に余分な鉄分を蓄積するだけで有害である。

もう一つの例では、アルビンは、ペプシノゲンⅠと呼ばれる胃のホルモンを過剰に生産する遺伝子をもっている人がいることを指摘している。これらの人は、そうでない人々よりも、消化性潰瘍になりやすく、年をとるにつれてこの潰瘍が原因で死にやすい。しかし、一生を通して、これらの人々は胃酸の濃度が高いので、感染症に対しては特に強いのかもしれない。私たちが知る限りでは、アルビンが提案したことを検証するために、高濃度のペプシノゲンⅠが、結核その他の胃腸系の感染症から身を守るすべとなっているかどうかを調べた者は誰もいない。

ポール・タークは、進化人類学者で老化の研究者だが、医学部に行ってダーウィン医学者になった。彼は、免疫系全体に年齢的な偏りがあると述べている。免疫系は、感染症から私たちを守るために有害な化学物質を放出するが、この同じ化学物質が、私たち自身の組織を傷つけることは免れず、結局、老化と癌を引きおこすのかもしれない。

アルツハイマー病の素因になる遺伝子もまた、若いころの利点のために淘汰で残されてきたのかもしれない。アルツハイマー病は、破壊的な精神的衰退のもっともよく見られる原因であり、六五歳までに五パーセントの人に影響を及ぼし、八〇歳までに二〇パーセントの人に現れる。それは、家族に見られることが多く、二一番染色体の複製を三つもつ人に頻繁におこることから示されるように、長いあいだ、遺伝的要因によることが知られていた。一九九三年に、デューク大学神経学部の科学者たちが、一九番染色体上にある、アポリポ蛋白質E４と呼ばれる蛋白質を作る遺伝子が、アルツハイマー病になる人にとくに共通してみられることを発見した。その遺伝子を異型接合でもつ人は、八〇歳までにその病気になる確率が四〇パーセントである。私たちが知る限り、晩年になってアルツハイマー病になる人たちが、人生の初期に受けたかもしれない恩恵を探した者は誰もいない。この遺伝子が発見されたからには、この疑問と取り組むことができるはずである。アメリカ国立老化研究所のＳ・Ｉ・ラポポートは、これと関連した説明を提出している。彼は、アルツハイマー病は、脳の中でも、ずっと最近になってから進化した部位の異常であるのが特徴で、他の霊長類にはおこらないことに注目している。このことから、彼は、過去四〇〇万年以上にわたって、人間の脳を非常に急速に増大させた遺伝子の変化が、ある人々にアルツハイマー病をおこさせているか、または、他の遺伝子の変化によって打ち消されることがまだないような副作用を生んでいるのではないかと提案した。アルツハイマー病の素因になる遺伝子をもっている人々が、人生の早期に知能が他の人々よりも高いか、脳の大きさが大きいかを調べてみるのはとても興味深いことだろう。

実験室から得られたかなりの量の証拠は、初期に恩恵をもたらす遺伝子が老化に寄与していることを示している。集団生物学者のロバート・ソーカルは、よく見かける台所の害虫であるコクヌストモドキを繁殖させ、生活史の早期に繁殖する個体に人為淘汰をかけた。四〇世代後、早期に繁殖するように淘汰されたコクヌストモドキは、より早い時期からかなり多くの子どもを作るが、老化するのも、死ぬのも、より早くなっていた。これは、おそらく、晩年のコストにもかかわらず、一生の早期での恩恵のために選択された遺伝子の影響なのだろう。生物学者のマイケル・ローズとブライアン・チャールスワースとは、その逆を行き、生活史のあとの方になってから繁殖するショウジョウバエを飼育した。このようなショウジョウバエは、生活史の遅くになってから多くの子をもっただけでなく、より長生きし、子どもの総数は少なかった。これは、初期に利益があり、のちにコストをもたらすような遺伝子を排除する人為淘汰を行ったならば、まさに予測されるような結果である。

そのような遺伝子が、野生動物の老化にも寄与することを示す証拠が増えている。何年ものあいだ、老人学者たちは、老化は野生動物にはおこらないというアレックス・コンフォートの間違った結論を受け入れていた。これは、見えると期待したものだけしか見えないものだということを示す古典的な例であるが、野生の集団を研究した多くの科学者たちは、もっとも年老いた動物の死亡率が増加するかどうかを確かめようもせず、ただ、死亡率は一生を通じて一定であると決め込んでいたのだ。しかしながら、老人学者が目を向け始めてからは、その証拠はいたるところに見ることができる。多くの種では、老化が、他のすべての淘汰の力を合わせたよりもずっと強く、繁殖成功度を減少させている。これは、老化における多面発現の遺伝子の役割を証明するものではないが、自然淘汰には単に、老化の原因となる遺伝子を排除する機会がなかっただけだという理論に間違いなく挑戦するものである。

野生動物における老化の証拠は、私たちの老化のトレードオフ理論を支持するものであるが、寿命は簡単に延ばせるという証拠もあるので、それはこの理論に対する挑戦である。ラットやマウスの食餌を厳しく制限すると、寿命が三〇パーセント以上も延びる。これは、不思議なことだ。なぜなら、カロリーの制限のような簡単なことによって寿命が大きく延びるというのは、老化は多数の遺伝子が連動しあって作用する結果おこるという私たちの信念とは相容れないからである。それでは、なぜ、マウスやラットは、食べる量を減らして長生きしないのだろうか。第一の可能性としては、実験室で飼育されているマウスやラットは通常えさをたくさん与えられすぎているので、早く年をとるのだということである。おそらく、マウスやラットのからだは、あまりぜいたくでない食事をするように設計されているので、飢えの実験は寿命を延ばしたのではなく、単に、食べ過ぎることの有害な効果を減らしたにすぎないのかもしれない。この説は、正しいとは思われない。好きなだけ食べられるラットやマウスでも、野生の同類よりずっと体重が重いわけではないし、栄養を制限したラットでも、外敵や毒物に出会わなかった野生種より長生きしさえする。

ハーヴァードの生物学者のスティーブン・オースタッドは、何百もの食餌制限の研究をまとめ、ほんの数個の研究にだけしか指摘されていない、ある決定的な事実が鍵であると考えた。食物を制限されたラットは長生きするかもしれないが、子どもをもたない。それどころか、交尾さえしない！　繁殖以前の成長状態でとどまり、適量の食料がやってくるのを待っているようだ。食餌が長命を引きおこすメカニズムはとても興味深いものだが、進化生物学者にとっては、繁殖成功度を下げる食餌制限は恩恵ではなく、早死にするのとほとんど同じくらい悪いことである。

老化のメカニズム

どんな至近メカニズムによって、老化がおこり寿命制限されるのだろうか。最近の研究によっていくつかのメカニズムがわかってきた。たとえば、遊離基は、接触する組織はどんなものでも損傷する反応性の分子である。私たちのからだは数多くの防御を発達させてきたが、とくに、スーパーオキシド・ジスムターゼ（superoxide dismutase）（ＳＯＤ）と呼ばれる化合物は、遊離基がひどい損傷をおこす前にこれを中和する。正常のＳＯＤが欠けていると、筋萎縮性側索硬化症（ルー・ゲーリッグ病 Lou Gehrig's disease としても知られている）という、筋肉の消耗による致死的な病気をおこすもとになる。さまざまな種のＳＯＤのレベルは、その種の寿命と直接関連している。これは、遊離基による損傷が実際に老化の至近要因であることを示す一方、他方では、それは、自然淘汰がどのようにして、防御を必要なレベルに調整するのかを示している。

もう一つの抗酸化物である尿酸の血液中のレベルもまた、種の寿命と密接に相関している。私たち人間は、尿酸を分解するという、他のほとんどの動物がもっている能力を失ってしまった。尿酸の結晶は、関節液の中に沈殿して痛風をおこすので、この損失は、しばしば、人間の生化学的欠陥として医学の本に引用されているが、下記のある生化学の教科書からの抜粋に記されているように、私たちを長命にさせる利点をもっているのかもしれない。

大勢の人を痛風の危険にさらすほど高い尿酸レベルをもつ淘汰上の利点は何であろうか。尿酸塩には著しく有益な活動があることがわかってきた。尿酸塩は、反応性の高い、非常に有害な酸素の仲間、すなわち、水酸基、超酸化物アニオン、一重項酸素、高鉄原子価状態（+4と+5）中の酸素化ヘム中間生成物を効率よく片づけていく。実際に、尿酸塩は、酸化防止剤、アスコルビン酸塩とほとんど同じくらい効果的なのである。原猿類や他の下等な霊長類と比べて、人間の尿酸塩のレベルが高いのは、人間の寿命がより長いことと、人間の癌の発生率が低いことに大いに貢献しているかもしれない。

焼けつくように痛い痛風の足の指は、老化を遅らせる助けとなるので、淘汰によって残されてきた遺伝子に伴う損失である。この遺伝子は、すでに述べた遺伝子とは逆の効果をもっている。すなわちこの遺伝子は、老化を遅らせることによって晩年に利益をもたらす一方、成人期を通して、その損失を与え続けている。痛風持ちの人は老化するのがより遅いかどうかを調べてみるのは、きわめて興味深いことだろう。

異常なDNAを修復する酵素のレベルもまた、寿命の長い種の方が高い。これは、DNAの損傷こそが淘汰の圧力であることを示しており、SODと尿酸で見られるように、また、自然がその問題の解決法を見いだしたことをも示している。もし、自然淘汰を弱い力と見なすならば、遊離基やDNAの損傷は老化の原因と見えるだろう。しかしながら、自然淘汰の強さの真価を認めるならば、遊離基や欠陥DNAから受ける損傷は、繁殖成功度を最大化するのにちょうど必要なほど効率的に働いている進化メカニズムによって制限されているに違いないと考えるようになるだろう。

オースタッドが指摘するように、老化のメカニズムは種ごとに異なる可能性がある。ラットやマウスは、ほとんどの老化の研究で使われている実験動物だが、ヒトと系統的に離れているばかりでなく、老化のパターンにおいても異なる。そこで、オースタッドは、これらに共通のパターンを見つけるために、さまざまな異なる種の老化の比較研究を提案した。彼は、ジョージア沿岸沖のある島で研究を始めた。そこではフクロネズミが、何千年にもわたって、捕食者なしで暮らしてきたので、より長い寿命を進化させてきただろうと予測された。その島と本土の両方でのフクロネズミを捕らえ、その年齢を測定するという野外調査は何年もかかった。(この課題は、島のフクロネズミの方がずっと簡単だった。なぜならば、本土では、深い穴にもぐって一日中隠れているような防御が必要不可欠であるが、島ではその必要がないので、開けた平地で眠るからである。) 研究の結果はどうだったのだろうか。島のフクロネズミは、陸に閉じこめられてきた遠縁のいとこよりも長生きするだけでなく、さまざまな指標における加齢がずっと遅かった。しかし、これらの変化には、すべての年齢で一腹の子の数が少なく、繁殖開始の年齢が遅いという損失が伴っている。老化の速度も、他の生活史の形質と同様に自然淘汰によって形成されてきたことは明らかである。

老化の速度における性差

人間の話に戻ろう。一九八五年にアメリカ合衆国で生まれた男児は、女児よりも平均して七年短命であることが予測されるが、それと同様の差は、他の国々や、昔の時代にも見られる。なぜ、女性は、男性に比べてこの点で有利なのだろうか。なぜ、これほど多くの種で、雄の方が速く老化するのかに関するもっとも重要な証拠は、異種間の比較から得られる。配偶者を獲得するために競争しなければならないような種の雄は、雌よりも寿命が短い。死亡率が高い理由の一部は、雌を獲得するための戦いの結果であるが、檻の中で一匹で生きている雄でさえ、雌より早く死ぬ。

なぜ、雄は、弱い性なのだろうか。雄の繁殖成功度は、競争能力に非常に強く依存しているので、雄の生理的性質は、この競争にずっと多くあてられており、からだ自体の保存には比較的少なくしか向けられていないのである。雄の生命のゲームは、高額の賞金のために行われている。もし、並外れてよく適応した雄が、多くの子を残す一方、平凡な雄が、普通は一匹も子を残さないならば、その高い適応度を達成するには、大きな犠牲が払われているに違いない。その中で、長寿に貢献する過程が犠牲にされたのかもしれない。

医学的な意味合い

老化の研究は、進化的視点の価値を見いだしつつあるようだ。老人学の研究者は、老化をおこすメカニズムは、間違いなのではなく、自然淘汰によって慎重に形成された妥協であるかもしれないと気づき始めている。進化的見解によれば、老化には、数個以上の遺伝子が関与しており、そのいくつかは、生命の重要な機能を担っている。これらの遺伝子はいろいろな効果を及ぼし、一見連動しながらますます強さを増していく老化の徴候の集まりを作っていくように見える。なぜならば、他の遺伝子よりも早く有害な効果を表す遺伝子は、もっとも強く淘汰されるだろうからである。淘汰が、その遺伝子と他の遺伝子とに働いて、老化をおこさせる他の遺伝子と同調するまで、その遺伝子の効果を遅らせるように働きかけるだろう。一頭立ての馬車の効果、つまり、老化を連動させる体内時計がないにもかかわらず、老化の多くの兆候が同期していることは、この過程によって説明できるだろう。

この見解は、飛行機に乗っていたあの夫人の希望、老化はいつか治すことのできるかもしれない病気であるという希望を失わせるものだ。寿命を延ばす研究に飛躍的発展があるという希望的な話は、単に希望的な話にすぎない。老人学の研究が提供するものであり、また、老化のメカニズムの研究に大きな投資をするのが正当化されるのは、成人の一生を通して、私たちがもっと十分に元気に生きることができるように、老化に伴う多くの病気を遅延できるか、予防できる可能性があるからである。寿命を大幅に延ばすことはできないに違いないが、科学史を振り返ると、何かが達成されるほんの数年前まで、そんなことは不可能だと自信たっぷりに言う理論家であふれていることがわかる。そして、私たちは、ほんの数百万年のうちに自然淘汰によって私たちの寿命が大幅に延びたことも十分承知している。そこで、私たちは、老人学者が、寿命を延ばす努力をあきらめよと言っているのではなく、進化の観点から研究をするようにと要請する。

私たちは、また、科学が達成できることを悲観的に評価することは、しばしば、大きな効用があることを認めるべきだ。それらは、哲学者のE・T・ウィタカーが、不可能性の提言と呼んだものを提供してくれる。そのような悲観論のおかげで、工学者はもはや永久機関を設計しようとはしないし、化学者はもはや鉛を金に変えようとはしない。もし、老人学者が、何か単一で、統制可能な老化の原因を見つけることによって若さの泉を見つけようとするのをやめるならば、彼らの努力は、人間の幸福にもっと実のあるものになるに違いない。

臨床医には、もっと差し迫った関心がある。八五歳以上の人口は、人口全体の六倍もの速さで増えている。過去わずか三〇年で、アメリカの平均余命は、六九・七歳から七五・二歳になってしまった。医療費に使われるドルの四分の一以上は、今や、人生の最晩年にいる患者に費やされており、老人ホームのベッドの需要は、今後二〇年間に四倍になるだろうと予測されている。医学は、子どもや若者の急性の病気から、老人の慢性的な病気に焦点を移してきた。肺炎を抑えるために抗生物質を与え、英雄的な救命のための手術をして生涯を送ることを想像していた医者は、今や、気がついてみると、高血圧をモニターし、記憶障害をはかり、慢性心臓病の兆候を軽減しようとしている。これらの医者や患者の多くは、未だに老化を病気だと考えている。私たちは老化の進化的起源についての知識は、まだ予測がつかないが重大な影響を与えるだろうと期待している。

この見解は、また、私たち自身の人生の捉え方を変えるかもしれない。老化が、若いときの活力のために払われる代価だということを知るのは、慰めになると思う人もいるかもしれない。医学の進歩が私たちの寿命を劇的に延ばすことはないだろうということを知ると、落胆もするが、同時にほっとすることでもある。老化しないためのなんらかの薬や運動や食餌を探し求めようとする代わりに、あるがままの人生をありがたいと思い、どんな年齢でも活力のあふれた機能を保つようにしようとするかもしれない。永久に生き続けるということに対するこだわりは、可能である限りは、できるだけ豊かに生きたいという願望にとって替わられるだろう。

第9章 進化史の遺産

「過去」！「過去」！「過去」！
過去よ？　模糊として測り知れぬ追想よ！
豊かな海湾よ？　眠れる人々よ、陰影よ！
過去よ？　過去の無窮なる偉大さよ！
現在というものも、畢竟過去からの生長したものではないか。

——『インドへの航路』ウォルト・ホイットマン（長沼重隆訳、白鳳社）

映画『グラウンドホッグデー』の中で、毎日同じことを繰り返して暮らす不幸なテレビの天気予報官のフィルがレストランに入ると、ちょうど、一人の食事客が食べ物を喉に詰まらせてむせているところだ。フィルは、以前に何度もこの場面に出くわしたことがあるので、あわてずに、あえいでいる男の後ろに歩み寄り、その男のお腹に腕を回して、不意に強く押す。食べ物は、その食事客の気管から吐き出され、また呼吸ができるようになる。その男の命は、フィルとハイムリック法［訳者注　気管に詰まったものを取り除く応急処置］によって救われる。

毎年、約十万人に一人が窒息死している。この死亡率は、自動車事故に比べれば低いものだが、窒息は、人類の進化を通じてだけでなく、脊椎動物全体の進化を通じて、常に死亡の原因となってきた。なぜならば、すべての脊椎動物は皆同じ設計上の欠陥をもっているからである。つまり、私たちの口腔は、鼻の下、そして前方に位置しているが、食べ物の通り道である食道は、胸の中では、空気が通る気管の後ろ側にあるので、その二つの管は喉で交差しなければならない。もし、食べ物によってこの交差点がふさがれてしまうと、空気が肺に届かなくなる。私たちが何かを飲み込むときには、反射メカニズムが働いて気管の入り口を閉じ、食べ物が入らないようにする。残念ながら、実在の機械には完全なものはない。ときおり、反射運動の調子が悪くなり、「何かが間違ったパイプを下がっていく。」この不慮の事態に対しては、私たちにはむせる反射という防御がある。つまり、筋肉の収縮と気管の収縮が正確に同調して呼気を勢いよく出すことにより、誤って入ってきた食べ物を強制的に吐き出すのである。もしこの補助メカニズムがうまく作動せず、気管をふさいでいる障害物が取り除かれなければ、死んでしまうことになる。もし、そう、フィルのような人がたまたまそばに居合わせなければ。

しかし、なぜ私たちには、交通整理のための防御メカニズムと補助のむせる反射が必要なのだろうか。もし、空気と食べ物の通り道が完全に分離していたなら、ずっと安全で簡単だったことだろう。この交差の存在にはどんな機能的な理由があるのだろうか。答えは簡単だ。そんなものはまったくないのである。その説明は、歴史的なものであって、機能的なものではない。魚から哺乳類に至るまでのすべての脊椎動物は、この二つの通路が交差するという運命を背負っている。昆虫や軟体動物のような他の動物のグループでは、呼吸システムと消化システムが完全に分離した、もっと賢明な配置になっている。

私たちが抱えている空気と食べ物の通り道の問題は、遠い祖先、つまり、口のすぐ後ろにある「ふるい」のような部分を通して、まわりの水中から微生物を濾しとって、食べていた微小な動物のころから始まった。その動物はとても小さかったので、呼吸システムは必要なかった。その動物のからだの内部と周囲の水とのあいだを、溶けた気体が受動的に拡散していけば、容易に呼吸はできた。その後、動物が進化して大きくなるにつれ、受動的拡散では間に合わなくなり、呼吸システムが進化したのである。

もし、進化が賢明な計画をもとに進んでいくものだったならば、新しい呼吸システムは初めから設計し直された、賢明なシステムになったであろう。しかし、進化は賢明な計画を立てない。それは常に、すでにあるものをわずかばかり修正して進むのである。消化システムの先端にある食べ物の「ふるい」は、すでにその表面の大部分が流れにさらされていた。特別な修正をすることもなく、その「ふるい」は、内部組織と環境とのあいだで必要とされるガス交換の大部分を供給しており、すでに、一組のえらの役割を果たしていたのだ。この食物の「ふるい」がゆっくりと変化して、さらに呼吸能力が付け加わった。進化の時間を通してまれにおこる小さな突然変異が徐々に蓄積し、そのふるいが呼吸をする効率が少しずつよくなっていった。こうして、私たちの消化器系の一部が、呼吸という新しい機能を果たすようになったのであり、これが、後に、『グラウンドホッグデイ』のペンシルベニアのレストランで、大きな苦痛を引きおこすことになるなどとは予期するすべもなかった。私たちの進化の過程で食物を濾しとって食べる虫であった段階は、未だに、現代の脊椎動物にもっとも近い無脊椎動物の親類の中に見ることができる。それは、

図9-1に示されるように、呼吸と消化の通路が一緒になっている。

ずっとあとになって、空気呼吸の進化は他のいくつかの進化的な変化を引きおこしたが、それが今になって後悔のもととなっている。呼吸器関連の部位の一部が変化して肺が形成されたとき、胃に通じている食道の下部が分岐した。水面で呼吸するための補助的開口部が、顎や喉の上ではなく、鼻の上部の表面にすでにできあがっていた嗅覚器官（鼻孔）から進化したというのはもっともなことだ。そこで、気道が口の上に開き、消化管の前部につながった。空気は、そこから口と喉頭を通って気管が分岐しているところへ戻り、ここを通り抜けて肺に到達することになった。それが肺魚の段階である（図9-2参照）。

その後の進化では、鼻孔からの接続が喉に戻ることになったので、気道は、頭や喉の構造を設計し直さずに、できるだけ完全に消化器系統から分離されるようになった。こうして、二つの機能を兼ね備えた長い通路が、徐々に短くなり、最後には十字型交差だけが残ったのだが、人間を始めとするどの高等脊椎動物も、未だにその後遺症を抱えている。脊椎動物は皆、食べ物で窒息死するというありがたくない機能をもっている。ダーウィンは一八五九年に、純粋に機能的な観点から、以下のことがどんなに難しいかを指摘している。

> 声門を閉める見事な仕組みがあるにもかかわらず、私たちが飲み込む食べ物や飲み物のあらゆる粒子が、肺の中に入り込んでしまう危険を伴いながら、気管の開口部の上を通り過ぎなければならないという奇妙な事実を理解すること［は難しい］。

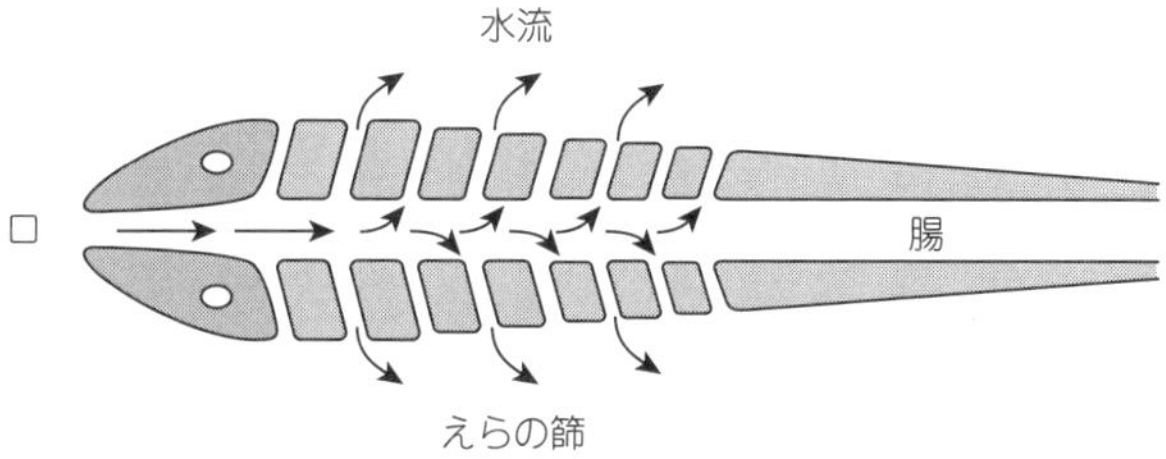

図 9－1

脊索動物幼生と，すべての脊椎動物の絶滅した祖先における，呼吸と消化の経路。からだの前部から後部まで走る水平の線がそれである。

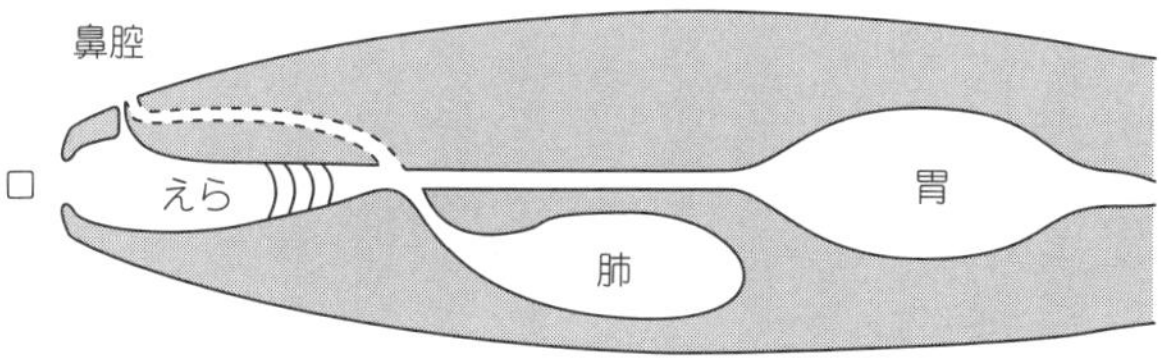

図 9－2

高等脊椎動物の肺魚段階における，呼吸器系と消化器系の進化。真ん中での縦断面を示す。点線はのちに起きた変化で，哺乳類で見られるような，のどの交差点で鼻腔からの管が連結する様子。

人間の場合、発声能力を促進するために修正が加えられたことにより、さらに妥協が行われているだけに、喉の交通規制は、他の哺乳類よりも実際にはいっそう不利になっている。馬が水を飲んでいるところを見たことがあるだろうか。馬は、水の中に口をつっこんだまま、呼吸を妨げることなく水を飲む。鼻の部分の開口部が、気管の開口部と正確に一列に並んでいるので、これができるのである。呼吸の気道は、消化の通路をまたいで橋のような形になっているので、馬が水を飲むとき、橋の左右の空間を利用することができる。不運にも、私たちの気管の開口部は喉のさらに奥の方に入り込んでしまったので、もはやこの橋の連結を作ることができない。少なくとも成人の場合はそうである。赤ちゃんは、出生直後の数ヵ月間は、他の多くの哺乳類と同じように、液体を飲むと同時に呼吸をすることができる。しかし、いったん、人間の言語の前兆である喃語が始まると、もはや、馬のように飲むことはできない。人間が喉を詰まらせてむせることがあるのは、ずっと後になっておこった妥協によってさらに悪化した、大昔の不適応の遺産を示しているのである。

他の機能的な設計の不備

私たちのからだには、このほかにも多くの重大な設計上の欠陥があり、医学的な問題をおこりやすくさせている。もっともよく知られているのは、網膜の内と外が裏返しになっていることだろう。脊椎動物の目は、微小で透明な祖先の皮膚下にあった光感受性の細胞として始まった。これらの光感受性

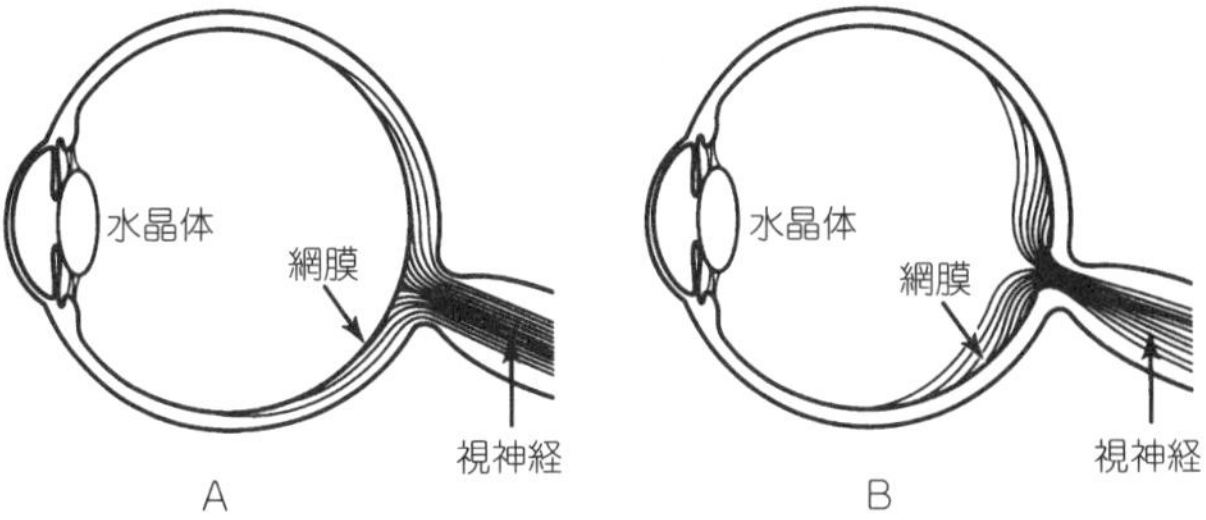

図 9－3

A. 網膜がイカのような位置にある，あるべき姿のヒトの眼球。
B. 実際のヒトの眼球の姿。神経や血管が網膜を貫いている。

細胞につながっている血管や神経は、透明な動物にとってはどちらから来ても同じであるが、外側から来たものである。数億年たった今でも、光は網膜の表面上にあるこれらの神経や血管を通り抜けてから、光に反応する桿体(かんたい)細胞と錐体細胞に到達しなければならない。網膜の神経線維は一束の視神経となり、目から脳に到達しなければならない。視神経が網膜を出るところには穴ができるが、そこには、桿体も錐体も存在しない。これが目の盲点となる。それを確かめるために、左目をつぶり、右目で、消しゴム付き鉛筆の消しゴムのついた先を正面に見つめればよい。目を動かさないで、鉛筆を右の方に動かしてみよう。消しゴムは、視覚の正中線から約二〇度のところで見えなくなるはずだ。左目でも同様に、正中線の左側二〇度のところで、見えなくなる。

　網膜の上に血管があることで、もう一つの問題がおこる。それらは影を作るので、網膜上に無数の見えない点を作り出すのである。この問題を克服するために、私たちの目は、数分の一秒ごとにわずかに異なる場所を走査するように、絶え間なく小刻みにぴくぴくと動いている。こうして得られる大量の情報は脳で処理され、まとまったイメージとして作り上げられる。私たちは、片目で交互に断続的に見ているにすぎないのに、両目で継続的に見ていると感じるようにだまされているのだ。しかしながら、盲点と同様に、影は常に存在している。この効果的な自己欺瞞を示すには、暗室に行き、ペンライトの明るい先を閉じた目の瞼の横に押しつけ、ペンライトのスイッチを入れ、静かに回すように動かしてみよう。うまくいけば、網膜上に平行に並んだ小静脈と小動脈が複雑に分岐しているところの影が見えるだろう。

網膜が裏向きにあることは、脊椎動物に普遍的な欠陥であり、機能的には何の意味もない。食べ物の通路と空気の通路とが不幸にも交差しているのと同様に、その説明は歴史的なものであり、脊椎動物だけにしか当てはまらない。イカの目は人間の目と機能的に類似しているが、神経と血管が網膜の後方から来るので、もっと気がきいている。イカの目には、脊椎動物を苦しめている設計上の欠陥を最小にするような二次的な工夫の必要はないが、それは、彼らにとって食べることと呼吸することとの干渉を心配する必要がないのと同じである。イカや他の軟体動物は、彼ら独自の歴史的遺産として生じている一連の機能的不完全さを備えている。

私たちのもっている裏表が逆転した網膜は、ちょっとした視覚の不備だけでなく、いくつかの特別な医学的な問題の原因ともなっている。網膜内で出血したり、血流がほんのわずか遮られるだけでも、視覚イメージをひどく損なうかもしれないような影を作る。もっと深刻なのは、光を集める面（桿体と錐体）が、眼球の基底をなす内層から、簡単にはがれやすいことである。一度この網膜剥離の状態が始まるとたいへんな緊急事態となり、治療しなければ、失明することもある。これとは対照的に、もっと賢明に設計されているイカの目では、たくさんの神経繊維によって網膜が内側からしっかりと固定されているので、それが剥離することはない。

すべての脊椎動物、あるいは、すべての哺乳類に影響を与えているこれらの欠陥に加えて、人間のみ、あるいは、人間と私たちにもっとも近い霊長類にのみ影響を与えているものもいくつかある。虫垂は、その一つの例である。虫垂切除手術を受けた人は、人体のこの部分がなくてもとくに不都合はないようである。はっきりわかっている限りにおいては、虫垂の唯一の機能的な意義は、虫垂炎をおこさせることである。虫垂は、初期の哺乳類の祖先が栄養価の低い植物性食物を処理するのに使っていた消化器官である盲腸の一部の名残である。ウサギを始めとする多くの哺乳類では、盲腸は未だにこの機能を果たしている。霊長類の進化の過程で、果実や昆虫のようなもっと栄養価の高い食物を食べるようになってからは、盲腸は退化した。なぜなら、それを維持するような淘汰がなかったからである。不幸なことに、盲腸はまだ完全に消滅してはおらず、その痕跡があるために、現在の私たちは、虫垂炎にかかりやすくなっているのである。

それでは、いったいなぜ、虫垂はなくならないのだろうか。虫垂はたしかに、免疫系に対してわずかな貢献をしてはいるが、それは決して重要とは言えない。また、虫垂は、逆説的に虫垂炎によって維持されているのではないかとも考えられる。虫垂は、長くて薄い形をしているので、炎症によって腫れがおこり虫垂の動脈が圧迫されて、その唯一の血液供給が絶たれると、非常に弱くなる。虫垂に細菌がたくさん集まると、血液供給がない限り自分を守ることができない。細菌は急速に増加し、しまいには虫垂を破裂させて、感染と毒素を腹腔全体に広める。虫垂が大きければ、長くて薄いときよりも、わずかな炎症や腫れによって血液供給が遮断されることは少ない。自然淘汰は徐々に、役立たずの虫垂のサイズを小さくするが、虫垂がある一定の直径よりも小さいと、虫垂炎にいっそうかかりやすくなる。そこで、逆説的であるが、虫垂炎による死があるために、少し大きめの虫垂が淘汰上有利となり、何の役にも立たない形質が維持されているのかもしれない。淘汰によって、非常にゆっくりと虫垂の長さが短くなっているのもほとんど確実であるが、一方、虫垂は、自然淘汰の近視眼的な働きによって維持されているのかもしれない。他の痕跡的な形質の中にも、それ以上小さくなるとますます病気にかかりやすくなるからという理由で維持されているものがあるのではないだろうか?

多くの霊長類と大半の他の哺乳類とは、自分自身でビタミンCを作ることができるが、人間はそうはいかない。私たちの祖先が、ビタミンCの豊富な果実を多く食べる食餌に転換したため、四〇〇〇万年くらい前に、たまたまビタミンCを作るための生化学的な装置が退化するということになった。人間と近縁な果実食の霊長類も、人間と同じように食物からビタミンCを摂取する必要がある。すべての動物は、特定の有機物質(ビタミン類)を食物からとらねばならないが、その種類は種ごとに異なる。

物理的な損傷に私たちが弱いということの中にも、さまざまな過去の進化的な発達に起因するものがある。人間の側頭部をひどく打つと、頭蓋骨が割れて脳に損傷をおこし、死に至らしめるか、永久的な障害をおこすだろう。類人猿に同じ一撃を与えても、単に側頭筋を傷つけるか、一時的に噛むことができなくなるだけだろう。この違いは、人間の頭蓋が大きくなり、顎の筋肉組織が縮小したことによる。そのため、偶然に、頭蓋骨に当初あった緩衝作用がなくなってしまった。建築現場の作業員やサイクリストがかぶるヘルメットは、生物学的な欠陥を技術で補うものである。もし、作業員やサイクリストが、ヘルメットをかぶることに無頓着でい続けると、おそらく、これから一〇〇万年ぐらいのあいだに人間はまた、頭皮の下に脳損傷を減らすための厚い組織のパッドをもつことになるだろう。

頭蓋骨が大きくなったということはまた、胎児の頭が骨盤をやっとのことでしか通れないようにしてしまった。女性の骨盤の構造は男性のものとは少し違っており、大きな産道が通うようになっている。また、出産が近づくと、胎児の通り道をさらに広げるために恥骨の関節がゆるむ。それでも、もしも、膣が骨盤の骨の大きな輪の外側、おそらく恥骨の上部の下腹部に開いていた場合に比べて、出産は非常に困難である。膣が骨盤を通っていることは、胎児の頭がさらに大きく進化することへの厳しい歴史的な制約となってきた。大きすぎる頭を、骨盤の骨の輪の中を通らせなければならない制約があるということは、なぜ、人間の赤ちゃんが、たとえば、類人猿の赤ちゃんに比べて、発達段階のあれほど早くに弱い状態のまま生まれなければならないのかに対する説明となっている。

人間の設計に適応的でないものがたくさんあることは、ずっと以前から知られていた。一九四一年にジョージ・エスタブルックスが書いた、『人間、機械的な誤り』という本は、とくに、地面に水平に立っていた四足動物から直立の二足動物に転換したことに起因する解剖学上の構造的な欠陥と、その妥協の数々を説明している。身体の上半身の重さは、脊柱下部にある脊椎を大いに圧迫するので、直立姿勢をとると、水平姿勢よりも大きな筋力が必要となる。骨盤は、本来、背中から腹部に対する重力に抵抗するように設計されたのであり、立っていても、座っていても、垂直にしている限り、私たちの骨盤が抵抗しなければならない前部から後部への力に抵抗するように設計されたわけではない。エレーヌ・モーガンの最近の著書である『進化のきずあと』は、これらの不適応の遺産を読みやすく解説している。

たいしたことはない不快感から深刻な身体障害にいたるまで、医学的な問題はたくさんあるが、これらは直立姿勢と二足歩行に対する私たちの適応が不十分であったためにおこったものである。その中でおそらくもっとも重要なのは、こんなにも多くの人々が経験している、ときおり生じる腰痛だろう。膝や足首や足もまた、驚くほど弱い。どれだけ頻繁に、スポーツ選手が膝や足首の故障のために試合に出られないという話を聞くだろうか。著者の一人は、かつて、バレーボールの試合中に高くジャンプして、着地したときに左足だけしか地面につかなかったことがある。右足は、チームメートの足の上にのってしまったので内側に鋭く曲がり、弱い外側靱帯をひどくひねってしまった。靱帯は、通常、足首を捻挫すると働かなくなる部分である。著者は、翌週、松葉杖をついて授業に参加したが、自分が、旧石器時代のサバンナを移動するバンドの一員でなかったことを喜んだ。また、人間の足首がもっとうまく設計されていないことを残念に思った。

哺乳類の腹腔内の内臓は、腹腔の上壁から垂れ下がるように作られた組織の膜で包まれている。これは、四足歩行する哺乳類にとってはよいが、直立する哺乳類では、組織の膜は、垂直の柱から垂れ下がっているようなものだ。この配置は、はなはだ効率が悪い。消化システムの詰まり、内臓癒着、痔、鼠径(そけい)ヘルニアなど広範囲にわたる問題をおこす。哺乳類的循環システムにも、直立姿勢に伴う妥協が見られる。それは、イヌやヒツジにはうまく作用しているが、私たちの直立姿勢は下肢の圧を上昇させるので、静脈瘤や足首のむくみをおこすことがある。その逆の効果、つまり、脳内の血圧の不足は、横になった状態から急に立ち上がったときに、めまいや一時的な視覚喪失をおこすことに現れている。

ときには、問題に対する身体の反応が、適応であるはずのものとは正反対の場合もある。心筋が弱すぎて、心臓が受け取る血液をすべて押し出すことができないとき、血液は肺や足にうっ滞するので、息切れ、足首の腫れ、その他のうっ血性心不全の症状をおこす。こうなると、余分な体液は排出されるだろうと思われるかもしれないが、心不全の患者は、塩分や体液を失わないので、この血液量の過剰がさらに問題を悪化させる。この反応は、心臓病の患者にとっては非適応的だが、内科医のジェニファー・ウェイルが指摘しているように、この身体反応は、異なる問題のために設計されたものである。自然環境では、心臓が血液を十分に送り出せないような事態はたいてい出血や脱水が原因なので、その場合には、体液の保持のメカニズムがまさに役立つはずなのだ！　心不全は主に老齢でおこるものだが、体内の体液を保存するメカニズムは、一生を通して役立つので、このシステムは、若いときの利益のために維持されている老化の原因のよい例である。

これまで、私たちは、人体の基本的な設計の中の欠陥について論じてきた。これらの欠陥を、単に働き方が不適切だったり、最適値からランダムに逸脱していることと混同してはいけない。個体群の真ん中に位置する方が報われるというのは、簡単に計測できる身体的な特徴には一般的に当てはまる法則である。先に述べたように、平均より翼が長かったり短かったりした鳥は、嵐のときに死にやすい。人間でも、極端に背が高いか、あるいは背が低い人は、平均的な身長の人ほど健康に、長生きできない傾向がある。出産時に平均体重で生まれた赤ちゃんは、平均体重よりもずっと重いか軽いかであった赤ちゃんよりも、たいてい健康である。高血圧、または、低血圧が、正常な血圧ほどよくないことは誰もが知っていることだ。適応的な働きを高く保つには、通常、多くの量的な特徴が最適値の近くに保たれていなければならない。どんな人も完全ではないが、ときおり、さまざまなパラメーターが組み合わさって、驚くべき優秀さを生み出すことがある。しかし、ほとんど完璧な場合でさえも、相当に大きな変動がある。マイケル・ジョーダンと競技するほどのバスケットボールのスター選手なら、それをよく知っているだろう。

多くの設計上の特徴が、不適応ではないにしても機能的根拠をもってはおらず、歴史的な遺産としてしか説明できない。哺乳類では、心臓の右半分が血液を肺に循環させ、左半分が身体の残りの部分に循環させる。鳥ではその逆なのだが、その理由は、鳥と哺乳類がたまたま心臓をどのように特殊化するかについて違う方法をとった別々の爬虫類の祖先から派生したからにほかならない。どちらでも、同じようにうまく機能している。偶然にできた特徴の中には、有効に利用されているものもある。今日生きている人々の多くは、誰でも腎臓が二つあるという偶然の出来事がなかったなら死んでしまっていただろう。腎臓の一つが機能しなくなったり提供されたりすると、残りの一つが二つ分働くようにできている。同じ理屈によって、多くの人は、心臓が一つしかないために死んでいる。私たちに腎臓が二つあり、心臓が一つしかないのは、単に、すべての脊椎動物にはそもそもの起源以来、腎臓が二つあり、心臓が一つしかなかったからである。これは、純粋に歴史的な遺産であり、一方の器官は二つあることの利点や、もう一方の器官は一つだけしかないことの不利な点とは何の関係もないのである。

設計上に欠陥があると数多くの医学的な問題がおきるので、人間の身体にとって悪いものや、たまたまそうなっているものについて長々と説明してきたが、読者の皆さんもまた、これらのほとんどがまさにそのとおりであることを理解してほしいと思う。人間の脳は大きすぎるためにケガをしやすいし、出産の妨げになるかもしれないが、その脳のおかげで、人間は、動物界において最高の認知能力をもつことになったのであり、その能力が生み出すすべての社会的、技術的な進歩は、動物界において他に並ぶものがない。地球の歴史上に存在したどんな種も、未だかつて、農業の発明以来私たちが行ってきたほどに環境を支配してきたものはない。同様に、人間の寿命の長さは、ゾウのように人間よりもずっとからだの大きいいくつかの哺乳類を除けば、他の哺乳類の寿命と比較して驚くほど長い。人間は、他の霊長類よりもおよそ一・五倍も長く生きられるのである。

さらに、人間がもっている他の適応の多くは、他の哺乳類の適応と同等か、それよりもずっと優れている。人間の免疫系はとびきり上等だ。また、目立った設計上の欠陥と、いくつかの個々の不完全さにもかかわらず、私たちの目とそれに関連した脳の構造は、何層にもわたる驚くべき情報処理を備え、視覚刺激から最大限に有効な情報を取り出している。たとえば、もし、タカの視力が人間の視力より何かの点で優れているとすれば、そのような優秀性は、なんらかの別の利点との取り引きで手に入れたものに違いない。暗闇で、人間よりも目がよく見える動物は、明るいところでは、人間ほどにはよく見えない。正常な人間の視覚は、さまざまな状況下で、理論的に最大の感度と識別力に近いものをもっている。ある距離である角度から見た顔を、あとで、他の角度や距離から見たときに同じ顔だとどのようにしてすぐに認識できるのかは、まだ理解され始めたばかりだ。現在のどんなコンピューターも、こんな偉業には及びもつかない。私たちの聴覚は、ある周波数に対してたいへんに敏感なので、これ以上敏感になったら、今の状態よりもよく聞こえなくなるだろう。空気の分子がランダムに鼓膜にぶつかるときの雑音の中にかき消され、意味のある音は聞こえなくなってしまうだろうからである。

最後の仕上げ

これまで、人間が、他の脊椎動物、他の哺乳類、他の霊長類と共通にもっている特性について主に論じてきた。人間が直立姿勢をしていることから生じる問題についての議論は、人間と同じホモ属の絶滅したメンバーにも当てはまる。ここで、約十万年から一万年前のあいだにおこった進化的な変化に重点をおいて、もっと人間に固有の遺産を見ていくことにする。過去一万年のあいだにも、自然淘汰によって人間は多くの小さな点で変わってきたが、これは、進化的な時間の尺度ではほんの一瞬である。一万年、あるいは五万年前でさえ、私たちの祖先は完全に人間の姿をして人間のように行動していた。もし、その当時の赤ん坊を魔法を使って運んできて現代の家族の中で育てることができたとしたら、その子は大きくなって完璧な現代の弁護士にも農民にもスポーツ選手にもコカイン中毒者にもなるだろう。

本章の残りの部分と次章で指摘したいのは、私たちは、とくに、石器時代の状態に適応しているということである。その状態は数千年前に終わりを遂げたが、進化は、それ以来、人口密集した世界、現代の社会経済的な状態、からだをほとんど動かさない生活など、現代的環境の多くの新しい側面に人間を適応させる時間がなかった。単に、職場や、教室や、ファーストフードのレストランのある世界のことを言っているのではない。どんな原始的な農場や、第三世界の村の生活であっても、石器時代の狩猟採集民の世界に適応するように作られた身体をもつ人々にとっては、まったく異常なことかもしれないのだ。

さらにもっと厳密には、私たちは、サハラ砂漠以南のアフリカに特徴的な、半乾燥性の居住環境で、部族社会で生活する人々が経験する生態学的、社会経済的な状態に適応しているようだ。これがまさに、人間という種が生じ、何万年にもわたって暮らしてきたはずのところであり、私たちが完全に今のような人間となり、今日あるような種として認められるようになった後、人間の歴史のおそらく九〇パーセントを過ごしてきたところだろう。それ以前には、それよりはるかに長い期間にわたるアフリカでの進化が見られ、人間の祖先の骨格の特徴から、ホモ・エレクトスやホモ・ハビリスといった他の名前がつけられている。しかし、これらの非常に遠い祖先でさえ、直立歩行をし、道具を作ったり道具を使用したりするのに手を使っていた。彼らの生物学的な側面の多くについては推測しかできない。言語能力や社会組織は、石器や化石から明らかにすることはできないが、彼らの生活様式が、もっと最近の狩猟採集民の生活様式とかなり似ているということを疑う根拠は何もない。

技術的な進歩によって、後に、私たちの祖先は、砂漠やジャングルや森林のような、他の生息環境や地域に侵入することができるようになった。約一〇万年前ごろから、私たちの祖先は、アフリカからユーラシアの一部に分散し始め、衣服、住居、食料の獲得、貯蔵の技術を進歩させることにより、季節的に寒さが厳しい地域にも住めるようになった。しかしなお、地理的、気候的な多様性にもかかわらず、人々は依然として狩猟採集経済の小さな部族集団に住んでいた。穀物を作る農業は、人間の食事と社会経済システムを劇的に変化させたが、それは約八〇〇〇年前に西南アジアで最初に始まり、すぐその後、エジプト、インド、中国でも行われるようになったものである。その後、さらに千年以上もかかって、中央ヨーロッパや西ヨーロッパ、熱帯アフリカに広がり、ラテンアメリカでは独自に始まった。数千年前の人間の祖先のほとんどは、まだ狩猟採集民として集団で生活していたのである。著名なアメリカの人類学者らの言葉を借りれば、私たちは、「追いこし車線を走る石器時代人」なのである。

石器時代における死

あの牧歌的な時代の生活がどんなものであったかを想像してみよう。あなたは、四〇人から一〇〇人の狩猟採集する放浪民の集団に生まれた。その集団がどんな大きさであったにせよ、それは安定した社会集団であった。あなたは、さまざまな近親者に世話をされて育った。たとえ、あなたの地元の集団が、一〇〇人以上の人で構成されていたとしても、その多くは、遠縁のいとこたちである。あなたは、皆を知っているし、彼らとあなたとの遺伝的な関係や婚姻関係も知っていた。その中の何人かをあなたは深く愛し、彼らもまたあなたを愛していた。もし、あなたが愛さない人々がいたとしても、少なくとも、彼らから何を期待できるかは知っていたし、また、皆があなたに何を期待するかも知っていた。もし、ときどき見知らぬ人に会うとしたら、それはおそらく、物々交換の場所であっただろう。そしてあなたは、彼らから何を期待できるかをも知っていた。人口密度が低い世界では、生活必需品——殺虫剤で汚染されていない植物性および動物性食料——は、手に取りさえすればよかった。あなたは、きれいな空気を吸い、産業革命以前のエデンの園のきれいな水を飲んでいた。

牧歌的な過去を想像してごらんなさいと言ったばかりだが、今度は、もっと現実的になるようにお願いしよう。たとえば、騎士道の時代や、スカーレット・オハラが生まれたあの輝かしい南北戦争前の世界のような他の黄金時代伝説と同様、これも作られた神話である。ファンタジーや小説の中でそれを楽しむのはよいとしても、それを、医学や人間の進化に当てはめて真剣に考える誤りはおかさないようにしよう。人間の祖先の狩猟採集民たちが、たいへんな苦難と共に生きていたというのは、不愉快であるが事実である。死亡と繁殖に関して単純な計算を行うだけで、この結論は回避できなくなる。人々は、実行可能な限りの最大限に近い率で繁殖していたにもかかわらず、常に死が繁殖を帳消しにしていた。

もっとも原始的な社会システムでは、女性は、出産可能な年齢になるとすぐに子どもを産み始めるが、栄養的な制限により、しばしば、初産は一九歳くらいまで遅れることがある。妊娠と出産の後、二、三年の授乳の時期があり、それによって排卵が抑制される。それから、母親は、すぐにまた妊娠する。それが、医学的に勧めるべきことかどうかは別問題だ。めったにありえないことだが、母親にずっと繁殖力があって閉経まで生き延びたとしたら、生涯に五人くらいの赤ん坊を産んだことだろう。もっと多くの子どもを産むと、授乳期間を短くせねばならないが、農耕以前の社会では赤ん坊に必要な食料が制限されているので、それはおこりにくかっただろう。

しかし、狩猟採集民の女性が、不妊になるか死ぬまでに、たとえ平均して子どもを四人だけしか産まなかったとしても、成人するまで生き残れた子どもはその半分だけだった。そうでなければ、人口は着実に増加しただろうが、明らかにそうはならなかった。一世紀に一パーセントの増加でさえも、七万年もたたないうちに人口が一〇〇〇倍に増えていただろうが、人口は、農業の発明まで非常に希薄なままだった。人間の歴史のほぼ全部を通して、死亡数が出産数とほとんど同じだったという結論は、このように数量的に回避できないものなのである。過去数世紀、とくに西洋社会の過去数十年において、死亡率が異常に低くなったことは、私たちが前例を見ないほど安全で豊かな時代に生きていることを示している。本書の読者の大部分にとって、自然状態での人間の生活の厳しさと危うさを十分に認識するのは、疑いもなく困難であろう。

石器時代の死亡率は、今日と同様、幼児期にもっとも高く、子ども時代を通して減少していった。集団によっては、幼い子どもの死亡の多くは、両親の経済的な困難のためか、長老によって強いられたものによる嬰児殺しであった。石器時代の生活に関する物語は、捕食者の餌食になることや他の野生動物に攻撃されることを誇張しすぎているだろうが、ライオンやハイエナや毒蛇は常に存在する危険であったし、とくに攻撃を受けやすい子どもを中心に着実に犠牲を出していた。毒や事故による死亡率は、今よりはるかに高かった。

感染症は、あらゆる年齢グループにおいてもっとも重要な死因だったろうが、今日私たちを苦しめている細菌やウィルスによる病気と同じものではなかった。今日の感染のほとんどは、異常に過密な集団の中でのみおこりうるような人間どうしの接触の頻度に依存している。昔は、媒介動物によって運ばれる原生動物や寄生虫が、長期的な病気や究極的な死のごく普通の原因だった。これらの病気の多くは、単に致命的であるだけでなく不快きわまるものである。読者の中には、マラリアがどんなに不快なものであるか、自分の経験から知っている人もいるだろうし、また、マラリアにかかったことがある人から聞いた話を通じて知っている人もいるだろう。そのマラリアでさえ、肝臓その他の内蔵をゆっくりと破壊していくカラアザール（内臓リーシュマニア症）のような他の原生動物による病気や、窒息死を引きおこす肺虫［訳注動物の気道に寄生する線虫］のような寄生虫による病気や、めったに死ぬことはないが子どもが成長して肉体的、精神的に欠陥のある大人になることもある鉤虫症や、象皮症その他を引きおこすフィラリア症に比べれば、たいしたことはない。象皮症の名称は、寄生虫がリンパ管をふさぐために、手足や陰嚢がゾウのように大きく腫れ上がるところから名付けられた。

狩猟採集民にとって、食料はたいてい豊富にあったが、豊かな果物の収穫やときどき得られる大きな獲物の記憶は、定期的におこる飢饉のあいだには、惨めな慰めにすぎなかったに違いない。気候の変化は資源の変動をもたらす。もっとも安定した気候のもとでさえ、食べ物の豊富さは植物や動物の病気によって変動する。食物を確実に保存できる技術が発明される以前は、一時的に食料が豊富にあっても、食料の少ないときに備えて保存することはできなかった。乾燥させたり薫製にしたりしても虫がつくことがあるので、将来の緊急事態のための細心の注意を払って計画を立てても、それが狂わされることはままあったに違いない。

生きるのに不可欠なものが不足することは、直接的にストレスであるだけでなく、けんかの種にもなる。山に住んでいる人々が蛋白質の不足に苦しんでいるときに、谷に住んでいる人々が、湖から豊富にとれる魚をぜいたくに食べていたと考えてみよう。たとえどんなに大きな声で谷の人々が魚とりの独占権を主張したとしても、山の人々は、指導者にその湖に自分たちを連れて行くよう主張したに違いない。もし、魚をとることが、漁師を殺してつり道具を横取りすることであれば、山の人々は、まさにそうする決心をしたに違いない。経済的な必要性がなくても、人間の本性は、しばしば、武器を持って略奪に行ったり、それに伴って人を殺したりする口実を見つけたがるものだ。昔の部族社会にとって幸いなことには、ジンギスカンやマケドニアのアレクサンダー王が行ったような大規模な略奪を可能にした交通やコミュニケーションの技術は、当時は存在しなかった。

もちろん、人間の本質には、もっと高貴な面もある。愛や慈善や正直さといったものがある。残念ことには、こういった特性の進化は、狭い部族社会という環境においてそれらが有用であったことに端を発している。自然淘汰では、近親者に親切にすることが有利となるが、それは遺伝子を共有しているからである。また、約束を守り、自分の属する集団のメンバーや、いつも交易をする他の集団のパートナーをだまさないという評判をもつことも有利になる。しかし、これらの局地的な関係を超えた利他行動をしても個人が利益を得ることはまったくなかった。すべての人間の権利などは、石器時代には進化上決して有利になることはなかった新しい考えである。プラトンが、アテネの住人だけでなくすべてのギリシア人に思いやりをもつべきだと強く主張したときでさえ、この議論は物議をかもしだした。今日、人道主義的な感情は未だに、地域主義や偏屈さからの手強い反対に直面する。実際、これらの破壊的な傾向は、先ほど人間性の「より高貴な」側面と呼んだばかりのものによって増幅されているのだ。ミシガン大学の生物学者、リチャード・アレクサンダーが見事に言い表したように、今日の倫理の中心となっている問題は、「集団間の対立こそが集団内の友好を促進している」ということなのである。

石器時代の生活

人間の本性は、人類学者たちが最近、「進化的適応環境（EEA: the environment of evolutionary adaptedness）」と呼んでいるもののなかで形成された（この言葉は、一九六六年に心理学者のジョン・ボールビーが示唆した用語にもとづいている）。人類学者たちはしばしば進化的適応環境について語るものの、それがどんなものだったかについて、意見の一致があるわけではない。人類学者たちは、数万年も前のわれわれの祖先の生活の仕方や、環境が祖先の遺伝子にどのような影響を与えたかを、目の当たりにすることはできない。彼らは、人骨、石器、洞窟絵画、現在でも原初的な経済社会システムをいまだに維持していると見られる人々に関する情報など、間接的な証拠から、結論を導かねばならないのである。

情報が足りないのは、深刻なことだ。たとえば、歴史的にみて、ヒトの出産は通常はどんな状態で行われたのだろうか？　これは、確固とした答えがわかっていない、たくさんの基本的な疑問の中の一つにすぎない。このような多くの疑問に対する正しい答えは、「それは場合によって大いに異なる」というものだったと考えている。今日、出産に対する態度は、文化が異なれば非常に異なる。それが十万年前には、これほど変異がなかったと考えるべき理由はなにもない。それはまた、社会集団の内部でも大いに異なる。首長の妻に対してみなが手助けしようとする態度は、敵対する部族から略奪されてきた妾に対する態度とは異なるものであったに違いない。食物の豊富な時期に、定住キャンプで出産するのと、食物の少ない時期や、新しい場所への移住の途中で出産するのとでは、事態は異なっただろう。

そのほかの重要な疑問に対する正しい答えも、「場合によりけり」であったろうと考えられる。才能のある詩人や芸術家、その他の高度に知的な活動をする人々に対する報酬は、よき狩猟者やよき戦士と比べてどんなものだったのだろうか？　社会経済状態は、家族間の結合やそのもたらす利益によって、どれほど階層化されていたのだろうか？　遺産相続は、母系だったのか父系だったのか？　子育ての習慣はどんなものだったのだろう？　宗教的な教えとそれによる制約はどんなものだったのだろうか？　宗教はどれほど強い要因だったのだろうか？　進化的適応環境の中でも、社会が異なれば、これらの疑問に対する答えは大きく異なったに違いない。人間の生活に、たった一つの「自然な」やり方などないのだ。

さまざまな進化的適応環境におけるヒトの適応が実に多くの変異をかかえていたとはいえ、私たちが手にしている証拠から、いくらかの一般化を試みることはできる。社会システムは、経済と人口動態によって規定されている。石器時代には、固定的な階級を伴う入り組んだ階層社会などは不可能であった。なぜなら、食料を徒歩で行ける範囲から集めてこなければならない社会集団は、必然的に小さくならざるを得ないからである。同様にして、成員の数がほんの十数人であるような移動する集団の首長が、十数人もの妻を持てるはずはない。農業が発達する以前には、どんな首長も、大聖堂やピラミッドを建設できるほどの土地や富を支配することはできなかった。

社会システムはまた、男女の生理的および構造的違いによっても規定されている。妊娠と授乳という繁殖の生理的コストは、すべて女性が負っている。繁殖のための経済的なコストは、どのような規則で負担されていたのだろうか？　ここでも答えは、「場合によりけり」であろう。現代のヒトの集団について知っていることにもとづけば、ほとんどの文化において夫がかなりの負担をしていることは明らかだが、母親の兄弟やその他の親族による貢献が大きい文化も存在する。同様に、男性と女性のからだがこれほど大きく異なることは、行動にも性差があったことをうかがわせる。男性の方がからだが大きくて力が強いことは、これらの性質が、競争において、とくに配偶者の獲得をめぐる競争において、重要な貢献をしてきたことを示唆している。このことに関しては、第13章で詳しく論じよう。

彼らのよってたつ経済は、おとなも、少し大きくなった両性の子どもも、多くの時間を食物の探索とその調理に費やさねばならないものであった。狩猟採集社会では、通常は、男性が狩猟をし、女性が採集をすると考えられているが、大型獣の狩猟の重要性は、石器時代を描いた読み物の中では誇張されすぎてきた。シカなどの動物に対して有効に使える弓矢その他の武器は、実のところ、石器時代も後期になってから発明されたものである。イヌは、多くの狩猟技術にとって欠かせない役割を果たすものであるが、およそ一万五千年ほど前になるまで、ヒトの伴侶ではなかった。大型動物の肉や毛皮は、狩猟で手に入れるよりも、他の捕食者から盗んだり、彼らが残したものをあさったりして手に入れていた。

石器時代の主要食物は、私たちにとっては食べられないか、あまりにも時間と労力のかかりすぎる食べ物に思われる。ほとんどの動物の肉は、私たちには味がきつすぎるし、固すぎるだろう。野生動物の死体の皮をはいで肉をさばき、食べられる肉をとるための退屈な作業には、誰もが飽き飽きしてしまうことだろう。野生の果物の多くは、たとえ十分に熟している場合でも、私たちには酸っぱすぎ、他の植物性食物の大部分は、私たちには苦かったり匂いがきつすぎたりするだろう。第6章で述べたように、私たちは、今有毒物を避ける適応のおかげで、それらを不愉快に感じる。ヒトが自然に食べてきた食物の大部分は、の私たちの食物よりもずっと多く、調理したり噛んだりしなければならないものだった。家畜化された動物や栽培植物は、より柔らかく、毒性が低く、簡単に調理できるように人工的に作られたものである。

進化的適応環境では、ほとんどの時期は食物がたくさんあったにもかかわらず、村の長老たちは、かつてひどい飢饉があったときのことを覚えていただろう。実際に飢えで死ぬことは少なかったろうが、病気と栄養失調と、やっと食べられるような植物を食べ続けてきたことによる毒の蓄積とが混合したストレスで死ぬことは、よくあったに違いない。このようなストレスは、胎児の流産や授乳の中断、繁殖力の低下、そして、子殺しや老人や病人の遺棄などの行動をもたらしたことだろう。

よそ者嫌いによる他の集団との葛藤に加えて、集団内部でのけんか、飢饉、有毒な食物など、環境からのストレスは数多くあった。私たちが現代の都市の大気汚染に耐えていけるのは、何千年ものあいだ、材木その他を燃やす煙の毒にさらされてきたからかもしれない。床で火をたき、天井に小さな穴しかあいていない小屋に住むことを想像してみよう。進化的適応環境における大気汚染は現在のものとは異なるが、それは現実にあったし、それもかなりの強度であった。石器時代のすみかの臭いは、私たちにはもっとも不快なものだろう。石鹸も、デオドラントもない。水洗トイレも、手軽に洗えるおまるも、便所と呼ぶに値するような設備すらない。さまざまな不用物は、いつもある一定の距離まで運んで捨てられただろう。その他のごみは、それが生成された場所にただ積み上げられていただろう。石器時代の平均的な人々はごみの中で暮らし、状況が本当にひどくなったときには移動した。

子どもたちが育ち、おとなたちは子どもよりも生き延び、みな、悲惨な病気や痛々しい傷、身体障害、衰弱そして死をつねに鋭く意識しながら生きた。そして、遅かれ速かれ、それらを個人的に経験することになった。抗生物質も破傷風の予防注射もない。麻酔も、絆創膏も、目がねのレンズもない。義肢もなければ消毒した手術も入れ歯もない。私たちの遠い祖先たちには、虫歯はほとんどなかったが、彼らの歯には多くの別の問題があった。事故で歯を折ったり失ったりすることもあれば、中年になる前に、文字どおりすり減ってしまうこともあった。硬い植物食は、臼歯を歯茎のレベルまで摩耗させることを、いくつかの化石の頭骨に見ることができるが、現代人の集団にさえもそれは起こっている。

進化的適応環境に関する私たちの記述が、単に恐ろしい出来事のカタログにすぎないように見えるのを避けるため、私たちが問題にしているのが、現在のヒトと同じ喜びも痛みも感じることができ、現在のヒトと同じような知能をもった、完全にヒトになった祖先であることを強調しておこう。血縁と友人の間のきずなは強く、それは、喜びと安全の主要な源泉であったに違いない。食物が豊富な時期には、遊ぶ時間もふんだんにあったろう。ゲーム、音楽、踊り、物語の語り聞かせ、詩の朗読、知的および神学的議論、装飾的な芸術品の創造が行われたはずだ。フランスのラスコーにある洞窟壁画は、およそ二万五千年前に描かれたものだが、人類学者のメルヴィン・コナーは、それは、「宗教的であろうとなかろうと、専門家であろうとなかろうと」、感性の鋭い観察者に「強烈な神聖さの感覚を印象づける」ことで、「旧石器時代のシスティナ礼拝堂である」と述べている。また、私たちの祖先は、逆境のときにも物事のよい面を見いだし、笑いの種を見つける能力をもっていた。マーク・トウェイン作『アーサー王宮廷のコネチカット・ヤンキー』の主人公であるボス卿は、十九世紀に彼が聞き飽きていたのとまったく同じ冗談を、十六世紀のキャンプファイヤーのほとりでも、また聞かされるはめに陥った。私たちは、彼が石器時代にタイムスリップしたとしたら、やはりそこでもまったく同じ冗談をいくつも聞かされることになるだろうと思っている。

第10章
文明化がもたらした病気

あなたは、これで数時間にわたってこの本を読んできたはずだ。このことが、あなたの目に対してどれほど不自然な使い方を強いるものであったか、気づいておられるだろうか。光源は、通常のスペクトラムを含む太陽光だったろうか。おそらく違うだろう。少なくとも、太陽光だけではなかったに違いない。この数時間の読書のあいだ、あなたはどれほど筋肉を使ったろうか。そんなに長いあいだからだを動かさず、敵を見張ったり食物を探したりするために適切な時間を使わずに、どうして身を危険にさらしたり、死んだりせずにいられたのだろう。しかし、あなたはたぶん、十分に食物をとっているだろう。この前最後に食べた食事をとるために、摘んだり、掘ったり、狩りをしたり、釣りをしたりするのに何時間かかったろうか。どれほど、殻を取り除いたり、すりつぶしたり、解体したりするのに時間をかけたろう。もし食物を調理したのならば、燃料を集めて火をつけるには、どれほどの時間がかかったろうか。この二四時間のあいだに、どれほど汗をかいたり震えたりしたろうか。温度を一定に保つように仕組まれた暖房やエアコンとは、いったい何なのだろう。なんて奇妙な世の中だろう！　そして、これはたいしたことのない挑戦のように見えるが、これが長く続くと、あなたのからだに組み込まれた体温制御機構にとってどんな影響が現れるのだろうか。

前章で明らかにできたと願っているが、昔は良かったなどと本当に思っているのは、とてつもなく無知な人々か、非合理的にロマンチックな人々だけだろう。ルソーの「高貴な野蛮人」やフリントストーンのおもしろおかしい生活は、逃避主義的物語の中でこそおもしろいが、現実は、現在の私たちの生活に比べれば、また、移動生活が農業にとって替わられたころの生活と比べても、つらく、悲しいものだったのだ。農業は都市の文明を導き、長持ちする建築と、それに伴う芸術作品を生み出し、航海術その他の技術の発展によって、遠くの土地を探検することができるようになった。有蹄類を家畜化したことで、以前には数人がかりの仕事が一人でこなせるようになった。それはまた、輸送手段に革命的な発展をもたらした。技術がどんどん進歩することにより、ますます多くの人々にとって、物が不足することも移動の制限もますます少なくなってきている。

私たちが現在享受しているような安楽で楽しい生活の長期的結果は、ほとんどの場合、恩恵があるか、または害のないものだが、私たちが今日享受している利点の多くは、負の面もある複雑な恩恵である。恩恵には損失が伴う。そして、もっとも大事な恩恵ですら、健康を損なうことがあるのだ。その証拠としては、人生の初期に死亡率が低いことの影響を見るだけで十分である。今や、若いうちに天然痘や虫垂炎や難産や狩猟のときの事故で死ぬ人の数が少ないので、年をとってから、癌や心臓発作で死ぬ人の数が、数世代前よりも格段に多くなっている。これは、より多くの人間が、そのような病気にとくにかかりやすくなるような年齢まで生きていることによる。一〇歳または三〇歳でライオンに食われなかったことの代価は、八〇歳で心臓発作をおこすことなのだ。現代のような食料生産、医療、公衆衛生があることや、工場でも家庭でも安全であることにより、人々が老齢まで生き延びる確率を格段に増やした。不幸なことに、加齢の影響が大きくなったことは、よい暮らしに伴う唯一の悪い側面ではない。

環境が新しくなると、しばしば、それまでは目につかなかった遺伝的な悪者と交互作用をおこし、それらがさまざまな表現型をより多く作り出すようにさせるので、そのうちのいくつかは、通常の範囲を越えたものとなってしまう。遺伝について述べた章ですでに描写したように、このような異常は、危険をはらんだ遺伝子型が新奇な環境に出会ったときに初めて生じてくるのである。物理的、化学的、生物学的、社会的に新奇な影響は、一部の人々には問題をもたらすが、他の人々には関係がなかったり、その人の特定の遺伝的基盤によって、異なる影響を与えたりするだろう。ヒトにおけるそれらの実例については、すでにいくつか述べてきた。識字社会では、近眼の遺伝子は問題を引きおこすが、私たちの祖先の時代には、それは何の困難をももたらさなかったのだ。

私たちが食物を手に入れる方法は、私たちの環境を変え、それがまた新たな問題を作り出している。何千年も前、私たちの祖先の一部は、野生のヤギやウシを狩っていた。狩猟者たちは、獲物を狩って食料にしたり、皮をはいだり、その他の資源にしようと思って、何時間も獲物を追跡したはずだ。彼らはときどき、明くる朝早く、前日に追っていたのと同じ動物の群れに出会ったことだろう。もし動物を二日続けて追いかけることができるのなら、三日、一週間、いや、一ヵ月でも追いかけることはできるだろう。どれくらいたったあとで、狩猟者たちが、その動物の群れを自分のものと見なし、オオカミや他の狩猟者や捕食者を追い払い、はぐれた個体を連れ戻して大きな群れを維持するようになったのだろうか。こうしてだんだんに、狩猟者が遊牧民になっていったのだろう。

祖先の中には、もっと菜食主義者だった人々もいて、植物の中には、意図的に植えるとのちに大きな収穫を見込めるものがあることに気づいた。たがやして、種をまいて、肥料をやって、もっとも収穫の多いものだけを選んでいくことは、すぐにも標準的な仕事となり、徐々に、食料生産を増やして安定なものにさせたことだろう。地域的に人口が増えたことが、農業の発明を促したり、近隣の集団から農業の方法を取り入れることを促したと考えられている。それが本当かどうかは別として、農業のおかげで、狩猟採集社会では支えることのできなかったほどの多くの人口を支え、定住的な生活をすることができるようになった。人口密度が増えたことは、また新しい問題の源泉となったが、それについては、本章および次の四つの章で述べることにしよう。

現代の食生活の不適切さ

逆説的であるが、牧畜と農業によって食料生産が増えたことは、栄養の不足をもたらした。一ブッシェル［約三五リットル］の小麦の中には、一握りの野生のイチゴよりも多くのカロリーと蛋白質が含まれているが、イチゴの方が多くのビタミンCを含んでいる。農業をしている集団にとって、小麦がほとんどのカロリーと蛋白質とを供給するのであれば、狩猟採集でバラエティに富んだ食事をしていたときよりも、ビタミンやその他の微量元素の欠乏がおこりやすくなる。もしも、小麦その他の農産物を、肉や卵やミルクを供給してくれる家畜のえさとしても与えるのならば、農民の食事はずっと改良されただろうが、それでもビタミンCの欠乏は重大な脅威である。

ビタミンCの欠乏が二十世紀に入ってまで続いていたアイスランドが、そのよい例である。アイスランドの農民たちは主にヒツジを飼い、ヒツジたちは近郊の野草を食べていた。もっと羽振りのよい農家は乳牛も飼っていたが、ヒツジの肉が主たる食物源であり、羊毛をデンマークの植民地に輸出することが、主な産業であった。そうやって稼いだお金で農民たちは、小麦粉や、コーヒーや砂糖などのぜいたく品を輸入した。ここまでにあげたもののどれ一つとしてビタミンCを含んでいない。それは、ブルーベリーその他の野生の植物から得ていた。不幸なことに、そのような野生植物の供給は、はっきりと季節が限られている。食事にまったくビタミンCが含まれていない冬や春のあいだ、一見したところ頑丈で健康そうなアイスランドの農夫たちの多くが、歯茎から出血したり、だるさを覚えたり、抑うつに陥ったりした。それは、典型的な壊血病の症状である。壊血病の強さは個人によって異なり、家族の中でも、ある者はひどく病気になったが、他の者はそうでもなかった。

冬の壊血病をうまく生き延びた者たちには、民衆の知恵が救いの手を差し伸べた。沼の氷が解けるとすぐに、人々はアンゼリカの根を掘る。それは、たいそうなビタミンCの供給源である。俗に「脚気草」と呼ばれているものも、同じころに芽を出し、同様な目的で食べることができる。このような野生の植物が壊血病を治すことができるということは、長距離航海の水夫たちのあいだで壊血病の予防にレモンが使われるようになる前から知られていた。壊血病は文明病である。人々が家畜や栽培植物に多くを頼るようになる前は、アイスランドの農民や何ヵ月も航海に出る水夫たちのような、異様な食事はありえなかったのである。
イギリス人の水夫が行ったような外洋航海や、アイスランドへの最初の植民者が行ったような航海が出現するずっと以前、人々は、農業が原因で生じる他の欠乏症に悩まされていた。およそ一五〇〇年ほど前、アメリカ合衆国の中南部に住んでいた先住民の一部が狩猟採集生活を捨て、トウモロコシとマメの栽培を始めた。その変化は、彼らの人骨にはっきりと残されている。より初期の人骨に比べ、農民の人骨は平均して頑丈さが足らず、ビタミンB群と、おそらく蛋白質の欠乏の効果をしばしば示していた。これらの欠乏にもかかわらず、農民たちは、狩猟採集民だった先祖たちよりも、飢えで死ぬことは少なかっただろう。彼らは、先祖たちよりも繁殖力が高かったかもしれない。なぜなら、トウモロコシとマメをつぶしたものは、離乳食となったからだ。それはともかくとして、彼らは健康ではなかったということが重要な点である。

このように、これらの文明病は、のちにテネシーとアラバマとなる地域に一五〇〇年前から存在していたのだが、それは、他の大陸でそれより前から農業が行われていた地域で見られるようになるよりも、ずっと先んじている。同じような栄養の欠乏は、今日の第三世界に住んでいる貧しい人々のあいだでも見られる。私たちの石器時代の祖先は、しばしば食料の欠乏に遭遇したに違いないが、カロリーが十分にありさえすれば、ビタミンやその他の微量元素も十分にとっていたはずである。特定のビタミンやミネラルが欠乏するという事態は、ほんのここ一万年ぐらいのあいだに生じたことにすぎない。

私たちは今日、ビタミンやミネラルが必要なことを知っており、現代のさまざまな食物から、多くの古の農民たちよりもずっと多くのビタミンやミネラルを摂取している。薬品の売り上げがどんどん伸びていることとは裏腹に、現代人でビタミンの補給が必要な人はほとんどいない。もしも、さまざまな種類の果物や野菜を、それもまったく調理していないものを食べ、同時に大量の穀物、豆類、動物性食品を食べていれば、必要なビタミン、ミネラルその他の栄養はすべてまかなえる。今日の私たちにとって脅威なのは、祖先たちが直面した栄養の欠乏ではなく、栄養の取り過ぎなのである。

現代の栄養の取り過ぎ

ある賢い人が言ったことがある。クリスマスから新年にかけての祭日に食べ過ぎを心配することにあまり意味はない。新年とクリスマスとのあいだに何を食べるかを心配した方が、よほど意味があるというものだ。もちろん、一週間で食べ過ぎることはできる。それどころか一回の食事でも食べ過ぎることはできるが、それは、石器時代でも同じであったし、私たちは、そうしないように仕向ける本能を備えている。もうお腹が一杯で、蜂蜜につけたクリスマスのハムでさえ、もうこれ以上は食べたくないと感じるときがくる。普通は、これで食事はおしまいになり、私たちの祖先のときと同様、これ以上、消化と解毒と吸収の負担をかけないようにさせる。現代の栄養の過多の大半は、ゆっくりと長期にわたって食べ過ぎた結果である。

石器時代には、もっとも甘い果実をとって食べることは適応であった。こういう適応を身につけた人々を、マシュマロやチョコレートエクレアで一杯の世界においたら、いったいどんなことがおこるだろう。多くの人は、それと同時にモモがおいてあったら、これらの現代の甘味の方を選ぶだろう。その方が、石器時代に手に入ったどんな果物よりも甘い。マシュマロやチョコレートエクレアは、動物行動学者が「超正常刺激」と呼ぶものを表している。その古典的な例は、ガンが示している。もしも巣から卵が転がり出てしまうと、巣についているガンは、それを顎で自分の方に引き寄せる。彼女の適応は、「目立って卵のような形をしたものがそばにあったなら、それを巣の中に入れねばならない」というものだ。彼女の巣のそばに、テニスのボールと卵とを並べて置いたらどうなるだろうか。彼女はテニスボールの方を好んで引き寄せるのである。味覚などの他の感覚モードにおいても、超正常刺激は存在する。今度、リンゴの代わりにアップルパイに手を伸ばしたときには、卵よりもテニスボールを暖めねばならないと思っているガンのことを思い出してほしい。

私たちの食事に関する問題は、石器時代の条件下で進化した味覚と、それが現代にもたらす影響とのミスマッチである。脂肪、砂糖、塩は、私たちの進化の歴史のほとんどすべてを通して、常に不足していた。ほとんどの場合、ほとんどすべての人が、もっとこれらの物質を食べた方が健康によく、より多くそれらを欲しがり、手に入れようとすることは、常に適応的であった。今日、私たちのほとんどは、生物学的な適応である以上に多くの脂肪や砂糖や塩をとることができ、数千年前の私たちの祖先が手に入れられた量のどれよりも多くを手に入れている。図10-1は、これらの物質の摂取量とその利益とのあいだの関係を描き、石器時代の部族生活者が採食で得られた量と、現代の高給取りがグルメ・レストランで摂取する量とを対比させたものである。

現代社会における、阻止可能な病気のほとんどは、脂肪過多な食事の悪い効果の結果生じている。心臓麻痺と心筋梗塞は、一部の社会集団における成人死亡のもっとも多い死因であるが、それは、動脈がアテ

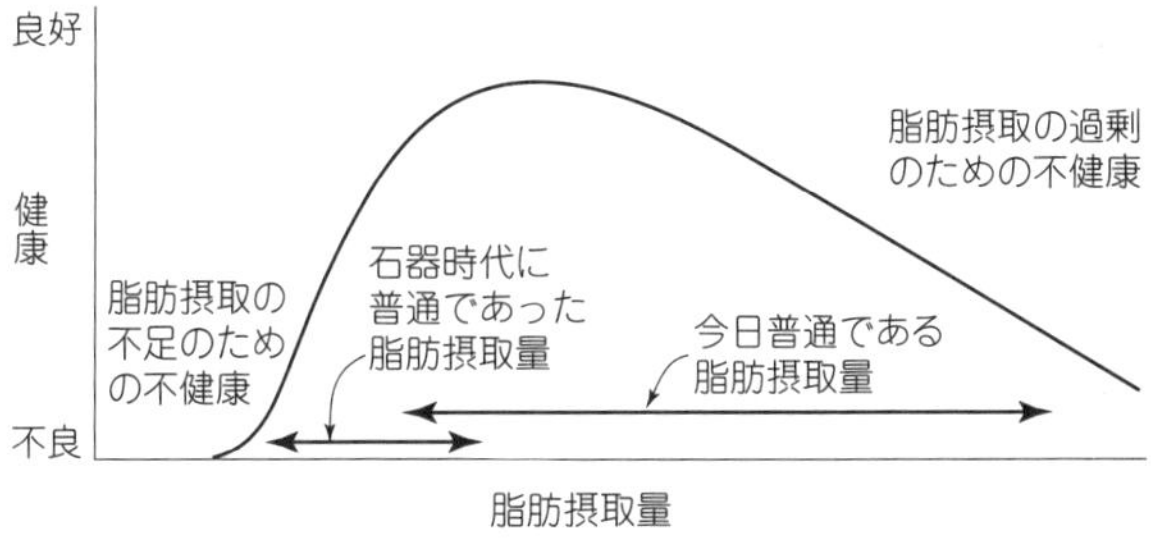

図 10－1

健康と適応度が，月間脂肪摂取量のような，資源の手に入りやすさに依存しているという私たちの見解を示した図。石器時代には，脂肪は，ここに示した線を越えて手に入ることはめったになかったと考えられる。今日では，もともと適応的であったはずの脂肪に対する渇望によって，右側の右下がりになった曲線のさらに右にまできてしまったと考えられる。

ローム性の硬化をおこすことから生じる。高脂肪の食事のために、癌の発生率もうなぎ登りに上昇した。糖尿病のほとんどは、脂肪の取り過ぎで肥満になることから生じる。平均的なアメリカ人の食事のカロリーの四〇パーセントは脂肪由来であるが、平均的な狩猟採集民では、それは二〇パーセント以下である。私たちの祖先の中には、大量の肉を食べていた人々もいたが、野生動物の肉は脂肪含有量がたったの一五パーセントである。ほとんどの人にとって、たった一つのことで自分の健康を促進しようとすれば、それは、食事の脂肪含有量を抑えることである。

著者のうちの一人は、他の三人の仲間と一緒に、農家が殺虫剤を使っていることで近隣の住民の健康が脅かされているという主張を聞くために、早朝旅行に出たことがある。朝食のために立ち寄った食堂での出来事は、今でも鮮明に記憶に残っている。仲間の一人が、彼のパンケーキの小麦粉と卵はほぼ確実に不自然な殺虫剤や抗生物質で汚染されており、あと十年か二十年したら、そのために癌になるのだろうと嘆いた。それはそうかもしれない。しかし、そんな毒物は、彼が食べているソーセージやバターだらけのパンケーキに含まれている異常な量の脂肪や、すべてを浸しているシロップの極度に高いカロリーに比べれば、彼の将来の健康には、それほどたいした影響はしないだろう。そのような食事を長いあいだにわたって続けていけば、妙な化学物質が微量に含まれていることよりもずっと、将来の健康に影響を与える。

ある人々は、他の人々よりも、このような栄養の取り過ぎに陥りやすい。このことは、やせ過ぎから太り過ぎまで、さまざまな人がいることからも示される。太り過ぎの人は、栄養の過多に付随する循環器系の病気にかかりやすく、さまざまな種類の癌の発生率も高い。この一般的印象は、近年の研究によって支持されている。ミシガン大学の遺伝学者、ジェームス・ニールとその共同研究者たちは、アリゾナのピマ・インディアンたちを慢性的な栄養失調から解放しようという努力が、期せずして、肥満と糖尿病の蔓延を招いてしまったことを指摘している。肥満と糖尿にかかった人々は、彼が言うところの「倹約的遺伝子型」の人たちで、食物のエネルギーを極度に高い効率で抽出し、貯蔵することができるのである。普通だと思える食事では、多くのピマの人々は徐々に体脂肪の蓄積を増加させてしまう。このことは、しばしば飢饉がおこるような世界では適応的であったに違いない。脂肪を大量に蓄積できた人は、長く続く食物不足の時期に、もっと効率よく脂肪を蓄えられなかった仲間たちよりもよく生き延びたのだろう。倹約的遺伝子型は、食物の欠乏などありえない世界では適応的でない。もっとも飢饉に適応している人は、病気その他の困難に襲われるまで、どんどん脂肪を蓄え続けるだろう。

栄養の過多は、健康を脅かすもののうちでもとくに治しにくいもので、ちまたで行われている解決策の多くは、よい結果よりも悪い結果を引きおこす。自分から食事の摂取を制限すると、からだの制御機構は、食糧危機が訪れたと解釈するかもしれない。その結果、基礎代謝量がリセットされ、カロリーをさらに有効に使うようになって、さらに脂肪が蓄積されるようになるかもしれない。食事を制限することのもう一つの帰結は空腹感が激しくなることで、その結果、ときに大食いをしてしまう。人工甘味料の研究から、これらは人々をやせさせることができないことがわかったが、それは、予測されることかもしれない。人類の進化を通じて、口中に感じる甘さは、胃の中の砂糖の量とその後の血糖値とをよく予測する指標であった。そこで、甘味の感覚がすばやく代謝プロセスをリセットし、蓄えられた脂肪と炭水化物を血糖に変えるのをやめさせるとしても不思議はない。このことが適応であるのは、本当に胃の内容物がこの変化にすばやく対応するときだけである。もしも砂糖の信号が偽であったならば、血糖値がすぐに足りなくなり、空腹感がもたらされて、キャンディーのようにすばやく血糖値を上げるような食物を欲しがることになるだろう。人工甘味料にそのような効果があることは、ほとんど気づかれていない。同じような悲劇は、栄養価のない脂肪の代用物にも当てはまるに違いない。現在では、アイスクリームのような見た目と味がするが、砂糖の含有量が低く、まったく脂肪を含まないデザートが存在する。こんなしろものは、からだの代謝制御機構にいったいどんな信号を送るのだろうか。

農業以前の社会では、虫歯はごくまれであった。歯医者が石器時代の適応に必要であったものを知っていたならば、二十世紀にこんなに歯の治療が多いのは、何か新奇な環境が影響しているに違いないととっくに気づいていただろう。それは、今では、頻繁に長期にわたって歯を糖分にさらすことであるとわかっている。そうすると、歯についた細菌に養分を与えることになり、それが酸を作り出すので歯のエナメル質を溶かすのである。この点でも、食物に含まれる糖分が悪い影響を与えるという先史時代の証拠がある。

現在のアメリカ合衆国のジョージア州にあたる地域から出る、千年以上も前の人骨に、多少虫歯が見られる。虫歯は、トウモロコシを主体にした農業が導入され、おそらくはそのころにコーンシロップが出回るようになってから急増した。また、ヨーロッパ人の植民者が他のかたちの糖分を持ち込んでから、さらに増加している。

虫歯は、専門的に言えば栄養の問題ではなく食事の問題であり、多分に文明病である。それが徐々にたいした問題でなくなってきているのは、よいニュースだ。虫歯は、一九四〇年以前に生まれたアメリカ人にとっては、思春期や若い成人期の大問題であった。フッ素治療などの予防措置が発達するにつれ、この問題は改善されてきたが、それ以前には、糖分がよくないのだということを認識するのが、もっとも大事なことだったのである。

図10-1のような単純な規則性とその描写とは、常に概念的に単純化し、他のすべてのことが同じであれば、という仮定にもとづいている。カロリーも脂肪含有量も高い食事は、ある人には高すぎるが、他の人には最適であるかもしれない。多くは、年齢、からだの大きさ、性、繁殖の段階、遺伝的要因、そしてとくに活動のレベルによっている。初期の小規模な農民は、進化的視点から見れば正常と思われる活動レベルを保っていた。プロの運動選手、ダンサー、カウボーイ、その他のいくつかの職業集団の人々を除けば、現代の工業化社会に住む人々のほとんどは、異様に少ないエネルギー支出しかしていない。車輪付きの椅子にすわって仕事をする人、車の運転席に座っている人、電気掃除機を使っている人や電動芝刈り機を使っている人も、動かない生活をしており、暇なときにはもっと動かないかもしれない。

人類進化のすべての時期において、環境が許す限りのんべんだらりとしてエネルギーを節約することは、適応的であった。エネルギーは絶対に必要な資源であり、それを一つも無駄にすることはできなかった。今日、このような「楽にしよう」という適応は、私たちをテレビの前にすわってテニスの試合を鑑賞するように仕向けるが、本当は、自分でプレイした方がよほど適応的なのである。こんなにだらだらしていると、栄養の取り過ぎの効果が上がるだけだ。平均的なオフィス労働者は、一日中、貝を掘ったり、まばらに生えている高い木から野生の実を集めたりしている方がずっと健康的になれるだろう。数千年前の私たちの祖先は、オフィス労働者が地下室に置いている高価で複雑なフィットネス・マシンを見て、そしてそれが実際に使われているところを見て、いったいなんと思うことだろうか。

中毒

歴史的、人類学的証拠によれば、アヘンその他の習慣性の薬物は、人類の歴史を通じていつでも存在し、人類が住んでいたどんな地域でも、中毒の可能性をもった一つまたはそれ以上の物質が作られていた。中毒をおこす物質のほとんどは、植物が、自分を食べる昆虫や草食動物を撃退するために作り上げたものである。多くは神経系に働きかけ、そのうちの一握りのものが、たまたま人間に快感を引きおこす。アルコールは十分に熟した果実の中に存在し、果物のジュースを保存しておくと、アルコール含有量が数パーセントに及ぶ飲み物ができる。

化学物質の濫用は、今日では、産業化以前の社会におけるよりも重大な問題になっているが、それは、過去数百年から千年における技術革新のためである。すべての家庭が自家用のワインその他の醸造酒を小さな桶と原始的な設備で作らなければならなかった時代には、毎日大量に飲むほど所有している人は誰もいなかった。都市文明は、専門的なワイン業者と醸造業者を生み出し、裕福な階層の連中が欲しいだけ手に入れられるようになるほど、大量のアルコール飲料を作り出した。保存と輸送の方法が改良されると、イギリスの住民がローマのワインで酔いつぶれることができるようになったが、おかげでアルコール中毒の頻度が増えることとなった。

アル中にさらに拍車をかけたのが、蒸留技術の発達である。数パーセントのアルコールを含む飲料がたやすく手に入るようになると、それを蒸留して、さらにアルコール含量の高い飲み物を作り出すことができる。ワインやビールを飲むよりも、ジンを飲んだ方がアル中になるのは簡単だろう。さらに最近の技術革新により、アヘンからヘロインが、コカインからクラックが簡単に作れるようになったが、これらの物質は、天然に存在するものよりもすばやく中毒に至る、高濃度物質である。皮下注射の発明も、同じ話に一役買っている。同様に、新たに栽培されるようになったタバコから作られた紙巻き煙草は、喉に対する刺激が比較的少なく、ニコチン中毒者の数を劇的に増した。中毒の可能性は太古の昔からあったものの、現代の薬物濫用の氾濫の多くは、私たちの環境が異様であることの結果である。

もちろん、新聞を読んでいる人なら誰でも知っているように、中毒は遺伝性の異常である。そういう新聞記事を書いたり読んだりしている平均的な人々のうち、どのくらいの人々がその意味をきちんと理解しているかは定かでないが、私たちが理解しているところは、第7章で論じた、遺伝的な気まぐれである。なかには、しばしばカクテルパーティーに出席し、食事のときにワインやビールを飲み、ときたま週末に飲みすぎることがあっても、アルコール中毒の兆しがまったくない人もいる。このことに関連した気まぐれ遺伝子をもった人の中には、同じ量のアルコールを摂取していても、徐々に摂取量が多くなり、最後には中毒を満たすために途方もない金額を消費して、仕事も社会的関係も維持できなくなるまでに至る人もある。このような気まぐれ遺伝子のもたらす効果は、文明が、蒸留酒や六本缶パックを作り出すまでは、最小限にとどまっていたのだろう。アルコール中毒やその他の薬物中毒は、これも文明のもたらした病と結論してよいだろう。

現代の環境に由来する発達上の問題

十分に運動をしないことによりもたらされる問題は、肥満や高脂肪の食事に伴うもの以外にもあると考えられる。たとえば、ヒトの発達の過程でこれほど多くの人々が犬歯を機能的にうまくいかない位置に生やし、親知らずでこれほど苦労するというのは、進化的には意味をなさない。現代の子どもの多くが歯列矯正のお世話になり、のちに多くの大人が、高価で痛い手術で親知らずを取り除かねばならないのだとしたら、それは環境に何か悪いことがあると示唆している。

その一つの可能性は、顎の運動の要求が満たされていないことだ。石器時代のどんな一〇歳の子どもも、現代のポテトチップ、ハンバーガー、パスタのような柔らかくて噛みやすい食物を食べてはいなかった。彼らの食事は、現代のどんな子どもも遭遇したことがないほどの、長時間にわたる活発な咀嚼を要求するものであったに違いない。そこで、人生の早い時期に顎の筋肉を十分に使わないために顎が未発達になり、それが、間接的に、そのまわりの骨の構造をひ弱で小さくさせてしまうのではないだろうか。ヒトの歯の発達はもっと自動的に進行するが、歯の発達は、顎の構造が一定の大きさと形になることを前提としている。しかし、その構造自体は、発達の途上における使い方が十分でなければできないだろう。本来の場所からはみ出してしまった犬歯や十分に生えてこない親知らずも、文明病の一種かもしれない。もしも、長く強く咀嚼することが、子ども時代に身につけるべき特権的運動だと見なされるようになれば、歯の問題のほとんどは防げるかもしれない。たぶん、学校ではチューインガムをもっと奨励すべきなのだろう！

ほかにも、子ども時代の不自然な行動が不自然な発達を招く恐れのあるものがある。教室の椅子に何時間もすわっていることは不自然である。石器時代の子どもに、こんなことが要求されたことはなかった。彼らがじっとしていたときには、すわっていたのではなく、しゃがんでいたはずである。石器時代人はまた、しゃがんでいたところから膝をつき、それから歩いたり走ったり、他の活動へと簡単に移行できたはずである。今日、多くの人が腰痛を訴えるのは、子ども時代に何時間も不自然な姿勢を強いられたからではないだろうか。子どもたちに、椅子にすわるよりもしゃがむことを勧め、授業の合間にもっと運動したり歩いたりさせたなら、のちにおこる問題の多くは避けられるかもしれない。

ミシガン大学の医者、アラン・ウェーダーとその同僚のニコラス・ショークは、高血圧も文明病だと理解しようとしている。私たちの食事の中に塩がたくさん含まれすぎていることを強調するのではなくて、彼らは、大きなからだを支えるためには血圧は高くなければならないのであって、思春期の成長のスパートのときには、血圧を上げるようなメカニズムがあると指摘する。祖先の環境では、このメカニズムは、小さなからだのサイズの範囲で調整を行っていたのではないだろうか、と彼らは論じている。現代では、栄養十分の環境にいるものだから、過去にはほとんどなかったほどに大きなからだが、短時間のうちに作られる。血圧を制御しているメカニズムは、それが本来設計された範囲を越えたところで調整を行わねばならなくなっており、しばしばはずれて、高血圧をもたらしてしまう、という考えである。

人生の初期に新奇な環境にさらされることから生じる目の異常は、近視だけではない。ごく最近になって医学が明らかにしたところでは、生後の数週間または数ヵ月以内にどのように目を使うかが、視覚の正常な発達にもっとも重要だということだ。なんらかの理由で、片方の目をよく使うと、目の機能をつかさどっている脳の部位の割り当てに変化がおこり、子どもはのちに、奥行き知覚のために両眼視を使うことができなくなることがある。新生児黄疸に対する処置として、二四時間の明るい照明が使われることがあるが、そうすると、ずっと後になってからしか気づかれない色覚の異常をもたらす。常に大きな音、とくに現代の機械が出すような単調な音にさらされていると、聴覚の発達障害をおこす赤ん坊がいると聞いても、それほど驚くにはあたらないだろう。

現代の環境に由来するその他の病気

寒い気候は、人類にとっての新奇な環境と見なすことができる。季節的に寒くなる環境に人類が進出していったのは、着物や火などの技術的発達ののちであり、それは、たかだか数万年前のことにすぎない。私たちは今でも、この地上のほとんどの場所で、冬を生き抜くためには、これらの人工物またはそれに相当する現代の発明品を使わねばならない。凍傷や低体温症のような新奇な環境的脅威に対処するために、私たちは、生物学的構造の不十分さをテクノロジーでカバーしている。

しかし、高緯度地方では、低温になることだけがストレスではない。モントリオールやモスクワのような場所で私たちが生きているようにさせている着物や住居は、それ自体、健康に害を及ぼす。人間がビタミンを作るには、肌を日光にさらさねばならない。もしも私たちが一日のほとんどを家の中で過ごし、外に出るときには、からだの大部分を衣服でおおっているのであれば、私たちのからだが合成するビタミンDの量は、アフリカのサバンナで裸の狩猟採集民が合成する量のほんの何十分の一ほどになってしまい、それは、私たちの代謝の必要からはほど遠いものとなるだろう。幸いなことには、この物質を作るには、光からの合成だけが唯一の方法ではない。ある種の食べ物を食べることによっても、ビタミンを補給することができる。残念なことに、そのために適当と見られる食物は、実はほんのわずかしかビタミンDを供給しない。健康を損なう欠乏症は、主にカルシウム代謝の異常と関連しているのである。

ビタミンD欠乏によるもっともよく知られている病気はくる病で、これは子どもの発達障害である。症状はいろいろだが、もっとも重要なのは、骨の発育不全である。カルシウムの蓄積が不十分なため、骨が柔らかく、弱くなり、異常な形になってしまう。この病気は、誰もが太陽をふんだんに浴びている熱帯地方ではまず見られない。また、日本やスカンジナビアなど、伝統的な食事に魚などのビタミンDを多く含むものがあるところではまれである。しかし、一時期、たいへんな数のイギリスの子どもたちがこの病気にかかっていたので、イギリス病と呼ばれたこともある。

くる病はまた、ミルクにビタミンDを補充するのが普通となった一九三〇年代まで、北アメリカの諸都市でも非常に多く見られた。白人の子どもよりも黒人の子どもの方が、くる病にかかりやすい。一般に、人種による肌の色の違いが適応であるかどうかについては、怪しい説が多いが、色の薄い肌の方がくる病にかかりにくいという説明に関しては妥当なものだろう。最初に地中海を越え、アルプスを越えた人々の肌の色は、かなり黒かったに違いない。彼らが到着した場所は森林におおわれ、空にはしばしば雲がかかっていた。一年のおおかたを、彼らは洞窟やすきま風の吹き抜けるさしかけ小屋で身を寄せ合って過ごしただろう。外に出かけるときには、毛皮や編んだ衣服で身をおおい、薄日の太陽にさらされる肌はほんの少しだったろう。その結果、多くの人々がビタミンDの欠乏のために適応度が下がったに違いない。たまたま、より少ない色素をもっていた人々は、ビタミンDの合成のための太陽光をより多く受け取ることができるので、肌の色のより濃い同僚たちよりもうまく生き延びただろう。

こうして、白い肌が、およそ数百世代のあいだに進化してきたのかもしれない。こんなにすばやい変化がおこったのは、形質を失う方が、形質を大きくしたり複雑にしたりするよりも簡単だからである。洞窟に住む動物は、数千世代のあいだに、からだ中から色素を作る能力を失うが、それは単に色素の維持に淘汰がかからなくなったというだけの原因による。色が薄いことに実際に利益があったなら、変化はずっと速くおこるだろう。アジアの寒冷地方でも、同じようなメラニンの合成の縮小が進化したが、ここでは森林が草原になり、冬に陽の照る日が多いので、その程度はそれほどでもなかった。シベリアや北中国の先住民は、中央および北部ヨーロッパの先住民よりも肌の色が濃いが、アフリカや南アジアの住人よりも色が薄い。くる病は文明病であるから、肌に色素の多い人々にとって、より害が大きい。色の薄い肌は、太陽光が少ない場所に対する特別の適応と考えられるかもしれない。それでは、このような肌の色の薄い人々が、再び、オーストラリアのような太陽に満ちあふれた地域へ移住したらどうなるだろう。太陽に関連した問題には注意を保ち（第12章）、第5章の日焼けに関する議論を思い出しておいてほしい。

先に述べたように、農業の発明により、狩猟採集経済では不可能であったほどに人口密度が増し、人々が都市に集中して暮らせるようになった。季節的に寒くなる地方に人々が広がると、彼らは、長いあいだにわたって洞窟や建物の中にこもって暮らす。これらの出来事はどちらも、短い期間に一人の人間が接触する人間の数を増し、その接触の強度と長さも増すことになった。そして、たくさんの人と接触することによってのみ広がるような、新しい伝染病が出現する。

このような集団で働いている自然淘汰の多くは、天然痘やはしかその他の接触感染する病気に弱い、気まぐれ遺伝子をもった個体を取り除くように働いているのかもしれない。たとえば、マラリアのような熱帯病に対するコスト高の防御である、鎌状赤血球症のようなものは、急速に失われてしまっただろう。新たに出現した天然痘のような病気に対して新たに進化した防御がどれほど有効かは、植民者たちが、彼らにとっては十分にコントロールされた病原菌であるものを、そのような文明の病気に一度もさらされたことのない先住民が住んでいる地域に侵入して持ち込んでいったときの事態に、悲劇的に示されている。新世界の人々は、ヨーロッパ人の武器で殺されるよりもずっと大量に、ヨーロッパ人が持ち込んだ天然痘やインフルエンザなどの病気で殺されたのである。

本章では、現代の生活様式からくる多くの精神的な問題については、ほとんどまったく触れなかった。政治家たちが家族の大切さを褒め称えるのとは裏腹に、近郊の住宅で核家族で育つ子どもたちは、まったく新しい社会的環境を経験している。保育所で一時的に保母さんたちに世話してもらっている乳児も同様である。成人してからも、それどころか青年期や子ども期ですら、私たちは、ずっと多くの時間を家族の一員とよりも個人的な関係にない官僚主義との交渉に時を費やしている。私たちにとってごく普通の一日に出会うほとんどの人間は、赤の他人だろう。これは、私たちの祖先が進化してきた世界ではない。高緯度地方での長く暗い冬。それとは打って変わって何時間もこうこうと照らし出された室内で、私たちが実際に暗さを経験する時間はむしろ短いということは、どういうことだろう。雪に閉ざされたアラスカで金鉱掘りたちがかかる「キャビン・フィーバー」〔訳注　遠隔地で少人数で暮らすことから生じる倦怠感、過敏症〕は、今では、医学研究者かられっきとした病気だと認識されている。夜勤の労働者や時差ボケのエグゼクティブたちはどうだろう。そしてまた、窓のないオフィスで働くことの心理的および生理的な影響もある。私たちは、新奇な現代環境がもたらす医学的帰結について、やっと探索を始めたばかりなのである。

結論といくつか奨励したいこと

エデンの園に帰りたいと思ったとしても、私たちが帰れるようなエデンの園は存在しない。私たちにできることは、現代の危険性に注意を払い、それを回避するための合理的な策をとることだ。本書で取り上げた多くの題材と同様、医学的に重大な問題に直面した人に勧めたいことは、それにはどんな進化的意味があるのだろう、という問いを発することである。それは、適応のメカニズムである可能性もある。しかし、それが適応的なのは、たいていは石器時代においてである。私たちが糖分や脂肪を欲しがり、ついつい怠けたがり、目の発達の制御によって近視になることは、進化によって作り上げられた適応である。しかし、現代の環境では、それらは多くの人々に困難をもたらす。老化や日焼けしやすさなど、他の進化でできあがった形質は、どんな環境においても適応的ではないが、他の適応に対するコストを表しているのかもしれない。どんな恩恵にも損失がつきものであるというテーマは、繰り返し出てくる。そして、多くの恩恵は、コストを伴っても余りある恩恵なのである。

第11章 アレルギー

北アメリカの温帯地方に住んでいる多くの人々は、八月になってブタクサが花粉をまき散らすようになる日を嫌悪している。それはくしゃみや鼻水を引きおこし、ハンカチと抗ヒスタミン剤が離せなくなるからだ。かわいそうなブタクサは単に繁殖しようとしているだけなのだが、しかし、それで不幸をこうむるのは私たちの方である。一本のブタクサは、一日に数百万個の花粉を放出するが、それは主に朝の六時から八時のあいだであり、花粉が朝の微風にのって受け入れ可能な他のブタクサの花に到達するのに絶好のタイミングである。一平方マイルの土地に植わっているブタクサは一年間に一六トンの花粉を生産するのだが、アレルギーを引きおこすには、花粉が一グラムの百万分の一もあれば十分である。悪名高き花粉は小さな粒で、直径が二〇ミクロンの球形をしている。その中にはブタクサの二つの生きた性細胞と蛋白質その他の栄養が含まれている。その中のＡｍｂ ａＩと呼ばれる一つの蛋白質は、全体の六パーセントほどを占めているだけなのだが、アレルギーをおこす活動の九〇パーセントはそれによって引きおこされる。それにしてもなんと迷惑な活動であることか。八月の半ばからずっと、ブタクサアレルギーに悩まされている人々は、最初の冷たい風が吹き始める数週間前にブタクサが死に絶えて、これ以上その花粉をまき散らさなくなる日を待ち焦がれる。

もちろん、ブタクサだけが悪者ではない。他の植物の花粉、キノコの胞子、動物の毛、ダニの糞などを吸い込んでも、さまざまな物質と接触しても、ある種の食べ物や薬品を摂取しても、または、薬物を注射したり、ハチの毒で刺されたりしてもアレルギーは生じる。現代のアメリカ国民の四分の一は、なんらかのアレルギーに悩まされている。あなた自身、または親戚や友達の誰かは、アレルギーの相談に行ったことがあるだろう。もしあなた自身がそうだったなら、アレルギーの原因となっている物質（アレルゲン）を同定するために、皮膚テストを受けたことがあるかもしれない。そこから二つのアドバイスが出てくる。アレルゲンからは遠ざかっているように、そして、抗ヒスタミン剤のどれかで症状を和らげるように。

アレルゲンを避けるというのは理解できる。しかし、症状を和らげるのはどうだろう？　伝染病の治療を扱ったところで、このような処置についてはすでに論じた。アレルギーに対して抗ヒスタミン剤を飲むことは、発熱に対してアセトアミノフェンを飲んだり、ネズミにネコの臭いがわからなくなる薬を飲ませるのと同等だろうか？　今のところ、アレルギーをおこさせるシステムは防御反応であることはわかっているのだが、それは何から私たちを防御するはずのものであるのかが明らかではない。アレルギー反応をおこす能力は、なんらかの危険に対する防御であることだけは確かである。そうでなければ、それを引きおこしているメカニズムである、免疫システムの一つ、免疫グロブリンE（IgE）などというものは存在しないに違いない。私たちのIgEシステムは、他の動物種にとって有効であったものの名残だということも考えられるが、その可能性は少ないだろう。これほど複雑なシステムは、自然淘汰によって維持されていない限りすばやく失われるものであるし、それが害を及ぼすとなれば、なおさら速く消えてしまうはずである。IgEシステムはなんらかの有効性をもっていると考える方が、ずっと可能性が高い。

だからといって、すべてのアレルギー反応が有効というわけでもない。事実、進化的に見て安上がりな防御反応とは何かを考えると、システム全体は適応的であったとしても、個々の反応のほとんどは害をなすものだろうと思われる。これは、「煙探知器の原理」と呼ばれるものだ。煙探知器は、危険な火事がおこることを人々に知らせるように設計されているが、ほとんどの探知器はその役割を果たしたことがない。何年も何年も何もせずにそこにあり、せいぜいが、葉巻の煙や焦げたトースターに反応してうその警告を発するだけである。しかし、偽の警告は迷惑だし、煙探知器を買ってときどき電池を替えるにはコストがかかるが、大火事がおこったときのことを考えれば、そういうコストも払って当然というものだ。このことについては、不安神経症を論じる第14章で、さらに論じることにしよう。

あなたがかかったアレルギーの医者は、IgEシステムの意義とその制御の進化については、たぶん教えてくれなかっただろう。あなたがなぜネコやらカキやら何やらにアレルギーでなくてはならないのかと尋ねたら、医者は、おそらく、「そうですね、他のものもみんなそうですが、人は誰でも、いろいろなアレルゲンに対する反応がおそろしく異なります。あなたは、たまたまネコの毛に含まれている物質に対してひどく敏感なんですね。だからネコの毛は避けるようにして、それが引きおこす防御反応を抑制することです」というようなことを答えるだろう。

反応が敏感すぎるという理論には、二つの重大な難点がある。第一に、アレルギーは、単に程度の問題ではない。アレルギーの人は、アレルゲンはほんの微量あるだけで反応するが、アレルギーでない人は、それが大量にあっても何の明らかな反応も示さない。この点でアレルギーは、日光に弱いとか船酔いしやすいとかいう傾向とまったく異なる。第二の難点はもっと重大だ。アレルギーは、明確な機能をもって普通はうまく働いているシステムが、過激な反応をおこすのではない。IgE抗体は、少なくとも現代の工業化社会では、アレルギーを引きおこす以外に何も働いていないように見える。それは、たまたまクランベリーを食べたり、純毛を着たり、八月に息を吸い込んだりする人をランダムに罰するためだけに、私たちがIgEシステムを進化させてきたように見えるのである。

これらの問題にもかかわらず、アレルギーが過剰な敏感さの結果であるという説明は、広くまかりとおっている。たとえば、一九九三年のニューヨークタイムズ紙の喘息に関する記事は、喘息は過剰な免疫反応であり、それを治すには、「まず第一にアレルゲンに対して肺が反応するのを止める」ことにより、「喘息を引きおこすプロセス」を阻害する薬を開発せねばならないと述べている。ここでは、肺（または肺にあるIgEを含む細胞）は、もしかしたら私たちがまだ知らない何かを知っているのではないかということは一顧だにされていない。免疫の教科書として広く使われているものの一つは、アレルギーを、「超過敏性」という見出しの章で扱っている。そして、そもそもIgE細胞がなぜ存在するのかについても、何も説明していない。

IgEシステムの不思議

種またはそれより大きな集団に特徴的な、複雑な形質が見つかったときに、生物学者が最初に知ろうとすることの一つは、それが何をしているかである。彼らは、もしもそれが何も重要なことをしていないのならば、そんなものが進化で生み出されて維持されているわけはないと考えている。ちょっとわき道にそれて、このことを描き出してみよう。サメの鼻面には、ローレンツィニ器官（瓶器）と呼ばれるフラスコの形をした器官がたくさん並んでいる。この名前は、これを最初に記述したルネッサンスの解剖学者にちなんでつけられたものだ。この複雑な構造には、たくさんの神経が走っている。もう三世紀にもわたって、ローレンツィニ器官は、浮力を制御しているのか、音を増幅しているのだろうと考えられてきたが、まじめな生物学者で、「それはただそこにあるだけ」と考える人は誰もいない。疑問はずっと台の上に置かれており、とうとう、適切な実験が行われた結果、ローレンツィニ器官は微小な電流刺激を感知しており、それによってサメは真っ暗な水の中や砂の下に隠れている獲物の筋肉の動きを検知できるのだということがわかった。こんな発見がなされたのはひとえに、適応プログラムという思考法になれた生物学者が、ローレンツィニ器官はなんらかの適応であるに違いないと考えたからである。

IgEシステムとそれが引きおこすアレルギーに対して説明を試みる前に、アレルギーの直接のメカニズムについて述べておかねばならない。からだに異物が入ってくると、大食細胞（マクロファージ）と呼ばれる細胞がそれを取り込む。大食細胞はその異物からの蛋白質を処理し、それを、T細胞と呼ばれる白血球に渡す。T細胞は、蛋白質を受け取って、それを今度はまた別の白血球であるB細胞へ渡す。B細胞が、その異質な蛋白質に対してたまたま抗体を作ると、それがT細胞に刺激されて分裂し、抗体をたくさん生産していく。たいていの場合、その抗体は、よくある免疫グロブリンG（IgG）であるが、ある種の物質に対してはB細胞はIgE抗体を作るようにできている。それが、アレルギー反応を媒介するのである。

他の抗体に比べれば、IgEは驚くほど少量しか存在しない。それは、全抗体の一〇万分の一しか占めていない。IgE抗体は血中を循環し、一〇〇から四〇〇〇個の分子に一個の割合で、好塩基性白血球と呼ばれるまた別の細胞の表面に（もしそれが血中にあれば）つくか、肥満細胞の表面に（もしそれが局所的に存在すれば）つく。これらの細胞の表面につくと、IgEはおよそ六ヵ月ぐらいをそのままで過ごす。IgEは量が少ないのだが、それでも一つひとつの好塩基性白血球には一〇万から五〇万のIgE分子が付着している。ブタクサにアレルギーのある人では、IgEの中のおよそ一〇パーセントがブタクサに特異的な抗体である。

これらの肥満細胞は、港に浮いている地雷のように、アレルゲンに再びさらされるのを待つようにあらかじめ仕組まれている。アレルゲンが本当に再びやってきて、肥満細胞の表面にある二つまたはそれ以上のIgEに結合すると、細胞は、約八分のあいだに少なくとも一〇種類の異なる化学物質の混合したものを放出する。その中には、近くにある細胞なら何でも攻撃する酵素もあれば、血小板を活性化させるものもあれば、他の白血球をその場に引きつけるものもあれば、平滑筋を刺激するものもある（これが喘息のもと）。その中の一つであるヒスタミンは、かゆみをおこしたり、粘膜の浸透性を増加させたりするので不愉快であるが、これは、坑ヒスタミン剤で止めることができる。詳細はまだ調べられている途中だが、こういった至近的なメカニズムの概要はもう二五年も前から知られており、基本的にはすべての哺乳類で同じである。

そこで、あなたはこう考えるかもしれない。それなら、IgEがいったい何のためにあるのかをもうそろそろ誰かが解明していてもいいころだと。その努力はしているのだが、今のところ、一般に認められる説明に達することのできるような、まじめな研究が十分に行われてはいない。真剣に考えている研究者は誰でも、これほど複雑で微妙なシステムは、なんらかの有効な機能を果たしているに違いないと考えている。ハーヴァード大学のスティーブン・ギャリは、「これらの細胞は、生物学的な役目の価値のまったくない、ただの悪者というわけではない」と述べている。彼は、皮膚や呼吸器の血管のまわりにある肥満細胞は、「寄生虫、その他の病原体、皮膚や粘膜表皮に接触してくる環境アレルゲンなどの近くにくるように自らを配置している」と指摘する。しかし、ギャリは、このシステムがもっているかもしれない機能の証拠を概観してはいない。最近出版された、アレルギーに関する九〇〇ページにもわたる新しい教科書は、この問題に対して一ページしか割いていない。そこには、「IgE抗体については、よい効果もある可能性が示唆されており」、その一つは、微循環の制御、または、細菌やウィルスの侵入や寄生虫の攻撃に対する歩哨となり、最初の防衛線をはっているのではないかということだと書いてある。そして、「人口の二五パーセントもの人が、IgE抗体による深刻なアレルギーを抱えているのであるから、IgEの存在には、それを補って余りある利益があるのではないかと考えられている」と結論している。しかし、他の教科書と同様、この本も、アレルギーの適応的意義について、真剣に説明しようとはしていない。

もっともよく受け入れられている説明は、IgEは、寄生虫と闘うためのものだということだ。寄生虫にかかるとそのときにIgEの産生が高まり、それによって炎症がおこるが、それは寄生虫に対する防御反応だと解釈されている。これは、先の説を支持する証拠の一つである。また、ラットにマンソン住血吸虫という寄生虫を感染させると、IgEの反応が非常に強くなるという実験結果も、さらなる証拠である。一匹のラットから別のラットにIgEをうつすと、感染に対する抵抗性もうつすことができ、IgEが他の細胞をリクルートする能力を阻害すると、ラットは、感染をおこしやすくなった。住血吸虫に感染したヒトでは、IgEの八から二〇パーセントがこの寄生虫を攻撃し、IgE抗体の産生能力が低い人ほど、感染が重度であった。

肝臓や腎臓の障害をおこす住血吸虫のような寄生虫や、視力障害をおこすフィラリアなどはどれも、現代の衛生設備や病原菌のコントロールが行われる以前の世の中では、今よりもずっと深刻な問題であった。もしも、寄生虫を攻撃することだけがIgEシステムの唯一の機能であるならば、現代の発展途上国で、アレルギーの症状を食い止めることによってアレルギーを直そうという試みは、正しいということになる。なぜなら、寄生虫以外の何ものに対するアレルギーも、非適応的であるはずだからだ。しかし、寄生虫を攻撃することだけがIgEシステムの唯一、または主要な機能であるという証拠はまだはっきりしておらず、証拠の中には、データをこの唯一の仮説に沿うように解釈しようとして誤っている可能性のあるものもある。IgEが寄生虫と関係があるという現象に対しては、寄生虫自体が自分の都合のよいようにIgE反応をおこしている（その周辺の血流を増加させることによって）のではないかという別の説明は、十分に考慮されてはいない。

しかしながら、IgEシステムには、もう一つ別の機能の可能性がある。それは、最近、マージー・プロフェットが考え出したものだ。彼女のことは、もうすでに、信号と兆候の章や毒性を扱った章で出てきた。プロフェットは、IgEシステムは、毒に対する防御のバックアップとして進化したのではないかと考えている。第6章でみたように、私たちの環境は常に毒に満ちていたし、今でもそうである。花粉を吸い込んだり、葉に触れたり、植物や動物を食べたりすれば、そこには常に潜在的に有害なものが含まれている。これらの毒のほとんどは、植物を食べる動物や寄生虫や昆虫などから身を守るために、植物自身が作り出したものである。

このような化学物質に対して、私たちは何種類かの防御をもっている。第一に、できる限り、それらを避ける。また、私たちの呼吸器や消化器の内側は、毒を固定する抗体であるIgAや、広範囲の化学物質をみんなで分解する、解毒酵素などを備えている。粘液の分泌や皮膚の構造は機械的な防御を提供しているし、吸収性のある表皮も一役買っている。これらの最初の防御を通り越した毒に対しては、肝臓や腎臓に集められた種々の酵素が襲いかかる。

しかし、これらすべての防御機構が失敗したとしよう。すべての適応には、ときとして失敗がつきものだ。そのとき、プロフェットによれば、バックアップの防御としてアレルギーがやってくる。それによって、毒がすみやかにからだの外に出されるのだ。涙を流せば、毒は目から流れ出る。粘液が分泌されてくしゃみや咳が出れば、毒が呼吸器から出ていく。嘔吐は、それを胃から押し出す。下痢は、胃より下の消化器系からそれらを出す。アレルギー反応はすばやく働いて、悪い物質をからだから追い出すのだ。これは、毒がからだに害を及ぼす迅速さに対応している。庭に生えた美しいジギタリスを何口か食べれば、電話をかけて救急車を呼ぶよりも先に、あなたは死んでしまうだろう。プロフェットの理論にとって好都合なことには、私たちの免疫システムの中で迅速な反応を見せるものは、アレルギーを媒介するものだけである。自分の理論を支持する証拠として彼女があげているアレルギーの特徴は、からだの組織に永久に結合してしまう毒によって引きおこされる傾向が強いこと、アレルギー炎症のおきているときには、凝血性の毒に対抗するために、坑凝血物質が放出されること、そして、特定の物質に対するアレルギーは、ランダムに分布しているように見えることである。

ここでちょっと立ち止まり、決め手はないとしても、現象を並べて一つひとつ吟味してみることにしよう。すでに指摘したように、一番最初にくる、もっとも重要な質問は、IgEシステムの正常な機能は何か、ということである。第二の疑問は、なぜある人々はアレルギーになるのに、他の人々はそうでないか、である。第三の疑問は、アレルギーになる人は、たとえば花粉ではなくてミルクに対してというように、なぜ特定の物質に対してアレルギーを発達させるが、他の物質にはそうならないのか、である。第四の疑問は、なぜ、近年はどんどんアレルギーの人の率が増えているように見えるのか、である。

アトピー

とくにアレルギーにかかりやすい場合を、「アトピー性」と呼ぶ。アトピーは家系内に強く見られる。医者にかからねばならないほど深刻なアレルギーをもつ人の割合は、一般集団では一〇パーセントほどだが、両親のうちのどちらかがアトピーであれば、あなたがアトピーになる確率は二五パーセント近く、両親ともにアトピーであれば、五〇パーセント近くにも達する。これに関連している遺伝子はまだ見つかっていないが、一一番染色体上にある優性遺伝子が中心的な役割を果たしているらしい。アレルギーをおこしやすくする遺伝子が発見されたとしても、なぜそんな遺伝子が存在するのかを突き止めねばならない。それらは、鎌状赤血球遺伝子のように、ある環境のもとでは利益をもたらしたり、ある種の感染に対しての防波堤となっていたりするのだろうか？ それとも、それらの遺伝子がある種の他の遺伝子と結びついたときには利益をもたらすが、そうでないと損失のみをもたらすのだろうか？ それともそれらは、現代の環境と相互作用をもつまでは何も病気を引きおこさない、「気まぐれ」遺伝子だったのだろうか？

しかし、遺伝子だけが話のすべてではない。一卵性双生児の研究によると、およそ半分の例では、双子の一方はアレルギーであっても、もう片方はそうではない。そこで、遺伝子以外の要因も重要だということになる。さらに、アトピーの人と言っても、ブタクサにアレルギーの人もあれば、エビにアレルギーの人もいる。なぜなのだろう？ この疑問に答えようとするにあたって、二つの考えに注意を向けておこう。一つは、先に述べたように、適応的な防御のシステムは、高価な損失を優先するあまり、安価な誤りをおかす傾向があるということである（煙探知器の原理）。もう一つは、酵素の変異性からくる現象で、最近、生物学の文献で注目されるようになったものである。

ヒトであれ何であれ、同種に属するものの標本は、非常に変異に富んでいる。その遺伝子コードは九九パーセント同じかもしれないが、遺伝子コードがほんの少し異なれば、構造やからだの化学的組成が大きく異なることもありうる。同じ遺伝子コードの中にも、もしもそれが、「もしAならばXになれ、そうでなければYとなれ」といった場合には、異なるものをコードしている可能性がある。振り返ってみれば、個体間に変異が大きいという証拠はどこにでもあった。たとえば、多くの種で、雄と雌は、からだの大きさ、構造、繁殖のプロセス、行動などが非常に異なり、しばしば食性や生息地その他も異なることがある。これらの違いは、テストステロンがある閾値以上の濃度で存在するときにのみ発現するような遺伝子の結果である。ヒトのあいだの変異のもっともよい例は、薬物に対する反応の違いであろう。ある薬物の濃度を最初の値の半分にまで下げるために、他人の一〇倍もの時間がかかる人もいる。これはどういうことかを示すために、あなたとあなたの友達が、双方ともに同じキニンの注射を受けたとしよう。あなたがその半分を解毒するには一時間かかるが、あなたの友達は一〇倍も速くそれができる。一時間たって、あなたのからだの中にはまだ最初の半分の量の毒があるのに、彼のからだには、もう最初の一〇〇〇分の一以下しか残っていない。もしも酵素がコリンエステラーゼで、薬物が、外科手術のときに筋肉を弛緩させるために使うコリンエステラーゼ抑制剤だったとしたら、こんなに代謝が遅ければ、あなたは、他の患者たちがもう起き上がって歩き始めているというのに、まだ何時間も麻痺して自分で呼吸できない状態でいるだろう。ありがたいことに、麻酔医たちは、このような特徴をもった人たちに気をつけるようにしている。

もしもプロフェットの理論が正しいならば、人々は、自分にとってとくに危ない特定の毒に対してアレルギーを発達させるのだろう。ネコに対するアレルギーをもっているビル・クリントン元大統領を考えてみよう。このアレルギーは、なんらかの危険な毒から彼を守っているのだろうか？　ピトフイ鳥は羽に毒をもっている（第6章）のを覚えておられるだろうか？　ネコもそれに相当する適応をもっているとは考えにくいが、その可能性を探ってみよう。なぜ、親類は誰もアレルギーでないのに、ビル・クリントンだけがネコにアレルギーなのだろうか？　単に、彼は、ネコの毒を解毒する酵素を作る遺伝子に関する欠陥を受け継いだだけなのかもしれない。彼がネコの毛に触ったり、その微粒子を吸い込んだりすると、毒が彼の細胞に入り込み、普通なら存在する酵素によってすばやく解毒されないので、危険な量にまで蓄積してしまうだろう。幸い、元大統領は、肥満細胞とIgEを産生するT細胞とをもっており、それが毒に反応してくしゃみなどの防御を引きおこす。そこで彼は、重要な交渉を一時中断してポケットからハンカチを取り出さねばならなくなるだろうが、防御のバックアップとしてのくしゃみが出れば、深刻な病気にはならずにすむだろう。ビル・クリントンがネコに対してアレルギーであることの、この説明を、あなたは信用しますか？　私たちは信用しない。しかし、信用しないと言うには十分な理由がある。今のところ、これが間違っているという証拠はない。IgEシステムが何をしているのかがわからない以上、それが成し遂げていることと、それが間違ってしていることを区別するのは難しいだろう。

アレルギーが毒に対する防御のバックアップであるというプロフェットの理論にもとづいたまま、ネコのアレルギーは意味のない迷惑だというふうにこのストーリーを変えることもできる。おそらくビル・クリントンのアレルギーは、煙探知器の原理の例にすぎないのだ。たぶん彼は子どものころ呼吸器系の病気をしたときに細菌の毒素に遭遇し、彼のIgEシステムが活動したのだが、危険な物質に対して反応したのみならず、何の害も及ぼさない「第三者」分子（プロフェットの用語）にも反応するようになってしまったのだろう。たぶん、ネコの毛に含まれている害のない成分が、IgE産生細胞のいくつかによって悪い毒だと誤って認識されたか、少なくともそういうものがある兆候だと認識されたのかもしれない。外部から来た物質に反応する免疫細胞はどんどん増殖し、やがてたいへんな数になる。そこで、この最初の出会いの後には、ずっと多くの数の対ネコ細胞が次の機会に活動する準備をすることになる。ビル・クリントンのアレルギーに対する説明として、あなたはこちらの方がいいと思いますか？　私たちはそう思うが、これに賭けようとは思わない。きちんと判断するには情報がまだ不十分である。

もしあなたが元大統領の侍医ならば、どうしろと勧めるだろうか？　アレルギー反応を押さえる薬を処方するだろうか？　その答えは、アレルギーが有用かそうでないかによるだろう。それは、危険な毒に対する効果的な防御なのだろうか、それとも、これは偽の警報なのだろうか？　どうすればそれがわかるだろうか？　今のところ、それを判断するための十分な基礎はない。抗ヒスタミン剤を使ってアレルギー反応を抑えたいと思うかもしれない。それには、はっきりとした危険は伴わないことが知られている。しかし、プロフェットの理論が暗示しているような種類の危険を検知するのに適切な、抗ヒスタミン剤の研究は一つもなされていない。

アレルギーの兆候を抑えることに伴う害の可能性については、非常に知りたいところだ。なぜなら、アレルギーは癌からの防御になっているかもしれないことを示すデータがあるからだ。プロフェットによると、二二の疫学的研究のうちの一六において、アレルギーをもっている人は癌になりにくく、とくに、アレルギーをおこす組織の癌が少ないことが報告されている。一方、三つの研究ではそのような関係ははっきりしない。そのうちの一つは、非常に大掛かりな、よくコントロールされた研究だが、ある種のアレルギーは、ある種の癌を発生させる確率が高いことを示している。これを、どう解釈したらよいのだろう？アレルギーが癌に対する防御となっていると結論するのは性急にすぎるだろう。しかし、アレルギー反応を抑制する薬を長年使い続けることの潜在的な危険性の研究を始めるのに、早すぎるということはない。残念なことに、薬を使わない治療は不便が多いか、あまり効果がないかである。もしあなたが花粉症をもっていたら、できるだけ長い時間、閉め切った部屋の中に閉じこもり、どうしても外に出るときには花粉マスクをするか、悪い季節にはどこかへ引っ越すようにという医者の忠告に従うのは、たいへん難しいことだろう。薬を飲む方がよほど簡単だ。

もしもアレルギーの対毒説が正しいならば、ここには、明らかな医学的研究の可能性がある。ユートピア的忠告は、単純なことだ。花粉やネコや海産物などなどに含まれている、アレルギーを引きおこす毒とは何かを同定し、それを解毒する方法を開発することである。それらの毒は、アレルギーを引きおこすアレルゲンとは異なる物質かもしれない。ブタクサに含まれている何が危険であるのかがわかれば、毒もアレルゲンも両方を解毒する鼻薬を人々に提供できるだろう。アレルギーをおこす食べ物についても同様にできる。もしも、どの患者は、その人の解毒能力におけるなんらかの欠陥を補うためにアレルギーが必要ではないとわかれば、あれこれ迷わずに彼らの症状を改善させることもできるだろう。

そのような研究は、有用なアレルギーとそうでないアレルギーとを区別できない限り、結論を出せない。もしも、卵に対するアレルギーはどれも非適応的だというプロフェットの理論が正しければ、このアレルギーが消化器の癌からからだを保護していることはなく、アレルギーによる炎症は癌の危険性を増加すらさせるかもしれない。しかし、エビに対するアレルギーは、エビが食べる植物性プランクトンに含まれている多くの毒性成分のうちの一つを解毒できない人にとっては、癌の危険性を下げるものだと考えられる。プロフェットの理論は、どのアレルギーが癌に対する防御になるものであり、どのアレルギーはそれに関係がないか、または逆に悪い効果をもたらすかを判断する基礎を提供してくれる。彼女の説は新奇なものだということは、強調しておかねばならない。アレルギーを治療している医者のほとんどは、この説を聞いたことがないだろう。ずっと多くの人々が、対寄生虫説を信じている。しかし、このどちらの理論も、まったく理論がないよりはましかもしれない。トーマス・ハックスレイがかつて述べたように、真実は、曖昧模糊としたものから浮かび上がるよりは、間違いから明らかになる方が多いからである。

IgEシステムの潜在的機能に関するもう一つの説は、ダニ、シラミ、ノミ、南京虫などの外部寄生虫に対する防御であるというものだ。現代社会の住人のほとんどにとってはたいした問題ではないが、人類の進化の全歴史を通して、外部寄生虫は常に迷惑の源泉であったばかりでなく、多くの病気の媒介者でもあった。つぶしたり、掻いたり、互いにグルーミングしたりしても、病気にはあまり効果はない。ウシに幅広のくびきをつけてグルーミングができないようにすると、ダニやシラミがだんだんに増え続けるのだが、刺されることに対してウシの免疫システムが炎症反応をおこし、寄生虫がもう血を吸えないようになってしまうので、突然に寄生虫の個体数は激減する。IgEシステムは、外部寄生虫にたかられることに対する防御であるという説は、このシステムの性質の多くを説明するものかもしれない。とくに、肥満細胞が体表面に多く分布していること、急激に過大な反応がおこること、かゆみを伴うこと、などがそうだ。この説を検証するには、ウシのダニに対抗している免疫反応が本当にIgEにもとづくものであることを確かめ、また、外部寄生虫にたかられている人のIgEの反応を調べる必要があるだろう。

他の形質と同様、IgEシステムも一つ以上の機能をもっているかもしれない。これまでにあげたいくつかの理論やそれ以外の理論の組み合わせが、正しい説明なのかもしれない。形質の機能を決定するもっともよい方法の一つは、それを欠く人々のかかえる問題を観察することだ。眼をもたない人の抱える問題は明らかであり、腎臓を欠く人の直面する問題もよくわかる。しかし、多くの形質の機能は、もっと微妙である。たとえば、脾臓は、自動車事故でときどきおこるように破れてしまえば、しばしば外科手術で取り除いてしまう。そのような患者は、明らかな不便を感じないが、一度肺炎にかかったならば、血流から感染源の粒子を濾しとる脾臓がないので、すぐに感染で死んでしまうことだろう。

通常のIgEを作る能力のない人々は、どうなるのだろうか？ IgEを非常に低いレベルでしかもっていない人々の中には、健康な人もいるが、何度も肺や気道の感染に悩まされたり、肺に線維化をおこす人もいる。これは、毒にさらされたせいかもしれないが、IgEが少ないことによって引きおこされたなんらかの要因による、二次的な結果であるかもしれない。しかし、特別のIgE抗体があり、それ以外の免疫グロブリンを作れない人々において、これが黄色ブドウ球菌を攻撃するという証拠もある。一九〇人の気管支喘息の患者を対象にした研究によると、そのうちの五五人は、肺炎球菌かインフルエンザ菌またはその両方の細菌の作る物質に対してIgE抗体をもっていた。さらに、肥満細胞が放出する物質がもつ効果の一つは、さまざまな侵入者に闘うことができるよう、その付近に他の免疫防御細胞を呼び寄せることである。これらのことはすべて、IgEシステムが、直接間接に普通の細菌やウィルスから私たちを守っていることを示している。免疫系は非常に複雑で、互いに機能が重複したり、互いにバックアップしあったりしているので、IgEシステムにどんな利点があるのかを同定するのは困難である。IgEシステムは何のためにあるのか、という重要だが答えのわかっていない疑問を解決するには、よく考えた研究を辛抱強く続けていかねばならないだろう。

もっともやっかいな疑問

もう一つ、アレルギーに関してよくわからないこと、少なくとも呼吸器系のアレルギーに関してわからないことは、これが医学的に大きな問題になったのは、比較的最近のことのようだということである。ジョン・ボストックが自分自身の花粉症の症状を初めて描写したのは、一八一九年の王立協会においてであり、その後、彼は、英国中の五〇〇〇人の患者を調べてみたが、その中で同じ症状をもつ人はたったの二八例しかなかったと報告している。記録によれば、花粉症は英国では一八三〇年以前には実質的に存在せず、北アメリカでは、一八五〇年以前には存在しなかった。日本では、一九五〇年以前には、その頻度は無視できるほどであったが、現在では人口の一〇分の一が悩まされている。このような増加が本物であって、単に記録が不備だったことによるのでないのならば、この一、二世紀のあいだに出てきたどんな新奇な環境が、この驚くべき現象をもたらしたのだろうか?

一つの手がかりは、とくに生後二歳までのあいだに抗原にさらされた人たちの感受性を高めるように見える要因の研究にある。ある研究では、出生時のIgEのレベルから見てアレルギーをおこしやすそうな新生児一二〇人を対象にしたものである。そのうちの六二人は、対照群として、何も処置をせずに育てたが、実験群の五八人の母親には、ダニを抑える、アレルギーをおこさせそうな食べ物を与えないなど、アレルゲンとなるようなものを遠ざけて、うちの中をきれいにしておくように忠告した。生後一〇ヵ月の時点で、対照群の子どもの四〇パーセントはアレルギーをおこしていたが、実験群の子どもでは、たった一三パーセントであった。おそらく、アレルギーの率が上昇した一つの理由は、カーテンがかかり、壁から壁までカーペットを敷き詰めた室内で暮らすようになったことなのだろう。そういうところでは、コナダニがよく発生するからである。

アレルギーおよび感染症に関する国立研究所の寄生虫病学科の長であるエリック・オッティセンが、一九七三年に南太平洋のマウク環礁に住む六〇〇人の人々を調べたときには、アレルギーをもっている人はたった三パーセントしかいなかった。それが、一九九二年までには一五パーセントに上昇した。彼は、この間に行われるようになった、腸内寄生虫撲滅の処置により、IgEシステムが本来の標的を失ってしまったので、このシステムを制御している機構が不活性となり、IgEが無害なものをも攻撃するようになったのだと考えている。

母乳で育てるとアレルギーの率は下がるので、ほ乳瓶の使用が増えればアレルギーの率も上がる。母親の抗体をもらわない赤ん坊は、自分自身の抗原に対処するときに、免疫的な間違いをおかしやすくなるのだろう。また、現代社会は人口密度が高く、移動が激しいので、子どもがさまざまなウィルス性の呼吸器病にさらされている。ということは、さまざまなアレルゲンにさらされているということだ。大気汚染物質の種類も量も多くなっているので、有用なアレルギー（そんなものがあるとして）も、有害なものも、両方が増えているのかもしれない。それは、呼吸器系の粘膜が化学物質で傷つけられると、そうでなければ受け入れない抗原を侵入させてしまうかもしれないからである。食物アレルギーは、はっきり増加しているとは言えないが、今日では私たちはいったい何を食べさせられているのかわかりにくくなってしまったので、より大きな問題になってきているかもしれない。卵、小麦、大豆、その他の潜在的なアレルゲンは、大量生産されている実にさまざまな食品の中に含まれているので、それらに対してアレルギーだとわかっている人にとってさえ、それを避けるのは非常に難しくなってしまった。

私たちは、こんなにもいろいろなアレルギーに対してますます自分たちを危うくさせるようになった、一〇〇年前とは違うどんなことをしているのだろうか？　本当に、その答えを知ることは急務である。一八四〇年には、呼吸器系のアレルギーは、工業化社会の住人の一パーセントにも満たなかった。一五〇年後の現在、その数字は一〇パーセントである。このことがわからないままに時が過ぎていけば、将来はどうなるのだろう？

第12章 癌

一九九二年三月五日付のニューヨークタイムズには、五四歳で癌で死んだ有名な女優、サンディ・デニスに対する弔辞が掲載された。その同じ日、八三歳の女優、キャサリン・ヘプバーンは、自伝がタイムズのベストセラーリスト入りした二五週目を祝っていた。ここで明らかな疑問は、なぜサンディ・デニスは癌にかかったか？　である。なぜ、同僚の女優が長寿を楽しんでいるのに、彼女はそれを奪われてしまったのだろうか？

この明らかな疑問は、道義的にも医学的にもよい質問だが、そこには、もっと深い生物学的な疑問がある。なぜ、私たちの中には、癌で死なずに何十年も生き続けられる人がいるのだろうか？　癌細胞は、細胞の通常の仕事である成長と増殖を繰り返しているだけの細胞である。どうして、多くの細胞は、何十年も成長を抑えるというような不自然なことができるのだろう？　実際そうであるに違いない。そうでなければ、誰もが若いうちに癌で死んでしまうに違いない。もちろん、これは進化的要因（究極要因）の説明である。なんらかの理由によってもっとも若死にしにくい人は、生存して繁殖し、癌がおきるのを後に伸ばす適応を、のちの世代に伝える確率がもっとも高いだろう。こういった進化的説明は、私たちがどうして癌を抑えているのか、その起源は何か、その適応がどんなに巨大で複雑であるかを教えてくれるだろう。孔子は、かつてこんなことを言った。普通の人は変わった出来事に驚くが、賢人は普通のことに驚く。普通は癌にならないことに驚き、そうさせているメカニズムに驚くことこそが、癌をさらに少なくするためにはどうしたらよいかを理解する鍵となるだろう。

問題

癌を避けるのがどれほどたいへんな問題かということは、私たちのからだの細胞の長期的な歴史を見てみればわかるだろう。ハリウッドの俳優の肝臓の中で、現在のところは正常な働きに貢献している細胞は、それ以前に存在した細胞の成長と増殖によってできたものである。それは、おそらく、それ自身とよく似た細胞だったろう。その親細胞も、それ以前に存在した肝細胞から生まれたもので、その親も同じである。肝細胞の起源をどんどんたどっていくと、だんだんに肝細胞らしくないものになり、未分化の胚細胞に近いものになっていく。肝細胞の起源を数年さかのぼると、そこから個体全体が発生することになる、受精卵に到達する。

この細胞にも、いろいろな卵母細胞や卵原細胞を通して、このハリウッド俳優の母親へと発達していった胚細胞に至るまでの歴史がある。同様に、そこに受精した精子も、精母細胞や精原細胞を通して、ハリ

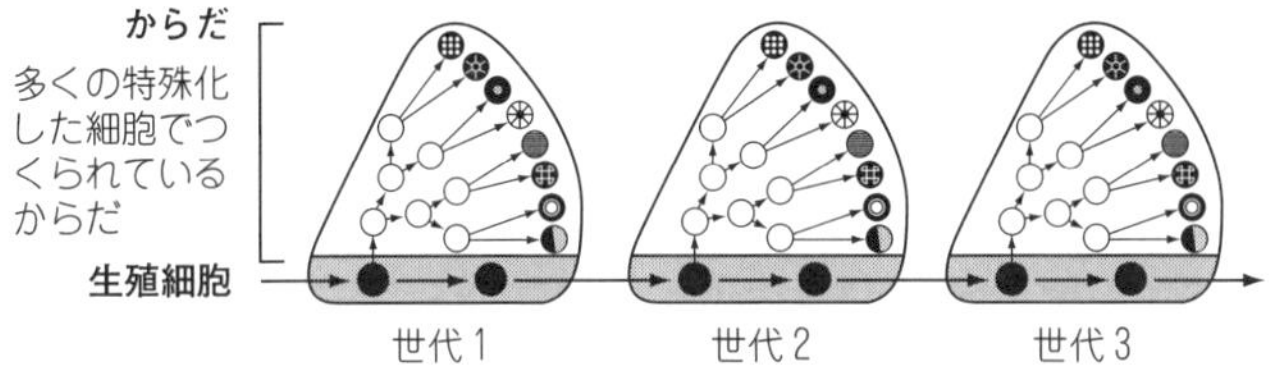

図 12－1

ワイズマンの生殖質の概念。永遠に続く生殖細胞の系統が，限られた寿命をもった個体を作り出す。ここに描いた個体は雄でも雌でもよい。

ウッド俳優の父親の胚細胞にさかのぼる系統に由来している。こうして、母親と父親のもとの配偶子から、祖父母の世代へ、そのまた昔へと、常に分裂し続ける胚と生殖細胞の繰り返しがある。こうして連綿と続いてきた細胞分裂のどの時点においても、何億年も前の、最初の真の細胞の起源以来いつにおいても、分裂しなかった細胞は一つとしてなく、そこには、肝細胞に似たようなものなどどこにもなかった。

この生命の本質を理解する一助とするために、図12－1を参照してほしい。私たちの祖先は誰でも肝臓をもっていたが、祖先の肝臓にあった細胞のどれ一つとして、私たちの肝細胞を作ってはいないし、からだの他の部分においても同様である。私たちは誰でも、途切れることなく続いている生殖系列の細胞から生まれてくるのだ。永遠に続く生殖形質から個体の複雑なからだが作られるのであり、個体は常に系図の袋小路であるという見方は、十九世紀のダーウィン説支持者であったアウグスト・ワイズマンが最初に提出したものである。

さて、こうして連綿と続いてきた系列において初めて、単細胞から大人のからだを作るに必要な数十回の細胞分裂を経たあと、多細胞の個体の生活において特殊化した役目を果たさねばならない細胞が出てくる。たとえば、それを肝細胞としよう。この肝細胞は、その祖先の細胞のどれもがやったことのない試みをせねばならない。それは、分裂をやめることだ。もしも肝臓に損傷がおこったときには、また分裂が促されるかもしれない。このような成長と分裂とは、正常な肝臓の機能を営む上で必要な量とパターンにぴったり合致していなければならず、それが達成されたときには、すぐにやめなければならない。何億とある肝細胞の中のどれ一つでも、成長と分裂の過程が不適切に作動し、歯止めがかからなくなると、腫瘍ができ始め、ついにはなんらかの生理的機能に致死的な欠陥が生じることになる。

こう見てみると、生きていくのは、どちらかというと綱渡りである。このことは、私たちは、自分に都合のよいように癌の発生を食い止める、素晴らしいメカニズムを備えているに違いないことを示唆している。アメリカの海洋生物学者のジョージ・ライルズが言うように、「生きることを可能にしている細胞や器官は、うまく設計されているに越したことはない。なぜなら、生きるという仕事は、ひどくやっかいなものだからだ。植物でも動物でも細菌でも粘菌でも菌類でも、生きているものは皆、かの至高の設計者でさえもしばし思案せねばならないほどの難問に直面している」。彼がこんなことを言うに至ったのは、どちらかというと単純そうな、ムラサキイガイが採食器官に水を適切に送るにはどうしたらよいかという問題を考察していたときであった。人間を作っている何十兆もの細胞の集まりに、何世代にもわたって一つも癌をおこさないようにすることの方が、もっとずっと難しい難問である!

今日の生物学者は、ほぼ全員、私たち人間のような多細胞生物は、個々の細胞が独立した個体として機能しているような、原生動物のグループから進化したと考えている。そのような生物はたいてい、一つの細胞が分裂して新しい細胞を二つ生み出すという無性生殖で増える。現生の原生動物の中には、こうしてできた新しい個体が完全に分かれず、ペアがくっついているものがある。また、ペアの子どもが群体と呼ばれる繊維やシートにくっついているものもある。少数の種類では、群体が、図12－1に示したような、生殖細胞と体細胞とに分化している。このことは、それ以前は独立していた細胞が自ら増殖をやめて、系図の中の袋小路となる道を選んだように見える。そのような細胞は、最終的に有性生殖に従事することになる少ない数の生殖細胞のために、栄養を補給したり保護したりすることに全力をささげる。非常によく研究されている群体生物であるオオヒゲマワリ（*Volvox carteri*）に見られる、そのような一連の発生的出来事が、すべての多細胞動物の遠い祖先のどこかでおこったことと同じであるに違いない。

このように不妊になって他に尽くす役割を負うようになることは、自然淘汰で説明できるのだろうか？もし自然淘汰が、もっともよく生存して繁殖する細胞どうしのあいだに働いているのならば、答えは明らかにノーである。もし自然淘汰が、もっとも多くを次世代に残した遺伝子どうしのあいだに働いているのならば、答えはイエスである。もしもボルボックスの群体の生殖細胞と体細胞とがまったく同じ遺伝子をもっているのであれば、どの細胞が実際に繁殖の仕事をし、どの細胞が不妊になったとしても、それはどうでもよいことだ。大事なのは、体細胞の仕事だけを担っている不妊の細胞が、自分自身が卵子や精子を作ったときよりも高い繁殖成功を、自分と同じ遺伝子をもった群体の繁殖にあげさせることである。もしも、一〇個の生殖細胞と何百もの不妊な細胞をもった群体が、一一個の生殖細胞と九九個の体細胞をもった群体よりも繁殖成功が高ければ、群体の細胞のほとんどが体細胞としてのサービスをするという傾向は、後代に伝えられていくだろう。

たった一つのもとの細胞から短時間のあいだに出現してきた一〇〇個の細胞からなる群体は、どれも同じように健康で元気がよいことがあるだろうし、ほとんど確実に同じ遺伝子型をもっているだろう。一つの細胞から一〇〇個の細胞を作り出すのに必要な資源は、すべての細胞で平等に分けられ、すべての細胞が、遺伝物質を損傷や改変から守る精巧な機構を備えているかもしれない。しかし、これが一〇〇〇個や一〇〇〇〇個の細胞になったらどうだろう？　群体がこんなに大きくなってしまうと、何かトラブルがおきるのではないだろうか？　ときとして突然変異がおこり、群体全体の利益を最大化するのとは異なる行動を、ある細胞がとるようになることはないだろうか？　たとえば、そんな突然変異細胞は、群体全体にとっては損傷をもたらすものであっても、自己維持に必要な以上の栄養を取り込んで成長と増殖を始めるのではないだろうか？　これほど大きな群体には、まさに、それを構成する個々の細胞に規律を維持するような、特別の適応が必要であるに違いない。

解決

ヒトの成人のからだぐらい大きな群体ではどうだろう？　一兆個もの細胞に規律を維持するのに適切な特別の適応とは、どんなものだろう？　技術的観点からすると、こんな仕事をこなすことのできる品質管理システムを想像するのは難しい。たった一万台の自動車を作っている工場でも、そのうちの一台たりとも欠陥がないようにせよと言われたら、仕事をやめる方がいいかもしれない。生きている一つの細胞は、どんな自動車よりもさらに複雑である。

これから一〇〇〇個の細胞を作り、それが一〇〇〇〇個の細胞を作り、最終的には一〇兆個の細胞からなる大人のからだを作ることになる、一〇〇個の細胞からなる胚が直面する問題を考えてみよう。これらの細胞のほとんどは死に、他の細胞にとって替わられる。これらのすべての細胞は、その分裂に必須な物質を作る遺伝子を備えており、遺伝子の中には、組織が成熟し、今のところもう新しい細胞は必要がないというローカルな条件のもとでは、その物質を作らなくなるようにさせるものがある。もしも、そのような遺伝子の一つが偶然に変化し、そんな条件を受け入れずにその物質をどんどん作り続けたならば、DNAを検査して修復する機構が介入し、間違いをただす。少なくとも、そうするようにできている。およそ二〇〇人に一人は、大腸癌にかかる確率を非常に高くさせる遺伝子をもっている。もともと、この遺伝子は本当に癌をおこさせるなんらかの働きをしているのだと考えられていたが、現在では、実は、異常なDNAの構造を検知してそれをただす役目をしている遺伝子に欠陥が生じたものだということがわかった。このシステムが働いていないと、DNAの異常が積み重なり、癌になる確率が急上昇するのである。

このような間違いが本当に現れる確率は、非常に小さい。どのくらい小さいか？　今、一〇〇〇〇個の細胞に一つの遺伝子が、作るべきでないときにそのような物質を作ると仮定しよう。一〇兆個の細胞があるとすると、一〇億個の細胞が変化をこうむっていると考えられ、それらがからだ中に散らばって、いつでも癌の成長を始めることができることになる。これでは、まったく理にかなっていない。すべての細胞には、これ以外にも、遺伝子を守るすべがある。おそらく、不適切なときに作られた、細胞分裂に必須な物質を壊すことにより、細胞の成長を積極的に抑えている腫瘍抑制遺伝子があるのだ。この防御機構は驚くほど有能に働いており、日々の間違いの確率は、細胞一〇〇〇〇個に一回の割合であると仮定しよう。

そうすると、一つのからだで毎日一〇万個の癌が作られていることになる。もしも、同じように信用のおける防御機構が三種類あり、この三つのどれもが働かなかったときにのみ、異常な細胞分裂がおこるとしても、毎日一〇個の新しい癌細胞が作られることになる。これでもまだ、安心するにはほど遠い。

これは、核ミサイルの発射と制御が抱える問題とよく似ている。間違って発射してしまったときの災厄はあまりにも大きいので、システムは、本当に発射するべきときに発射できないというリスクをおかしてでも、なによりも誤射を防ぐように作られている。これは、防御の反応として先に述べた、煙探知器の原理とはまったく反対のものだ。細胞分裂の制御は、「複数安全装置」の原理にもとづいていると言えるだろう。ミサイルの発射要員は、秘密の暗号を知っていない限り、ミサイルを発射することはできない。たとえ暗号を知っていても、部屋の異なる場所で二人の人間が同時に鍵を回すといった、いくつもの手続きを連続して行わなければならない。このシステムは、どんな変調があっても、一切ミサイルを発射できないように設計されている。同様に、からだの細胞も、複数の安全装置を備えている。もしもこの機構に異常が見つかれば、他の機構が細胞の成長をやめさせる。それ以前のすべての防御にもかかわらず、細胞が不適切な速度で分裂を始めたとしても、まだ別の機構があって、その細胞を自己破壊させる。

最近発見された、P53という遺伝子がそのよい例だ。この遺伝子は、他の遺伝子の発現を制御することにより、癌に対抗する蛋白質を作る。ある状況下では、細胞の成長を止めたり、細胞を自己破壊させたりすることもできる。もしも、この蛋白質を作る遺伝子に異常のあるコピーを一つ受け継いだ人がいたとしたら、もう一つの遺伝子に何かがおこれば、すぐにも災厄が襲いかかるだろう。P53遺伝子は、ヒトの腫瘍の五一タイプにおいて異常であるが、それは、大腸癌の七〇パーセント、肺癌の五〇パーセント、乳癌の四〇パーセントに当たる。しかし、ジョン・トゥービーとレダ・コスミデスが指摘したように、そのような遺伝子の異常は、すべての腫瘍に存在するわけではない。細胞を調べるのは、しばしば、何年も組織培養してからであるが、そういう環境では、細胞分裂の頻度を増加させる遺伝的異常が選択されているのかもしれない。

　細胞の中で働いている、これらのさまざまな抗癌メカニズムに加えて、細胞どうしのあいだに働いているメカニズムもある。それらは、近隣の細胞の奇妙な行動を検知し、そんな行動を抑制するような物質を分泌する。最後に、非適応的な成長を始めたものと普通の組織とのあいだの違いを見つけるやいなや、それに対抗するさまざまな武器を持ち出してくる免疫システムがある。目に見えるような癌は、どうにかして、これほど何層にも備えられた防御の機構をくぐり抜けるという、非常にありそうもないことがらを達成したものに違いない。寄生虫や感染性の細菌と違って、癌は、宿主の防御に対抗する自分自身の防御を積み重ねる長い歴史の成果に頼ることはできない。それは、まったく、細胞の制御系に偶然生じた変更の産物なのだ。癌が自分の味方としているものは、たいへんな賭け率に対抗して成功に導く、天文学的な数のチャンスだけなのである。

癌の予防と治療

癌にかからないようにするためには、まず第一に、親を慎重に選ぶことだ。癌のかかりやすさは、その他多くの病気と同じく遺伝性である。これは、一般論としても正しいし、個別の癌についても当てはまる。ことに、まれな子ども期の癌や、乳癌、大腸癌によく当てはまる。このような癌がしばしば生じた家系の成員は、そうでない家系の成員に比べ、二〇から三〇倍もその種の癌にかかりやすい。家族の成員は互いに似たような環境を共有しているということを除いても、ある種の癌へのかかりやすさの証拠は強固である。マウスでは、どの個体も癌を制御するメカニズムの一つが欠けている、癌にかかりやすい系統を作り出すことができる。こうなると、一つまたはそれ以上の癌にかかる確率が極端に増加する。ヒトの癌の中にも、同じような遺伝によるものがある。

癌になる確率を減らすもう一つの方法は、危険な生き方をすることだ。若死の場合には癌の確率は低い。老化という現象は、どんな細胞の環境も、その制御能力も、衰えていくことを意味している。ホルモンによるローカルな細胞成長と増殖の制御は、他のすべての適応的な仕組みと同様、成人期として知られている、最後の生活史段階に入るにつれ、しだいに有効に働かなくなっていく。細胞それ自体も老化する。そして、心臓循環器系、消化器系、呼吸器系が劣化していくにつれ、栄養その他の必須な物質がそれらにだんだん補給されなくなり、それらが出す排泄物も、だんだんにうまく除外されなくなってくる。そこで避けられない結末は、細胞の成長と増殖も、あまりうまく制御されなくなってくるということだ。非適応的な成長は、しだいにおこりやすくなり、検知されずに広がっていく。

癌の発生が加齢とともに増加することは、進化の重要な原理を示している。適応は、それが進化してきた環境において、もっともよく働く。私たちが備えている癌制御の機構その他の重要な機能は、八〇歳の老人を生かすために進化したのではない。それほど年をとったヒトの肉体は、ヒトの遺伝子とその生産物にとって異常な環境であり、石器時代には、そんなものはほとんどなかったのだ。もっと一般的に言うと、第10章で述べたもろもろの現代環境に由来する悪い影響のほとんどは、癌の発生確率を上げるものである。X線その他の放射線、新しい毒、自然の毒（ニコチンやアルコールなど）に不自然なほど多くさらされていること、異常な食べ物、その他の暮らし方の要因など、すべてがそうだ。

からだのどこに傷や感染がおきても、癌を制御するメカニズムに干渉するが、それは、傷などがおきた場所のみならず、からだの遠く離れた場所においても同様である。細菌は、感染した組織の癌の発生を増加させるが、ウィルスはその傾向がもっと強い。その理由の一つは、ウィルスは、ヒトの一つの遺伝子とあまり変わらないものなので、あたかも本来そこに属しているかのように、ヒトの染色体の上に場所を占めることができるからである。そのような場所からなら、細胞の通常の働きを容易に乱すことができる。ウィルス、とくにＨＩＶは免疫系を攻撃するので、その副産物として、免疫系が癌を攻撃する能力をもなえさせてしまう。細菌やもっと大きな寄生虫と同様、ウィルスも、細胞の制御機構を弱める毒を生産することができる。

環境要因とある種の癌とのあいだの関係は、容易に理解できる場合もある。塩分やアルコールなどが非常に高濃度に含まれている食物や、薫製または焼いた肉からくる発癌物質が多く含まれている食物は、胃壁の細胞に接触して胃癌の確率を高める。タバコの煙も、同様に、肺の細胞に直接働きかける。太陽光は皮膚の遺伝子を傷つけ、皮膚癌を引きおこす。高脂肪の食事が乳癌や前立腺癌を引きおこす仕組みは、食物に含まれる物質との単純な接触よりもっと微妙な効果によるものに違いない。喫煙と膀胱癌との関係も同様である。

腫瘍が検知されるほどの大きさになり、警戒を要する兆候が現れるようになったあとでさえ、自然の制御メカニズム、とくに免疫要因は働き続けることだろう。それらには、まだ勝ち目があるかもしれないし、少なくとも、非適応的な増殖を遅らせたり、他の場所に転移するのを防いだりすることができる。たとえ完治することはなくても、癌の中には、患者を殺すには何年も要するものもある。ときには、まったく治るはずのない癌が消えていくこともある。

癌とその犠牲者とのあいだの闘いの様相の多くは、病原体と宿主とのあいだのものに似ており、癌が成長するような適応と、それを抑制する努力とを機能的に分ける必要は自明である。癌は、からだの政策に反抗する細胞の不満分子であり、宿主の利益に逆らって自分自身の利益を追求しようとしている寄生者と同類と見なすことができる。感染性の病原体とは異なり、癌の成功が長期的なものであることはない。なぜなら、それは、宿主以外の他の個体に移る可能性はまったくなく、宿主が死ねば自分も死ぬからである。同じことは、癌が生じてくるもとの、正常な細胞にも当てはまる。宿主が死ねば、生き残っているのは、すでに次の世代へと受け渡された、宿主の生殖系列の細胞だけなのだ。

癌とは、あらゆる種類の非適応的で制御不可能な組織増殖の総称である。癌は、成長と増殖の能力をもっているどんな細胞からでも生じ、それぞれの細胞の癌は、それを引きおこすさまざまな原因や、抑制メカニズムの不調から生じる。癌を抑制するのが医学にとって困難であることに不思議はないし、癌を治す唯一の治療法が発見される可能性も低いだろう。しかし、医学はずいぶん進んできており、癌は、不満分子の細胞と宿主とのあいだの葛藤であるという理解が進めば、より多くの発展が見込まれるに違いない。

女性の生殖器系の癌

進化的アプローチの価値をもっともよく見せてくれるタイプの癌の例は、乳癌、子宮癌、卵巣癌など、最近になってどんどん増加してきた癌であろう。アメリカの医学と人類学の著名な研究者であるボイド・イートンを始めとするこの分野の研究者は、最近、これらの癌がなぜ、人類のある集団では非常に頻度が高く、他の集団では頻度が低いのかという疑問に光を当てるような、広範囲の情報を一堂にまとめてみた。彼らの証拠が明らかに示したのは、これらの現代病は、より富裕な工業化社会に住んでいる多くの女性の繁殖のパターンが、最近になって変化したことがその原因の一部であるということだ。

これらの癌が増加している原因の一つは、癌は高齢者ほどかかりやすく、現代ではより多くの女性が高齢まで生きるというだけのことだ。もっと興味深いのは、どの年齢においても、女性生殖器系の癌になる確率は、女性がそれまでに経験した月経周期の数と直接に相関して増加するということである。生殖系の組織の癌にもっともかかりやすい女性は、初潮が早く、閉経が遅く、これまでに妊娠や授乳で月経サイクルが中断したことのない女性である。

歴史的に見れば、これは、もっとも異常な繁殖パターンである。石器時代の女性は、近代の狩猟採集社会におけると同様の、今とは非常に異なる繁殖生活史をもっていた。彼女らは、成熟に達するのがずっと遅く、閉経が早かったが、その理由の一部は、現代の女性よりも栄養摂取が十分でなく、寄生虫に多く悩まされていたからだろう。石器時代の少女が初潮を迎えるのは、一五歳かそれ以降で、その後数年のうちに妊娠したに違いない。それが流産に終われば、すぐにまた妊娠しただろう。それが成功すれば、最低二年、おそらく四年のあいだは授乳にかかり、その間の月経は抑制される。子どもが離乳すると（または、子どもが死ぬと）、月経周期がまもなく再開されるが、すぐにまた妊娠するだろう。このパターンが彼女の死まで、または、およそ四七歳ごろの閉経のときまで続くことになる。この三〇年のあいだに、彼女は、四回、五回、または六回の妊娠を経験し、三〇年間の半分以上を授乳して過ごすだろう。彼女の月経周期の総回数は、一五〇回をそれほど上回ることはないはずだ。現代の女性は、たとえ子どもを二人か三人もったとしても、この二、三倍の数の周期を経験している。

月経周期には、ホルモン濃度の大幅な変動が伴い、それらの変化が、卵巣、子宮、乳腺の細胞の反応を引きおこす。これらの組織の反応は繁殖に対する適応であるが、他のすべての適応と同様に損失も伴っており、それが、癌にかかりやすくなることである。その損失は、通常は、妊娠と授乳によって周期が中断されている時期に損失を補償するプロセスによって最小限に抑えられている。もしも、そのような中断がまったくおこらなければ、補償による修復もまったくおこらないか、または、不十分にしか遂行されないので、損失は蓄積される一方となる。もちろん、これは推測なのだが、このようなプロセスに非常に近いものが働いているに違いない。女性が経験する月経周期の数が多いほど、生殖器系の癌になりやすいというのは、まごうかたない真実である。もっと一般的な原理を言うと、どんな適応メカニズムも、それが進化してきた条件とは異なる条件のもとでは、まずい効果があるということだ。女性が一生のあいだに三〇〇から四〇〇回もの周期を経験するというような現代の状況は、そのもっともよい例だろう。このような進化的視点をもってみても、今現在、癌になりやすい年ごろの女性が癌を回避する役にはあまり立たないだろう。せいぜい、人工のものも自然のものも含めた、ニコチンその他の毒、放射線、そして、もっとも重要なのは、脂肪が非常に高濃度で含まれている食事など、悪い環境要因を避けるように勧めるくらいのことしかできない。

もっと長い目で見たときには、さらに興味深いことがわかり、それらは役に立つに違いない。少女の食事を不十分なものにして成長と成熟を遅らせようとしたり、初潮のあとはなるべく早く妊娠し、その後もなるべく頻繁に妊娠するべきだ、おそらく生涯のうちの二〇年間は授乳に費やすべきだなどと言うのは、倫理に反するし、明らかにばかげている。イートンと彼の共同研究者たちは、もっと進んだ示唆をしている。まずしなければならないのは、十分注意深い研究によって、歴史的に正常と思われる生活史が、どうやって生殖器系の癌の発生率を低く抑えていたのかを突き止めることである。狩猟採集社会の女性が自然に享受していた、低い癌発生率を実現することのできる人工的な手段の開発に向けて、学者たちは日夜研究を続けることだろう。

その人工的手段とは、おそらく、ホルモン操作であると考えられる。多くの女性がすでに経口避妊薬を利用しているが、これは、自然のホルモンとほぼ同じように組織に影響を与えるものである。経口避妊薬にもいろいろあり、それぞれ異なるやり方で妊娠を阻害するが、それにはさまざまな副作用がある。自然および人工ホルモンの生理的活動についての知識が深まるにつれ、石器時代の生活史の恩恵をまねることのできる、よりよい人工的な方法が得られるはずである。これは、必ずしも遠い将来のユートピアのような話ではないかもしれない。イートンとその同僚たちは、ある種の経口避妊薬は卵巣と子宮の癌の発生率を下げるという驚くべき証拠を提出している。もっとも、それは乳癌の率は下げない。乳癌の率を下げるような、なんらかのホルモン治療も、もうすぐ開発されるだろう。しかし、このような方法があるからといって、癌を引きおこす、その他の環境要因および遺伝要因については、もう調べなくてよいという意味ではない。それとは正反対だ！　この災厄と闘うために役立ちそうなどんな知識でも、必要なのである。

第13章 性と繁殖

性と繁殖は適応度にとって決定的に重要であるのだから、青春期のロマンチックな憧れから、恋愛、結婚、セックス、妊娠、出産、子育てに至るまで、自然淘汰がきれいに磨かれた道を用意しているはずだと思われるかもしれない。残念なことに、真実がどうであるかは、誰もが知るとおりである。報われない愛、恋人どうしのけんか、早漏、インポテンツ、オーガズムの欠如、月経困難、難産、乳児の育てにくさ、両親と子どものあいだでの避けられない葛藤などなど、繁殖にはもめ事と悩み事が一杯である。なぜ、繁殖はこんなにも多くの葛藤と惨めさを伴うのだろうか？　それは、まさにそれが適応度にとって決定的に重要だからなのだ。それは、非常に強い競争の核となるものであり、だからこそ問題をたくさん含んでいるのである。

本書の主な目的は、進化的な考え方を取り入れると、個々の病気を防いだり治したりするのにどのように役立つかを説明することなのだが、本章と次の章とでは、医学的に異常とは見なされないかもしれない感情的、行動的な問題にまで、視野を広げてみようと思う。繁殖に関連した問題の中には、妊娠中の糖尿病や乳幼児突然死症候群など、明らかに病気のものもあるが、嫉妬、子どもの虐待、セックスにかかわる問題などは、行動および感情の問題である。しかし、私たちがそれをどう分類しようと、それらはずいぶんと人を惨めにさせるものであり、進化的視点で見た方が、ずっと納得がいく。進化理論がもたらす恩恵は、医学的な問題と、社会的あるいは教育的問題との境界で終わるわけではない。進化理論は、医学だけでなく、人間の生活のすべての面に有効なのである。

なぜ性があるのか？

それでは、根本的な疑問から始めよう。これは、生命を進化の視点で見ない限り、簡単に見落としてしまうだろう、素晴らしい疑問である。なぜ、そもそも性などというものが存在するのだろうか？　性は、適応度に対して重要なコストをもたらし、多くの生物は、アメーバのように分裂したり、アブラムシのように、雌が産んだ卵が受精を必要とせずに発生したりして、性をうまく避けて繁栄している。このような生物は、有性生殖する生物に比べ、巨大で短期的な、適応度上の利益をもっている。今、雌のコマドリに突然変異がおこり、他の点ではまったく普通のコマドリと変わりはないが、自分自身の遺伝子がそっくりそのまま詰まった卵を産み、つれあいの遺伝子による受精はまったく必要とせずに正常に卵が発達するような雌が生じたとしよう。毎世代、すべての子どもは、まったく遺伝的に同一の雌たちである。普通の雌は、自分の遺伝子の半分しか子どもに伝えず、子どもの半分は雄で半分は雌であるのだから、彼女らに比べると、この突然変異の系統は、二倍の速さで増えていくに違いない。

それでは、なぜ、もう何年も前に世界は処女生殖する女性とその子どもたちで占められ、私たちのような有性生殖する人間を駆逐してしまわなかったのだろうか？　それに、そもそもなぜ性が進化したのだろうか？　驚くべきことに聞こえるかもしれないが、これらの疑問に対する答えが何であるのか、未だに生物学者のあいだで意見の一致は見られていない。たいていの人は、性の機能は子どもたちのあいだに変異をもたらすことだと考えているが、変異があることが、有性生殖の巨大な進化的コストをどうやったら上回るようになるのか、まだ理解できないままである。生物学者たちは、また、有性生殖によって遺伝子が組み替えられていれば、長い目で見れば、有害な突然変異がゆっくりと蓄積されていくのを阻止することができることも知っているが、このことは、なぜ短期で無性生殖が急激に増えていかないのかを説明していない。

近年、数人の科学者たちが、有性生殖は、病原体との軍拡競争という自然淘汰の圧力によって維持されているという説を提出している。個体が、他の個体と遺伝的にまったく同じであれば、一度そこに侵入する鍵を見いだした病原体は、そこら中の個体全員に襲いかかることができるだろう。もしも、処女生殖女性から生まれた一〇〇〇〇人のクローン女性たちのすべてがインフルエンザにかかりやすかったとしたら、次にインフルエンザがはやったときに全滅してしまうかもしれない。もしも競争者が遺伝的な変異をもっていれば、彼らのあいだでの犠牲者の数は少ないだろう。この仮説を支持する証拠はどんどん集められている。無性生殖は、病原体が少ない種や地域で多く見られることを示したいくつかの研究などが、そうである。

男性性と女性性の本質

何億年も前、細胞が遺伝物質を交換して変異を持ち始めたころ、しかし、まだ卵子と精子と呼ぶものができるまでには至らないころを想像してみよう。このようにして適当に遺伝物質を交換することは、葛藤に充ち満ちていた。たくさんの細胞の中に入り込むことのできた遺伝子は、大きな適応度上の利益を得るが、他の細胞由来の遺伝子によって置き換えられてしまうような遺伝子は、大きな不利益をこうむる。成功する遺伝子は、自分を新しい細胞に入り込ませねばならないが、これから入ってくる遺伝子に置き換えられてはいけない。細菌のレベル以上のすべての生物において、他個体からの遺伝子は、めったに入り込むことはできない。遺伝子の組み替えは、特殊化した性細胞（配偶子）を作り、それらに、新しい世代を作るのに必要な遺伝子の半分を入れて送りだすことによってなされている。そのような細胞の二つが出会うと、それらは合体して、両親の遺伝子をきっちり半分ずつ受け継いだ新しい個体を作る。

配偶子は、二つの困難に直面している。第一に、他の配偶子と出会って合体するまで自分をもちこたえさせ、さらに、発生していく胚を養うために、十分なエネルギーを蓄えていなければならない。第二に、相手の配偶子を見つけねばならない。大きな配偶子は、十分なエネルギーを蓄えているかもしれないが、それを作るのはたいへんである。小さな配偶子は、安いコストでいくらでも作ることができるかもしれないが、それらは長生きすることはできず、胚に渡すような栄養は何ももてない。中くらいの大きさの配偶子は、数を犠牲にしてからだを大きくしているが、まだ栄養が足りなければ、自然淘汰によって取り除かれてしまうだろう。そこで、多細胞生物は、私たちが卵子と呼ぶ、大きな配偶子と、精子と呼ぶ、小さな配偶子しか作らない。

ヒトの有性性を理解するための次の困難は、なぜ、配偶子の種類が二つあるかばかりでなく、二つの性があるのかという問題だ。言い換えると、なぜ、精子を生産する雄と卵子を生産する雌とがあり、両方を作る雌雄同体はいないのか、という問題である。多くの動物、そしてほとんどの植物は、一個体が卵子と精子の両方を作る雌雄同体である。生物学者たちは、雌雄同体というのは、同じ適応が両方の性の機能にとって役に立つときにおこるだろうという点で意見が一致している。たとえば、大きくて美しい花びらは昆虫を引きつけ、昆虫は、その植物を受精させるための花粉を持ち込んでくれるとともに、他の植物を受精するために自分の花粉をもっていってもくれる。予測どおり、花をつける植物のほとんどは雌雄同体である。哺乳類では、両方の役割を果たす適応はほとんどない。ペニスや角のような第二次性徴は、雄の機能にとって役に立つだけだ。子宮や乳腺は、雌の機能にのみ役立つ。自分の限られた資源を雄の戦略にも雌の戦略にも振り向ける個体は、そのどちらとしてもうまくいかない。哺乳類に雌雄同体は存在しない。

雌が卵子を生産するために払う投資は、雄が精子を作るために払うものの何倍も大きい。ヒトにおけるように、卵子が顕微鏡的に小さい場合でさえ、卵子は精子の何千倍も大きく、たった一つの卵子に受精するために、一回の射精で二億個の精子が飛び出していく。この最初の段階での配偶子に対する投資の違いは、その後も存在し続け、さらに拡大されていく。もしも、生産された卵子のほとんどが受精されたなら、卵子にそそがれた栄養のほとんどは、子どもへと送られる。もしも、数がずっと多い精子のうちのほとんどが受精できずに死ぬとしたら、それに栄養をもたせたとしても、それが子どもに送られることはめったにないだろう。精子にもっと栄養をもたせると、精子が泳ぐ速度が遅くなり、数が限られた卵への受精競争で不利となってしまう。

もしも動物が卵子を水中に放出するのであれば、雌にとっては、条件がよくなって精子がまわりにふんだんにあるようになってから卵子を放出した方がよいだろう。もしも彼女が特定の雄を決めることができるなら、その方がずっとよい。強くて健康な雄の精子をもらえば、自分の子どもに有利となるだろう。もしも雌が雄たちどうしを闘わせたり、彼らの強さを誇示するように仕向けたりできたなら、もっともよい雄を選ぶチャンスは高くなるだろう。卵が受精されるまで自分の体内にとどめておくことにより、雌は、誰が卵に受精するかを自分でコントロールし、まったく受精がおこらない卵の数を最小限に抑え、受精後の発生する卵を保護することができる。人々は、体内受精というと必ず雌の体内だと考えてしまうが、論理的にはその必然性はない。タツノオトシゴは、交尾するとき、雌が雄の育児嚢(のう)の中に卵を入れていくが、それは、哺乳類の子宮と類似のもので、子どもがその中で育つのである。このように雄が自分の体内で子どもを育てるのは、動物界ではまれである。精子はサイズが小さく、運動能力があるので、卵が精子に到達するよりも、精子が卵に到達する方が、進化でおこりやすいのである。

ヒトの卵の受精は女性の体内でおこるので、その後のプロセスは母親にまかされる。そこで、どの男性が自分の卵に受精するかのコントロールも、母親に多く握られることになる。他の種の雌と同様、女性にとっても、健康で力の強いことが示されている男性を選ぶことは、彼女の繁殖上の利益となる。もしも雌が、クジャクの雄の巨大で美しい羽や、アイルランドヘラジカの大きな角のような、雄の特定の形質に目をつけて配偶者選びを始めると、ランナウェイ淘汰が生じる。その形質を備えた雄は、ただ単に、雌が選んでくれるからという理由だけから有利となり、雌は、次の世代の雌が選んでくれる息子をもつためにその形質を選ぶことになり、その形質がより誇張された雄が選ばれ、ますますその形質が誇張され、誇張されるほどに雌にとって魅力的となる。この正のフィードバックのループにより、形質はますます洗練されて、雄の日常生活に大いに支障をきたすところまで進んでいく。かわいそうなクジャクの雄は飛ぶのが下手だし、アイルランドヘラジカの雄の角はあまりにも巨大で手に負えなくなってしまったので、種が絶滅したのはそのせいだと考えられている。これは、自然淘汰が、その個体にとっても種にとってもまったく利益にはならないが、個体の遺伝子にとっては利益になるものを生み出すという格好の例である。ヘレナ・クローニンは、その著書『性選択と利他行動』の中で、この考えの歴史と、雌による選択の力とそれが雄に及ぼす迷惑な影響という考えが、いかに男性の研究者たちに嫌われたかという歴史を、見事に描写している。

体内受精であれば、子どもは、最適の段階で産み出されてくるはずである。それは誰にとって最適か？　母親か？　子どもか？　父親か？　この問題は、すぐあとで取り上げることにしよう。子どもが正確にどれだけ母親の中にいるかは、まさに自然淘汰の対象となるべき生活史特性である。ヒトでは九ヵ月の妊娠期間があるが、その間に子どもは顕微鏡的なダニのようなものから、何キロかの体重の新生児となる。母親が毎日子どもにかける投資は、父親のそれよりもはるかに大きい。一方、彼女は、これが自分の子どもであることを確信しているが、彼女のつれあいは、それほどでもないだろう。それが不確実だということは、男性が子どもに対して振り向ける時間とエネルギー支出は、女性が同等の支出をするのに比べると、ものにさせているのである。

無駄が多いということだ。精子を作るか卵子を作るかという、最初のささいな違いが、ヒトの繁殖生理において非常に大きく増幅され、それが、これから見ていくように、男性と女性の繁殖戦略を大きく異なるものにさせているのである。

第2章で述べたように、男の子と女の子とは、ほぼ同じ数だけ生まれている。それは、どちらかの性の個体数が多くなると、その性の繁殖成功度が下がるからだ。それゆえ、親は、自然淘汰によって少ない方の性の子を産むように作られているので、長い目で見れば、性比は一定に保たれている。集団全体の繁殖を最大化するという点からは、これは十分ではない。何が女性の繁殖成功度を最大化する要因であれ、大勢の繁殖可能な女性に受精するには、ほんの一握りの男性がいればいいのである。このことは、高次（集団）のレベルにおける淘汰に比べて、低次のレベルの淘汰がいかに重要であるかをよく表している。もしも高次のレベルにおける淘汰が少しでも重要なのであれば、性比は必ずや女性に偏るはずである。

これは、単に学術的な興味に終わるものではない。インドでは、男の子を女の子よりも欲しがる文化が、胎児の性別判定を可能にする超音波検診の機械と結びつき、性比をひどく偏らせている。インドで現在行われている人工中絶の九〇パーセント以上は女の胎児に対するものであり、一般集団における性比がバランスを欠くようになってきている。同様に、人口抑制のために一人っ子政策がとられている中国の多くの地域では、生まれてくる子どもの六〇パーセント以上が男児である。長期的に見ると、このようなアンバランスは自然淘汰によって是正されるだろうが、次の世代にどんな社会的、政治的問題がおこるか、予測は難しい。私たちは、過剰になった男性どうしのあいだの競争が非常に激しくなり、過少な女性が驚くべきスピードで社会的な力を得るのではないかと予測している。

雄と雌のあいだの葛藤と協力

両性間の葛藤は、いつでもあるわけではない。男性と女性は、丸一日、ときには何週間にもわたってうまくやっていくこともできる。しかしながら、男性と女性の繁殖上の利益と戦略が異なることから、この調和は必ずや乱されることになる。小さな精子と巨大な卵子という最初の違いから、私たちの生活のすべてにわたって戦略と戦略がぶつかり合う、葛藤に満ちた、まったく異なる世界が生じてくるのだ。女性は、限られた数の赤ん坊しか産むことはできない。たいていは、それは四から六人であって、記録によれば、二〇人以上産める女性などほとんどいない。しかしながら、男性は何百人という赤ん坊を作ることができるし、余剰資源と社会の階層化が一緒になって、多くの男性は一人の配偶者も見つけられないのに、一握りの男性は何百人という女性のハーレムをもつことができるという社会では、男性は実際にそうしてきた。こういった特殊な例は、もてる子どもの数の変異は、女性よりも男性間で大きいという原理の極限を示すものである。この違いは、女性は必然的に多くの時間とカロリーを一人の赤ん坊に費やすものだが、男性は、一人の赤ん坊を作るのに、数分間と一回の射精で十分であるという違いに起因している。

このような違いは、男性と女性は、自分の適応度を最大化するために異なる戦略を採用することができるし、実際にそうであることを意味している。女性は、自分と自分の子どもを愛し、十分に資源をもってきてくれ、しかも、他の女性に投資することはしない男性を見つけ、その人を自分のそばにとどめておくことで、将来に残る自分の遺伝子のコピーを最大化することができる。男性も、繁殖力があり、自分の子どもをよく世話し、他の男性とは配偶しないような女性を見つけ、その人を自分のそばにとどめておくという、似たような戦略を採用することができる。男性は、女性には当てはまらない、また別の戦略を採用することもできる。それは、なるべく多くの女性に受精し、彼女およびその子どもにはほとんど投資をしないという戦略である。と言っても、男性も女性も、どんなことができるかを見比べた上で、自分の繁殖成功度を最大化させる戦略を意識的に選び取っているということではないし、人々がどういう行動をするべきかについて、何かを示唆しているわけでもない。そうではなくて、私たちの感情機構は、自然淘汰によって、繁殖成功度を最大化するように、または、石器時代の状況で繁殖成功度を最大化するように作られてきたということである。

配偶者の好み

このような戦略の違いからおこる問題は、求愛のときの好みによく現れている。すべての種の雌は、優良な遺伝子と豊富な資源を提供してくれる雄を探そうと一生懸命である。そこで、雌が選ぶことができる場合には、雄は、シカやヒツジが頭を突き合わせたり、ヒキガエルが大声で自慢げに鳴いたりするように、競って自分の能力を示そうとする。雌が、もっとも大きなえさをもってくる雄を選ぶ種類もある。この求愛給餌は、普通は昆虫その他の蛋白源であるが、カマキリの雄が交尾中に雌に食べられてしまうときのように、雄自身のからだであることもある。カマキリの雄はもっとしっかり逃げようとしてもよいはずだが、雄が次の配偶者を見つける確率は非常に低いので、自分のからだの蛋白質を雌にささげ、雌がより多くの子どもを作ることができるようにすれば、彼自身の繁殖成功度を最大化できるのだろう。

男性は、女性よりも選り好みをしないので有名だが、それでも、強い好みを示す。男性は、健康で仕事ができて（優良な遺伝子の指標）、繁殖力が最大で（主に、繁殖年齢のピークにあることで示唆される）、世話しなければならない子がなく（以前の結婚での連れ子がいない）、母親としての能力もその気も十分な女性と配偶すれば、繁殖成功度を最大化することができる。ミシガン大学の心理学者、デイヴィッド・バスが述べているように、

もしも人間の男性が、自種の認識以外に配偶者の好みをまったくもっておらず、女性とランダムに交配したらどうなるだろうか？　たまたま、繁殖年齢からはずれている女性と配偶した男性は、将来どんな子孫も残せないだろう。それとは対照的に、繁殖力のピークの女性と配偶した男性は、相対的に高い繁殖成功をあげるだろう。何千世代も経れば、なんらかの制限要因がない限り、この淘汰の圧力は、男性に、繁殖力の低い女性よりも繁殖力の高い女性と配偶したがるような心理メカニズムをもたらすだろう。

そこで、両性ともに配偶相手を慎重に選べば適応度が上がるのだが、男性と女性とは、異なる性質を選んでいる。男性は、繁殖力と性的な忠実さにより興味をもち、女性は、優良遺伝子と資源により興味をもつ。文化も宗教も違う三七の国々の一〇〇四七人を対象とした調査で、バスは、このような一般化ができ

ることを示した。収入がどれほどであるかは、三七カ国中三六カ国において、男性よりも女性にとって、有意に重要な配偶者選びの指標であった。若さと外見は、三七カ国中二三カ国において、男性にとって、より重要な指標であった。性的誠実さは、女性よりも男性にとって重要な指標であったが、それが逆転している国は一つもなかった。

ヒトは、何度も再婚することがあるし、両親がともに子どもの世話をするので、配偶者選びもことさらに複雑である。こういう状況では、女性は、捨てられる可能性があるので、自分の配偶者の現在の地位だけでなく、自分のもとにとどまって、自分と自分の子どもたちに投資してくれる意志があるかどうかも予測せねばならない。絆が強く、男性の投資が長く続くということは、男性は、他の多くの霊長類の雄に比べると、妻にだまされる機会がより多くあることを意味している。そこで、男性は、自分の配偶者が他の男性とも配偶する可能性があるかどうかを査定せねばならないだろう。そういうことがおこると、男性は、知らないうちに他の男性の子どもを妊娠した女性、そして、最終的には他の男性の子どもに、投資させられるはめに陥るだろう。

うまくやるためには、個体は、配偶者になる人の将来の行動を予測せねばならないのだが、それは、不確定要素に満ちた仕事である。両性ともに、忠実さと、子どもに投資する意欲の指標を探そうとする。イスラエルの生物学者であるアモツ・ザハヴィは、彼が「絆の確認」行動と呼んでいるメカニズムによって媒介されている奇妙な葛藤は、このような圧力によってもたらされたのではないかと考えている。相手を挑発することにより、将来困難な時期が訪れたときにも、彼または彼女が自分に資源をもってきてくれる気があるかどうかを評価することができる、と彼は言う。恋人たちがけんかをするのは、互いに相手を試しているのだろうか？　ザハヴィは、求愛する鳥たちの世界から、彼の理論を支持する証拠をあげている。たとえば、雌のカージナルは、求愛する雄を突っつき、追い払い、長いことこうしていじめた揚げ句に交尾に応じる。そうやってできた絆は、何シーズンにもわたって続く。われわれ人間も同じことをやっているのかどうか、人間の求愛行動を詳しく調べた人はまだいない。

それでは、バスの研究の中でもっとも重要な発見に移ることにしよう。これらの違いにもかかわらず、世界中の諸文化の男女はともに、配偶者としてもっとも重要な二つの資質において、意見が一致していた。彼らは、（1）やさしくて理解のある人と、（2）頭のよい人を望んでいたのだ。なぜ男女の双方が、なによりも、やさしくて有能な相手を求めるのだろうか？　その答えを知るには、なぜ結婚などという制度があるのかを理解せねばならない。なぜ、どんな文化においても、男と女は長く続く性的関係を結び、親の役目を共有するのだろうか？　ヒト以外の霊長類のほとんどは、これとは違う配偶システムをもっている。この疑問に確実に答えることはできないが、ヒトの食物獲得の方法や、子育てのやり方は、おそらく重要な役割を果たしているに違いない。自然環境では、一人の親では、子どもを十分に育てることはできない。子どもは、何年にもわたって、食物獲得のための長い旅につれていくには、あまりにも無力であり、かつ重すぎる。子どもが成功するには、その文化を教えてもらわねばならず、集団のヒエラルキーの中に地位を得るには、助力が必要である。端的に言えば、一人の子どもを育てるのはあまりにもたいへんなので、それには二人以上の人間が必要だろうということだ。両親がすべての子どもを共有している限りにおいて、彼らのあいだでの葛藤は最小限に抑えられるはずである。ただし、彼らが他の親類に対して負っている部分からくる葛藤は避けられない。姻戚関係について生じる葛藤は、完全に説明可能なものである。なぜなら、姻戚関係を援助することは、配偶者の遺伝子の利益にはなるが、自分自身の遺伝子には何の寄与もしないからである。

欺瞞的な配偶戦略

子どもの世話をしないでセックスだけすることは、女性よりも男性の繁殖上の利益になる。このことは、ヒトのセックスのパターンの他の側面とも合致している。第一に、売春は、ほとんどの場合、女性の職業である。エロチックな快楽は、両性どちらにもあるが、需要と供給のバランスから見ると、世界中どこでも、男性はセックスのために金を払うのにやぶさかでなく、女性は、セックスの相手を見つけるのにさほどの困難はない。第二に、独身者が集まるバーで繰り広げられるさまざまな戦略は、その理屈にかなったものだ。女性をベッドに誘うために、男性は、自分の業績を誇張してしゃべったり、偽物のローレックスの腕時計をちらちらさせながら、永遠にあなたを愛しますと誓ったりして、自分が女性にどれほど投資し、女性を守ることができるかを見せびらかす。経験を積んだ女性は、たいてい、こんなお芝居にすっかりだまされることはないのだが、男性によるこの手の騙しは、それでもうまくいくようである。男性はしばしば、女性が逆の騙しの戦略を使うと言って女性を非難する。つまり、高価なプレゼントをもらって、セックスに興味があるような顔をしておきながら、後になって、「私をそんな女だと思っていたとは心外だわ」と驚愕の感情を表す、という手だ。もう何千年にもわたって、医者たちは、女性のこのような感情的行動パターンを、「ヒステリー」〔訳注　子宮の症状という意味〕と呼んできた。この名称の由来は、このような行動に通常伴う、腹痛、心因性の麻痺などの症状が、子宮がからだの中をさまようことによって生じると考えられていたことにある。医者の大部分が女性であったならば、「ヒステリー」などというわけのわからない診断を発明することなど決してなかっただろう。そのかわり、女性の医者は、男性の騙しの配偶戦略は、臆面もなく動き回る前立腺のせいだとし、それを「前立腺症状」と呼んだことだろう。

繁殖の解剖学と生理学

女性の繁殖のサイクルは、他の霊長類のものとはかなり異なっている。霊長類の雌の多くは、彼女らが妊娠可能な時期にあることを、匂い、鮮やかな色の皮膚、変化した行動などで知らせる。このような宣伝行動は、雌が妊娠可能な期間中の雄間の競争と、雄による求愛の頻度とを増加させ、そうでない時期には雄が性的につきまとうことをやめさせるので、雌にとって有効である。ヒトの女性では、排卵がおこっても宣伝されないばかりか、注意深く隠されているようである。ヒトの女性の周期は、排卵が定期的に二八日の間隔で繰り返されるようにできているが、多くの霊長類の雌は一年に一、二回しか排卵せず、一緒にいる他の雌たちと周期が同調している。周期の終わりに妊娠がおこらなければ、ヒトの女性は月経血として大量の血液を失う。ヒトの性的活動は、妊娠可能な短い時期に限られず、周期のどの時点でも可能であり、かなりの時間とエネルギーを費やして頻繁に性交が行われる。雌のオーガズムは、多くの霊長類では、存在しないか、短時間であるか、まったく目立たないが、ヒトの女性では、しばしばあり、強烈である。

まだ細部については議論が多く残されているものの、これらの事実は皆一つにつながっているのではないかと考えられるようになってきた。鍵になるのは、女性とその配偶相手がいつも一緒にいる方が、配偶相手が何週間も何ヵ月もいなくなるよりは、双方にとって利益となるということだ。もしも女性の周期がはた目にも明らかであれば、男性は、女性が妊娠可能なときだけ受精することによって、自分の繁殖成功度を最大化することができる。しかし、男性はいつ女性が妊娠可能であるかわからないので、常に女性のそばにいて頻繁に性交するしか方法がないのである。もしも、心的能力がだんだんに高度になってきた昔の石器時代の女性が、いつ自分が妊娠可能であるかを知ることができ、セックスこそが労苦の多い出産の原因であると推論することができたならば、彼女らは、妊娠可能な時期に配偶相手とセックスすることを避けられただろうから、それによって繁殖成功度は下がっただろう。そこで、知らない方が自分の繁殖成功のためになる、という可能性が生じる。これは、鳥類学者のナンシー・バーレイが最初に考えついた説である。また、排卵が隠されていれば、女性が、自分の配偶者よりも強い力をもった男性によって妊娠させられるという事態を回避することもできる。そういう男性といえども、女性がいつ妊娠可能であるかがわからないので、その時期だけに自分の力を利用することができないからである。

ヒトの性交の平均頻度は、およそ三日に一回ぐらいなので、これは、排卵があれば妊娠するのに十分な頻度である。しかしながら、先に述べたように、このように頻繁に性交が行われると、細菌やウィルスがそこにただ乗りして、女性の生殖器の奥深くまで入り込むことができるようになる。そのような感染に対する一つの防衛手段は、子宮頸部にある粘液の栓であり、月に二、三日の妊娠可能日以外は精子がのぼってこられないようにせき止めている。その日には、粘液の中の小繊維が一列に並び、精子がやっと通り抜けて子宮に到達できるだけのすき間を開ける。マージー・プロフェットが考えたように、月経も、感染のありそうなものを全部洗い流し、病原体を殺すためのもう一つの防衛手段なのかもしれない（第3章を参照）。自然環境では、もちろん、ほとんどの女性がもっとずっと少ない数の月経周期しか経験しなかっただろう。妊娠と授乳の時期には月経はおこらないし、女性は多くの時間を妊娠と授乳に費やしていたはずだからだ。セックスをしないことや効果的な避妊薬があることとともに、月経血を失うことによる貧血というのも、私たちの環境の新奇な側面から生じた多くの問題の一つである。

ヒトの男性も、精巣が常に陰嚢の中にあってからだの外に出ているという点で、他の多くの哺乳類の雄とは異なる。こんな大事な器官がこんな危なっかしいところにあるのは、何か理由があるからに違いない。一つの手がかりは、きつい下着をはいていると男性が不妊になりやすいということである。きつい下着は精巣の温度を上昇させる。解剖学的に見ると、精巣からからだに血液を送り返してくる静脈は、動脈のまわりをおおうようになっており、精巣を低温に保つために有効な熱交換器官の役目を果たしている。男性は、精巣を常に低温にして機能できるように保っていなければならない。なぜなら、妊娠可能な女性はいつ登場するかわからないからだ。

いろいろな種類の霊長類の精巣は大きさが非常に異なるが、その違いのほとんどは、配偶パターンの違いで説明できる。チンパンジーの雌は、何頭もの雄と交尾するが、ゴリラやオランウータンの雌は、たった一頭の雄としか交尾しない。チンパンジーの雄の繁殖成功度は、何頭の雌に受精できるかによっているのみならず、彼の精子が卵子への受精をめぐる競争で他の精子に勝つことにもよっているので、自然淘汰により、チンパンジーの雄が生産する精子の数も、精巣の大きさも、ともに増加していった。ゴリラは、あの大きくて恐ろしい体格にもかかわらず、チンパンジーの平均的な精巣の四分の一にも満たない精巣しかもっていない。一般的に、雌が複数の雄としばしば交尾するような種類では、雄の精巣の相対的な重さが重く、精子間競争がほとんどないような種類では、相対的に軽い。さて、ヒトはどこに位置するのだろうか？ その中間、しかし、どちらかというと精子間競争の少ない方である。しかし、人類進化の歴史において、雌による多数回交尾はある程度存在したようで、それによって、ほとんど一夫一妻といってよい配偶システムをもつ種よりは、男性の精巣は大きくなっている。

イギリスの研究者のロビン・ベイカーとロバート・ベリスは、精子間競争というトピックをもっと突き詰めて調査した。彼らは、ヒトの一回の射精に含まれている精子にはさまざまなタイプがあり、それらの中には、卵に受精する能力のないものもあることを指摘した。彼らは、このような精子の多くは、他の男性から来た精子を見つけ出して殺すように設計されているのだと推論している。彼らはまた、一夫一妻のカップルがコンドーム中に射精した精液の容積は、最後に射精してから経過した時間に比例して増加するばかりでなく、二人が互いに離れて過ごした時間にも比例して増加することを示している。これは、他の男性由来の精子と競争する必要があるときに、精子の量を増加させるような適応である考えられる。もしそれが確かめられれば、私たちの性行動の仕組みは、さまざまなタイプの競争に肉薄して対処するために、自然淘汰によってうまく設計されていることを示しているのだろう。

嫉妬

嫉妬というものが、自然淘汰の理論の枠組みで理解できるものであれ、直観的に理解できるものであれ、嫉妬が世界の惨めさの多くを作り出していることは否めない。ホメロスが描いた、ヘレネがパリスのためにアガメムノンを捨てたことに始まる怨みと流血は、文字どおりに受け取る必要はないだろうが、そんな事件がおこればそういう感情が生じるのは、ありうることである。カナダの心理学者のマーティン・デイリーとマーゴ・ウィルソンは、女性が殺される殺人事件の多くは、男性の性的嫉妬によることを確実に示した。オセロが殺したいと思うほど怒り、デズデモーナが悲劇的に死ぬのは、多くの点で実生活の反映である。もっと一般的には、嫉妬は、殺人には至らないまでも結婚生活のけんかのたねとなり、離婚というかたちで深い傷を残したり、さまざまな悲劇的な結末をもたらす。極端な人々の中には、この感情があまりにも強く、自分の配偶相手が不倫をしているという間違った信念をあまりにも強くもっているために、病的な嫉妬という医学上の診断をされる人もいるくらいだ。こんなことすべてを理解するためには、性的嫉妬を感じるということの進化的起源と、その機能とを理解しなければならない。

母性は確実であるが、父性は、常に意見の問題である。男性は常に、長年のあいだ女性に資源をもってきていたところ、実は彼女の子どもは他の男の子であり、知らず知らずの間に自分の子ではない子どもの世話をさせられていたという危険性を負っているが、女性は、どれが自分の子かを常に知っている。嫉妬の感情をもたない男性は、だまされる危険性が大きくなるだろうから、その結果、繁殖成功度が低くなるに違いない。潜在的な浮気相手を脅し、自分の妻が他の男とセックスしないように仕向ける男性は、進化的には有利だっただろう。男性を性的嫉妬に導く遺伝子は、こうして集団中に維持されていく。

女性は、これと同じリスクに直面してはいないが、別のリスクがある。夫があちこちに愛情を振りまくと、彼の資源と時間が失われ、夫がいなくなるかもしれないし、性病にかかりやすくなるかもしれない。世界のいろいろな文化を調べてみると、性的な道徳には非常に大きな変異がある。結婚外の性交が認められているところもあれば、不倫は死をもって罰せられるところもある。しかしながら、性的嫉妬は、どの文化でも、女性よりも男性の方が強いと報告されている。

性的嫉妬は人間の生活にあまりにも大きな影響を及ぼしているので、ほとんどの社会でそれは制度化され、慣習または正式な法律によって制御されている。技術文明の発達した西欧の国々でも、男性はしばしば女性を財産として扱い、女性の性活動をコントロールしようとするが、伝統社会の多くでは、そのコントロールがよりあからさまであり、制度化されている。地中海社会のいくつかでは、女性は結婚初夜のシーツについた血液によって自分の処女性を証明せねばならず、その後は、夫以外の男性とは会わないように、家に閉じこめられる。イスラム教の社会の中には、女性が、家の外で他の男性に自分が誰であるかをわからなくさせるような衣服やベールをかぶらねばならないところもある。中国では、女性の足に子どものころから布を巻き、一人で歩けないようにさせていた。アフリカの多くの地域では、思春期に達した少女のクリトリスを切除して、大陰唇を縫い合わせるのが習慣となっている。世界中どこでも、男性は女性の性行動をコントロールしようとしてきた。

私たちの社会では、自分の時間の九〇パーセントは夫に忠実であるが、あとの一〇パーセントの時間を他の愛人にあてているような女性は、どのように評価されるだろうか？　彼女の夫にとって、次に生まれる子どもは九〇パーセントの確率で自分の子であるので、まったく進化的な視点からすれば、彼は、妻が完璧な一夫一妻であったときの九〇パーセントだけ、子どもに対してよき父親となるだろう。しかし、多くの文化では、女性が一度でも浮気をすれば、夫は、完全に結婚を解消し、生まれた子どももすべて遺棄することができるとしている。多くの人は、文化というものは生物学的傾向と相対立するものだと考えているが、嫉妬に関して言えば、文化と法律は生物学的傾向をさらに増幅している。法律は、私たちの破壊的な生物学的傾向に歯止めをかけるものでなければならないと考えている人々なら、不倫を理由とする離婚をもっと少なくする方向に社会を変えたいと思うに違いない。嫉妬を直す薬がどこかで発明されたら、いったいどんな世の中になるのだろうか？

性的障害

人々は、控えめに言っても、自分たちの性生活に非常に大きな関心をもっている。それは、究極的には、繁殖を増加させるような行動を引きおこす遺伝子は淘汰によって残されるが、人々からセックスへの興味を奪うような遺伝子は、除去されてしまうからである。しかし、そこから先、セックスは非常に大きな問題をはらむものとなる、性的な問題でどんなに人々が悩んでいるかは、どこの本屋に行ってもすぐわかる。書棚何段にも並んだ、セックス・セラピーの書物が売られていることは、不幸な真実を物語っている。セックスは、ほんの一握りの人々にとって、ときどき問題なのではなく、ほとんどの人々にとってほとんどの時間、問題なのである。そういう本を読んでみると、この問題は、遺伝的な障害ではなく、不自然な環境のせいでもなく、進化の帰結そのものなのだということを示す強力な証拠に行き当たるだろう。どの本にも、男性の早すぎるオーガズムに関する章が一つと、女性の遅すぎるオーガズム、またはオーガズムの欠如に関する章が一つ含まれている。女性の早すぎるオーガズムと男性の遅すぎるオーガズムに関する章は存在せず、それらの本のどこにも、なぜ男性と女性がこんなにも異なるのかは、一つも書かれていない。フェティッシュな男性に関する章はあるが、女性にも同じ問題が存在するとは、どこにも書かれていない。そして、この問題に関してなぜ性差があるのかも、一つも説明されていない。両性に共通な問題もいくつかある。両性ともに、性欲がまったく感じられなかったり、興奮するのに時間がかかりすぎたりすることがある。両性ともに（しかし、圧倒的に男性だが）、同じセックスの相手では飽きてしまうことがある。この、繁殖という行為のまっただ中において、私たちの生物的システムは、問題だらけらしいのだ。なぜ男性と女性は、こんなにもたくさんの、そして質の異なる問題を抱えているのだろうか？

進化によって作られた制御機構ならば、最低限、男性のオーガズムと女性のオーガズムとは時期を同じくするようになるはずである。しかし、オーガズムは同調していないばかりか、常に男性の方が女性よりも早く訪れる。このバイアスは、自然淘汰が最適化しているのは、私たち自身の満足感ではなく、繁殖成功度であるということを示す不愉快な例の一つである。オーガズムが非常に遅くやってくる男性の繁殖成功がどうなるかを考えてみよう。彼は、配偶相手を満足させるかもしれないが、セックスが途中で中断されたり、相手が満足してもう終わりにしようとしたならば、彼の精子は、自分の遺伝子の存続のための場所に行き着かないことも出てくるだろう。同じ力が、女性の性的反応のタイミングをも決めている。すばやく一回のみのオーガズムを経験するような女性は、配偶相手が射精する前に性交をやめるかもしれず、もっとゆっくり性的反応を示す女性よりも繁殖成功が低くなるだろう。

もっと詳しく調べてみると、男性の性的なタイミングを特定の状況に合わせて調節する仕組みがあるのかもしれないことがわかってきた。早すぎる射精は、若い男性に多いが、不安をかきたてられる状況ではとくに多い。狩猟採集民の文化を調べている人類学者によると、若い男性の性的結合はしばしば不倫であり、年上の男性に見つかると、危険であることが多い。そのような状況では、性交がすばやく終了することは、非常に適応的なのだろう。この考えは、単なる推測にすぎないが、考えてみる価値はあるだろう。

妊娠

妊娠は、母親と胎児が共通の目的をもつものの究極であり、両者のあいだに葛藤などは存在せず、完全に一体となっているものだと思われがちである。そして、母親と胎児との関係は、どんな人間関係よりも互いに親密である。それでもなお、母親と胎児とは遺伝子を半分しか共有していないので、両者のあいだには葛藤のたねがいくつもある。胎児への恩恵は何にせよ、胎児のすべての遺伝子を助ける。

胎児は、将来母親が自分を世話してくれる能力を損なわず、自分と両親または片親を同じくする兄弟姉妹をさらに産む能力を損なわない限りにおいて（これらはすべて、共有していない半分または四分の三の遺伝子を差し引く）、母親のもつ資源を最大限に利用することによって、自分の適応度を最大化することができる。

母親の観点からすれば、胎児に与えられる恩恵は、自分の遺伝子の半分しか助けないので、母親が胎児にささげる最適値は、胎児が母親に要求する最適値よりも低い。母親はまた、赤ん坊が大きくなりすぎると、出産時に障害をこうむったり死んだりする危険がある。それゆえ、胎児の適応度上の利益と母親のそれとは一致しないので、胎児は母親がもっと栄養をくれるように操作するメカニズムをもっており、母親は、その操作に対抗するメカニズムをもっているだろうと予測される。

子どもに恩恵を与える遺伝子が母親を犠牲にしたら、全体として見たときのその遺伝子の利益は帳消しになるだろうと議論されることがある。それは、初期に得た利益が、のちの損失で完全に消されてしまうからだ。しかし、ことは、そのように運んではいない。母親と胎児に平等に恩恵が与えられているような集団を考えてみよう。そこへ、母親に対してわずかの犠牲を強いて、胎児に少しばかり栄養を多く活かせるような遺伝子が出現したとしよう。その恩恵を得る胎児は、大きくなってから、その損失を半分しかこうむらなくてよい。なぜなら、それが産む子は、その遺伝子を半分しか受け継がないからだ。また、もっと明らかなのは、その損失は、胎児が女性であるときにのみこうむるということだ。そこで、この損失は、次世代の妊娠の二五パーセントによってしか払われないことになる。ここでは立ち入らないが、さらに事態を複雑にしているものがある。ハーヴァード大学の生物学者であるデイヴィッド・ヘイグは、量的な計算を行ったところ、母親の観点から見て理想的な母からの贈与が、胎児の理想にとってほんのわずかでも少なければ、親と子のあいだの葛藤が生じるだろうと考えている。

不幸なことに、このような小さな違いが大きな葛藤を生み出していく。胎児は、ほんの数パーセントの栄養でも多く母親から引き出そうと一生懸命になるだろうが、母親も、同じくらいに強くそれに抵抗しようとする。どちらかの側に重篤な欠陥が生じて、この力のバランスがくずれると、医学的な問題が生じる。たとえば、胎児は、ヒト胎盤性ラクトーゲン（ｈＰＬ）という物質を分泌するが、それは母親のインシュリンと結びついて血糖値のレベルを上げさせ、胎児により多くのブドウ糖がいくようにさせる。母親は、より多くのインシュリンを分泌することで、この胎児による操作に対抗するが、それに対して胎児はさらに多くのｈＰＬを分泌するようになる。インシュリンはどの人にも存在する普通のホルモンであるが、妊婦のインシュリン値は、正常人の一〇〇〇倍にも達することがある。ヘイグが指摘するように、こんなにホルモンレベルが高いということは、声が大きいのと同様、そこには葛藤があることを示している。

もしも母親のインシュリン産生に欠陥があると妊娠性糖尿病になり、母親が死ぬこともあるので、ブドウ糖に貪欲な胎児自身も同様の運命をたどる。胎児は、いいかげんでｈＰＬを分泌するのをやめればよさそうなものだが、胎児にできることは、賭けを続けることだけなのである。通常の母親は、胎児のｈＰＬ漬けになったとしても、糖尿病にならない程度のインシュリン産生ができるのだから。

親と子の葛藤に関する進化理論は、何年も前にロバート・トリヴァースによって提出されたが、それを妊娠にも当てはめたのは、一九九三年のデイヴィッド・ヘイグが初めてである。思いもよらなかった、しかし、考えてみればおおいにありそうな遺伝的現象に対してこの概念が当てはめられるようになったのは、さらに最近のことである。主にマウスを使った実験によると、胎児の発生時に受ける特別な恩恵に伴う損失をのちに払うのを避けるのに、遺伝子は、有性生殖のくじ引きに依存する必要はないらしい。遺伝子は、ゲノムの刷り込みという方法に訴えることができる。それは、遺伝子が、どういうわけか、すぐに子の中で発現し始めたり、発現しなかったりするように、一方の親から条件づけされていることをさす。父親由来の遺伝子が、母親との葛藤で胎児の側につくように刷り込みされているかもしれない。その同じ遺伝子が、母親由来である場合には、そんな効果は及ぼさないように刷り込まれているかもしれない。これがヒトの妊娠にも当てはまるかどうかはまだわからないが、マウスでは、雄によって刷り込みされた遺伝子は、胎児の成長因子を生産するが、雌によって刷り込みされた別の遺伝子が、その成長因子を破壊する。このような証拠を前にすると、子宮というのは、私たちの健康はそっちのけで、遺伝子たちが自分の利益を追及するよう闘っている戦場であると見ることも、あながち的はずれではないように思えてくる。

糖尿病以外で、妊娠に伴う困難の一つに高血圧がある。これは、ひどくなって尿中に蛋白質が出るほど腎臓を痛めることになると、子癇（しかん）前症と呼ばれる。ヘイグは、これもまた母親と胎児とのあいだの葛藤の結果生じるのではないかと考えた。妊娠の初期に、胎盤の細胞が、血流を調節する子宮の神経と動脈の筋肉とを壊すが、その結果、母親は、胎盤への血流量を減らすことができなくなる。もしもなんらかの原因によって母親の他の動脈が締めつけられると、母親の血圧は上昇し、その結果さらに多くの血液が胎盤に行くことになる。胎盤は、母親のからだ中の動脈を締めつけるようにするいくつかの物質を作っている。胎児が、十分に栄養をもらっていないと感知すると、胎盤がそのような物質を母親の血中に放出する。それらは母親の組織に損傷を与えることもあるが、自然淘汰の結果、母親の健康を損なうことがあっても胎児に恩恵が来るようなリスクを負うメカニズムができあがったのだろう。何千もの妊娠のデータから、母親の血圧が多少上がった方が、胎児の死亡率が低くなり、もともと高血圧の女性ほど、大きな赤ん坊を産むことが知られている。また、子癇前症は、胎児にまわされる血液が制限されているときにとくに多く、母親の血圧が高いのは、心拍が強くなったからではなく、動脈の抵抗が強くなったためであるということも、この説を支持するさらなる証拠と言えるだろう。

それでは、成人における高血圧の一部も、同じようなメカニズムで説明できるのだろうか？　出生時に体重の小さかった胎児は、成人してからこの症状を呈する確率が非常に高い。もしも、胎児のときに母親の血圧を上げる物質を作るように発現していた遺伝子が、ずっと活動しているとすれば、成人してからもそれが高血圧を招くのかもしれない。

伝統的な医学の見地からすれば、妊娠中の糖尿病や高血圧に関するこのような説明は革命的であり、また、まだ証明されたものとは言えない。しかし、私たちは、それは早晩証明されるだろうと信じている。もしそうならば、これらのことは、人々の生活を遺伝子の観点から見てみることがどんなに有効であるか、生物学的な利益の対立がいかに普遍的に見られるものであるか、病気に対して適応論的な見方をすることがどれほど役に立つかを如実に示していると言えるだろう。

ヒト絨毛性性腺刺激ホルモン（ｈＣＧ）は、胎児によって作られるもう一つのホルモンで、母親の血中に分泌される。これは、母親の黄体ホルモン受容体と結びつき、母親の卵巣からずっとプロゲステロンが放出され続けるように仕向ける。このホルモンは月経を阻止するので、胎児は子宮の中に着床し続けていられる。ｈＣＧは、妊娠をこれ以上続けるかどうかについて、母親と胎児とのあいだに葛藤があることから起因したように思われる。受精した卵子の七八パーセントもが着床しないか、または妊娠のごく初期に吸収されてしまうのである。こうやって流産された胚のほとんどは、染色体異常である。母親は、胚の異常を探知し、それらを流産する機構を備えているようだ。このような適応があれば、若いうちに死んでしまうか、成人としての生活を全うすることのできない赤ん坊に対して、それ以上の投資を避けることができる。母親にとっては、自分の損失をできるだけ早く打ち切ってやり直した方が有利であるが、そのためには、異常な胚に栄養を与えるリスクを避けるよう、正常な胚の一部を殺してしまっても仕方がないかもしれない。反対に、胎児は、自分を着床させ、それを継続させるためにあらゆる手段をこうじる。hCGを分泌することは、胎児がこの目標を達成するための、重要な初期の戦略なのである。

母親は、hCGのレベルが高いことをどうにかして検知するらしく、母親のからだは、それを、胎児が生存可能である信号と解釈する。もしも胎児が十分なhCGを作れるのならば、それはおそらく正常なのだろう。そこで、胎児が母親に自分の適応度の高いことを知らせるためには、より多くのhCGを作り出さねばならず、そのレベルは、「私はいい赤ちゃんですよ！」と大声で知らせているようなものだ。また、ヘイグが指摘したように、これほど高いレベルのhCGこそが、妊娠中の吐き気や嘔吐の原因であるとも考えられる。あなたは、この説明が、第6章で述べたプロフェットのつわりに対する理論の代替理論だと考えるだろうか？　究極要因と至近要因の区別を理解していれば（第2章）、そう考えることはないはずだ。hCGが及ぼす効果は、毒を消化するのを防ぐ適応的なメカニズムの一部であるかもしれない。そうではなくて、hCGが高いことの偶然の結果であるかもしれない。この問題を解決するには、十分によくデザインされた研究が必要だろう。

出産

頭が大きくて骨盤の開口部が小さいため、出産は昔から、特別に困難で危険の多いものだった。第9章で述べたように、帝王切開で人工的に行うように、赤ん坊が腹壁に開いた穴から生まれてきた方がよほど便利なのだが、歴史的な制約によりそれは不可能で、赤ん坊は今でも骨盤のあいだをくぐり抜けて来なければならない。ヒトの赤ん坊が、他の霊長類の赤ん坊に比べて未熟で無力であることは、生まれてこられるほどに小さかったことの避けられない損失であるが、ともかく、それで赤ん坊も母親も危険にさらされることに変わりはない。

ニューメキシコ州立大学の人類学者である、ワンダ・トリヴェイサンは、他の霊長類が一人で出産するのと違って、ヒトの母親は誰かにいてもらって支えを欲しがると指摘している。このことは、彼女が言うように、ヒトの出産の方向が普通でないことに起因するのかもしれない。他の霊長類とは異なり、ヒトの赤ん坊は後ろ向きに生まれてくるので、母親が、赤ん坊を引っ張って困難な出産を成し遂げるとすると、赤ん坊を傷つけてしまうかもしれない。出産のときに援助者がいれば、この危険はずいぶん回避できるだろう。現代においてすら、出産時に助けてくれる女性がいるというだけで、帝王切開を六六パーセント減らし、鉗子出産を八二パーセント減らすことに貢献している。出産の六週間後、出産時に援助者がいた母親は、そうでなかった母親よりも不安が少なく、より安心して母乳で育てている。

赤ん坊が生まれたあとは、現代の産科医や助産婦は、胎盤が出てくるのを助けて出血を最小限に抑えようとする。オキシトシンは、授乳によって刺激される自然のホルモンであるが、これは、出産時に子宮の血管を収縮させる。オキシトシンを注射すると、過剰な出血を抑えることができるので、何千という母親の命を救ってきた。医者は、どんな女性が過剰に出血するのかを常に予測することはできないので、オキシトシンの注射は、最近では必ず行われることになっている。しかしながら、こうやって例外なくオキシトシンを注射すると、他の機構が狂ってしまうのではないかという研究は、ほとんどなされていない。

ヒツジなどの種では、帝王切開で出産させると、母親が自分の子どもを受け付けなくなってしまうことがよくある。雌ヒツジは、帝王切開で生まれた自分の子を、蹴ったり頭で押したりして遠ざける。通常の出産では、膣壁に対する圧力がオキシトシンの分泌を促し、その数分後に母親が見る子ヒツジとの絆を作るような脳内のメカニズムが作動する。帝王切開で生まれた子ヒツジに対しても、オキシトシンを注射すれば、子ヒツジと正常な絆を結ばせることができる。オキシトシンが、ヒトでも同じような役割を果たしているのかどうかは、まだわかっていない。ヒトの母親は、帝王切開で生まれた赤ん坊に対しても、普通の愛着をもつようなので、ヒトにおいては、オキシトシンは絆の形成に必須ではないのかもしれない。それでは、それはいらないのだろうか？　これは本当に重要な問題であるし、帝王切開と大量のオキシトシン注射とが日常的に行われていることを考えると、このホルモンの正または負の効果に関するさらなる研究が強く望まれる。

乳児期

赤ん坊が最初に母親の乳首を吸うときに出てくるのは、ミルクではなく初乳と呼ばれるもので、赤ん坊を感染から守る物質が大量に含まれた、薄い液体である。数日のうちに本当のミルクが出てくるが、それにも、どんな人工粉ミルクに含まれるよりも上等な、赤ん坊を守る種々の物質が含まれている。自然に母乳で育てる方がどれだけよいかについては、もうさんざん言われているので、ここではそれを繰り返すことはしないが、ただ一つ、現代の環境では、ヒトの行動がいかに完全に非適応的になれるかということの挿話を一つ入れておこう。たとえば、モーツァルトの六人の子どものうちの四人までが生後三年以内に死亡した。これは悲しむべきことだが、彼らは主に砂糖水で育てられていたと聞けば、それも不思議ではないと言うものだ。

現代では、多くの赤ん坊が黄疸のために数日多く病院で過ごしている。黄色い色は、ヘモグロビンを壊すときの副産物であるビリルビンが高レベルにあるために生じる。出産のとき、子宮内環境に適合していた胎児性ヘモグロビンが、子宮の外の環境により適している成人のヘモグロビンにとって替わられる。ヘモグロビン誘導体が大量に押し寄せてきて、肝臓がその処理についていけなかったとしたら、少しは黄疸がおきるのは理解できることであるし、取り立てて不思議なことでもない。

医師たちは、血中にRh抗原をもった赤ん坊は、それが母親の抗体によって攻撃されるので、そのような赤ん坊のビリルビン濃度が非常に高いと危険であることに気づいた。赤血球が高速度で分解される結果、ビリルビン濃度が高くなると、一生にわたる脳損傷がおきることもある。今日では、母親がRh抗体を産生しないようにさせる物質を与えたり、出生時に赤ん坊に交換輸血を行ったりすることによって、たいていはこれを防ぐことができる。しかし、Rh抗原をもっていない赤ん坊でも、出生時に黄疸症状が見えることがよくある。脳損傷がおこる可能性を最低限に抑えるために、そういう赤ん坊には明るい照明を当て、皮膚内のビリルビンを尿に排泄できるかたちに変え、黄疸症状をなるべく早く消すようにしている。

ここまでのところ、出生時にビリルビン値が高いのは、メカニズムのちょっとした異常であって、通常の医療処置で幸運にも回避できるもののように見える。カリフォルニア大学サンフランシスコ校のジョン・ブレットとデンバー小児病院のスーザン・ニーアマイヤーは、このことをもっと注意深く進化的に考察してみた。ヘモグロビンの最初の分解物はビリベルディンであるが、これは水溶性の化学物質で、鳥類、爬虫類、両生類では直接に尿中に排泄されている。しかし、哺乳類では、ビリベルディンがビリルビンに転換され、血液蛋白のアルブミンに結合してからだ中に運ばれていく。さらに、出生時のビリルビンのレベルは一部、遺伝的に決定されているので、下げた方が適応的ならば自然淘汰によって下げられたはずだ。このことから、ブレットとニーアマイヤーは、出生時にビリルビン値が高いことは適応なのではないかと考えた。彼らは次のように述べている。「すべての赤ん坊が出生後の一週間に成人のレベルをおおいに上回るビリルビンをもち、そのうちの半数以上が目に見えて黄疸症状を示しているのだから、これらの赤ん坊のすべてがどこかおかしいのだとはとても考えにくい」。さらに研究を続けたところ、ビリルビンは、酸化によって組織を傷つける遊離基をうまく掃除していることがわかった。出生とともに赤ん坊は、急に呼吸をせねばならなくなるので、大動脈中の酸素濃度が三倍にもなり、当然ながら、遊離基による損傷も多くなる。成人のような遊離基に対する防御は、ビリルビンのレベルが下がっていく生後の数週間のうちに徐々に作られていく。もしもブレットとニーアマイヤーの説が正しいならば、新生児の黄疸に対する処置を考え直す必要があり、毎年、必要もない処置に何百万ドルも使うのをやめることができるかもしれない。

明るい照明を当てることの危険性については、不適切な研究しかなされていないが、出生直後の数日間に明るい照明を連続して当てると色覚に異常をおこすことはわかっている。ブレットとニーアマイヤーの適応的解釈はまだ広く認められてはいないということを、ここではっきりさせておきたい。医者が赤ん坊に照明の処置が必要だと決めたのならば、両親は、それにとくに反対しないように強く勧める。しかし、両親がそのことを質問し、第三者の意見を求めることには価値があるだろう。そして、科学者は、はっきりとした答えが出るような研究をする価値があるだろう。

泣きと疝痛（せんつう）

赤ちゃんは病院から出てきて、もう家にいる。この素晴らしい喜びは、昼も夜も、何時間も続く泣き声によってしばしば中断され、それを無視することはとうていできない。泣くことが赤ん坊にとってどれほど適応的であるかは、よく理解できる。お腹がすいた、喉が渇いた、暑い、寒い、怖い、痛いなどと感じたときに赤ん坊が泣けば、親がやってきて必要を満たしてくれる。泣くことのできない赤ん坊は、危険なほどに無視されるだろう。赤ん坊の泣き声は、親にどのような影響を与えるだろう？　柔らかに表現しても、それは親の神経にさわる。親は、昼であれ夜であれ、なんとしても泣くのをやめさせるために必要なことをする。親が泣き声を嫌がるようにさせる遺伝子は、淘汰によって残される。なぜなら、その同じ遺伝子が子どもにも存在し、子どもは、親がそれを嫌がることから助けを得るので有利だからである。親は被害を受けるが、赤ん坊側にあるその遺伝子は利益を得る。これは、血縁淘汰の見事な一例である。

もしも赤ん坊が泣くことに十分な理由があれば、そこに問題はない。しかし、すべての泣き声は、必要な援助を求めてのものだろうか？　しばしば、赤ん坊の泣く原因がまったくわからないことがあり、また、何をしても赤ん坊が泣くのを止められないときがある。これが、母親になったばかりの女性が小児科医に相談するもっとも多い問題であり、小児科医はこれを「疝痛（せんつう）」と呼んでいるのだが、その原因が胃腸にあるという証拠はほとんどない。マッギル大学の小児科医であるロナルド・バーは、赤ん坊の泣きに関して重点的な研究を行った。彼は、疝痛だと言われている赤ん坊は、他の赤ん坊よりも高頻度で泣くことはなく、特定の時間に泣くこともないが、毎回、他の赤ん坊よりも長く泣くことを発見した。そこで彼は、このように泣くことはおそらく正常なのだが、長時間をおいてしか授乳しないなどといった現代の育て方のためにことさら長く泣くのではないかと考えた。アフリカの!クンの女性は、赤ん坊を常に抱いて運び、赤ん坊が泣くたび授乳するので、少なくとも一時間に一回、しばしば一時間に三、四回も授乳する。一回の授乳時間は約二分である。それとは対照的に、アメリカの母親は生後二ヵ月の赤ん坊に対し、一日におよそ七回しか授乳しない。平均の授乳間隔は約三時間である。実験研究で、バーは、一群の母親たちに一日少なくとも三時間は赤ん坊を抱いて運ぶように指示した。その母親たちの赤ん坊は、そう指示されなかった母親たちの赤ん坊よりも、半分の長さしか泣かなかったのである。

バーは、泣くことによって、赤ん坊と母親との絆が強化され、より頻繁な授乳が促されることによって乳汁分泌が維持され、競合する妊娠が防げることから、赤ん坊の適応度が上昇すると示唆している。この最後の点はまた、親と子のあいだの利益の対立を物語っている。赤ん坊がしばしばミルクを吐くことも、母親にとって利益となる以上にミルクを生産させるように、赤ん坊が母親を操作している例なのかもしれない。それとも、ミルクを吐くことは、異常に長い間隔をあけて極端に長く授乳することから生じると説明できるのかもしれない。狩猟採集民の生活ではこの現象がどうなっているのかを調べれば、答えが得られるだろうが、こんなことは、人類学者がいつも報告してくれるリストの中には入っていない。

乳幼児突然死症候群（ＳＩＤＳ）

多くの親たちにとっての最大の恐怖は、赤ん坊をおこしに行ったらベビーベッドの中で死んでいることだ。乳幼児突然死症候群で死ぬ赤ん坊の数は、事故を除くどんな死因によるよりも多く、赤ん坊一〇〇〇人に対して一・五人の割合である。合衆国だけでも、年間に五〇〇〇人以上の赤ん坊がこれで死んでいる。しかし、その原因はまだわかっていない。ポモーナ・カレッジの人類学者であるジェームス・マッケンナは、進化的および通文化的にＳＩＤＳを研究し、ベビーベッドで赤ん坊が死ぬのは、伝統社会でよりも現代社会での方が何倍も頻度が高いことを発見した。ＳＩＤＳは、赤ん坊が親と別々に寝る文化でことさらに高く、親と同じベッドで寝る場合の一〇倍以上も高い。寝ている母親と赤ん坊の動きと脳波とを同時に測定した一連の実験研究の結果、彼は、同じところで寝ている母親と赤ん坊とのあいだには、眠りの周期に多大な関連があることを見いだした。彼はこの同期があるために、ＳＩＤＳになりやすい赤ん坊もときどき覚醒され、そうでなければ呼吸が止まってしまう時期を乗りきれるのではないかと考えている。もっと根本的な問題である呼吸の停止は、ヒトの赤ん坊の神経系があまりにも未熟であることと関連しているのかもしれない。それは、骨盤を通り抜けてくるときに頭が大きすぎると出産が困難になるのを避けることに伴う対価である。だからといって、ＳＩＤＳがあたりまえのことだという意味ではない。一部の赤ん坊を危うくさせるような傾向は、赤ん坊が母親と一緒に寝ていたような自然の環境では、ずっと危険の少ないものであったろうということである。

離乳とその後

最終的には、母親は、赤ん坊に授乳するのをやめようとし始める。工業化社会では、それは生後一年目のいつかから始まるが、狩猟採集社会では、授乳は平均して三、四年も続けられる。繁殖を最大化するには、出産間隔が重要な役割を果たす。それが短すぎれば、最初の赤ん坊がまだミルクも世話もたくさん必要なので、次に生まれた子どもが生存できないだろう。もしも母親が長く待ちすぎれば、彼女は潜在的な繁殖力を無駄にすることになる。親と子のあいだの葛藤の議論から予測されるように、これもまた、母親と子どものあいだの利益が一致しない例なのである。普通は、子どもが二歳から四歳になったころ、母親にとっては再び妊娠した方が遺伝的利益になるが、子どもにとっては授乳を続け、次の妊娠を阻止した方が遺伝的利益になる時期がやってくる。これが、ロバート・トリヴァースが彼の古典的な論文の中で、親と子のあいだの利益の不一致を最初に論じた、離乳期の葛藤である。彼は、離乳期の葛藤には自然の終焉がくると指摘した。最終的には、赤ん坊は固形食を十分に食べられるようになり、母親の世話も少なくてすむようになるので、母親を自分だけで独占するよりも、弟や妹をもった方が利益になるようになる。

離乳期の葛藤の時期には、赤ん坊はどうやって母親に授乳を続けさせるように操作するのだろうか？母親に授乳を強制することはできないので、赤ん坊は騙しの手を使うしかない。そして、最良の騙しは、母親が授乳を続けることこそ母親の利益にかなうことだと信じさせることだ。赤ん坊は、どうやってそのような騙しを行うことができるのだろう？　単に、実際よりも幼く無力であるようにふるまうことだ。心理学者はずいぶん昔からこのパターンに気づいており、それを「退行」と呼んできた。しかし、それに初めて進化的な説明をつけたのはトリヴァースであり、その意味するところは、研究が始められたばかりである。

親と子の対立は離乳で終わるわけではない。それは、形を変えるだけである。長い子ども期を通じて、対立は比較的おだやかでたいしたことはないが、思春期が訪れるとともに、たいへんな葛藤が口を開ける。

ティーンエイジャーは、何でも自分のやり方でやりたがり、どんな手助けもいらないと主張する。その一方、彼らは苦もなく退行状態に陥り、無力であるようにふるまって、親が与えたいと考える以上のものを要求する。これは、それほど驚くべきことでもない。それは、長い発達のドラマの中でおこる親と子の葛藤の最終章なのだ。数年もたてば、若者は本当に独立し、自分自身のパートナーを探そうと焦がれるようになる。そうして彼らも自分の家族をもち、常に続けられている、有性生殖と呼ばれる、適応的に形成された対立と協力のドラマを新たに展開していくのである。

第14章 精神障害は病気か？

痛む思いを　言葉に移してみることは、
　もしや罪かと　時々思う。
　なぜなら　言葉は大自然の様に、
真実(まこと)の「魂(こころ)」を、見せもするが、かくしもするから。

だがしかし、やすらいなき心にとっては、
　詩の韻律も　そこにひとつの取柄もあろう。
五七、七五、との規則通りに　悲しい筆を運んでゆけば、
だるい麻酔薬の効目の様に　苦痛もいつか麻痺してくる。

——アルフレッド・テニスン卿『イン・メモリアム』第五編（入江直祐訳）

最近、ミシガン大学の不安障害クリニックをある若い女性が訪れて、過去一〇ヵ月のあいだ、週に数回は、突然何の理由もなくどうしようもない恐怖の発作に襲われると訴えた。そのような発作のあいだは、急に動悸が激しくなり、息が切れ、気絶するかと思い、震え、もう死んでしまうかもしれないという、なんともしがたい終末感に襲われるということだ。数年前なら、そういう人々は心臓病だと言ったものだが、この女性は、他の多くの人々と同様、自分の症状について本を読み、それがパニック障害と呼ばれるものの典型であることを知っていた。予備診察の間に、彼女が最初のパニック発作を経験したのは、彼女が不倫関係を始めたころであったことがわかった。医者が彼女に、このことは関連があるかどうかと聞くと、彼女はこう答えた。「それが何の関係があるのか、さっぱりわかりません。私が読んだところによると、パニック障害は、遺伝子と脳内物質の異常による病気だということです。私は、脳内物質を正常にする薬をもらってパニック発作を治したいだけです。」

なんと時代は変わったことか！　二〇年前ならば、自分の不安を「身体的」なものだと主張する人はしばしば、不愉快な無意識的記憶を回避するために真実を否定しているのだと言われたものだ。今では、多くの精神科医が、抑うつや不安障害は脳の異常からくる生物学的な病気であり、薬で治療できることをすぐにも認める。中には、先の女性のように、この見解にしがみつくあまり、精神科医に自分の感情生活に気を配るように言われると怒る人もある。このことについて影響力の大きい、ある概説論文の冒頭には、この変化が次のようにまとめられている。

近年、精神医学の分野は甚大な変容を経験した。研究の焦点が心から脳に移り……同時に、職業も、非適応的な心理プロセスにもとづく精神異常のモデルから、医学的な疾病にもとづくものへと変化した。

非常に強い力が働いた結果、精神医学は、精神障害の「医学的モデル」を採用せざるを得なくなってきた。この変化は、一九五〇年代、一九六〇年代に、抑うつ、不安障害、精神分裂病の諸症状に効き目のある薬が発見されたことから始まった。これらの発見のため、政府も製薬会社も、精神的な病気の遺伝的、生理学的相関を研究することに大量の予算をつぎ込むようになった。そこで、さまざまな異なる研究が明らかにしたことを互いに比較できるよう、これらの症状を定義するため、精神科の診療のための新しいやり方が設置された。それは、現在の症状を、心理的要因や過去の出来事や生活状況などで徐々に変化する一続きのものと見るのではなく、いくつかの症状の集合として互いにはっきりと区別できることを強調するものであった。精神医学の研究者たちは、だんだんに、精神障害の神経生理学的原因に焦点を合わせるようになった。彼らの見方が研修医にも伝わり、医学セミナーを通じて開業医にも伝わっていった。最後に、この一〇年ほどのあいだにできた医療保険や、合衆国において、すべての医療費を州が補助してくれる可能性が出てきたことから、精神科医の組織は、彼らが治療しているのは他の病気と同じく医学的な疾病であり、同様に保険のきくものだと主張するようになってきたのである。

パニック障害やうつ病や精神分裂病は、肺炎や白血病やうっ血性心不全と同じように、医学的な病気なのだろうか？　私たちの意見では、精神病も医学的な病気であるが、それは、それがすべて生理的原因を特定できるからではなく、必然的に薬で治療するのが最善であるからでもない。そうではなくて、精神障害が医学的な病気であると認識できるのは、進化的な枠組みで見たときにそうだからである。他の医学的問題と同様、精神障害の多くの症状は、それ自体が病気なのではなく、発熱や咳と似たような防御であることがわかる。さらに、精神障害をおこしやすくさせる遺伝子の多くは、適応的な有利さをもっている可能性がある。精神障害を引きおこす環境要因の多くは、現代生活に特有の新しいものであり、ヒトの心理のより不幸な側面は、誤りではなくて、設計上の妥協なのである。

感情

不愉快な感情は、痛みや嘔吐に似た防御であると考えられる。肉体的な痛みを感じる能力が、その時点および将来における組織の損傷から身を守るために進化してきたのとちょうど同じように、不安を感じる能力は、将来来るはずの危険やその他の脅威から身を守るために進化してきた。疲れを感じる能力が、筋肉を使いすぎないようにするために進化してきたのとまったく同様に、悲しみを感じる能力は、それ以上に損失をこうむらないように進化してきたのだろう。不安、悲しみ、その他の感情を非適応的なほどに強く感じることとは、それらの進化的起源と、正常なときの適応的な働きを理解すると、意味のあるものとなる。また、感情を制御したり表出したりする心理的および脳内のメカニズムに関する、至近的説明も必要である。不安や悲しみを感じている人々の脳内に、何か異常と思われるものを見いだしたとしても、それらの脳の変化が異常を引きおこしたのだとは、もっとも単純な意味における以上には結論することができない。不安や悲しみに伴う脳の変化は、正常のメカニズムが正常に働いていることを単に示しているだけかもしれない。

感情の正常な働きについての知識は、精神医学にとって、心理学が他の医学一般に提供するものと同じ役割を果たすだろう。精神障害のほとんどは感情障害であるので、精神科医は、それに適切な科学的研究に通じているに違いないと思われるだろうが、精神科医となるための教育の中に、感情の心理学が体系的に取り込まれていることはまったくない。しかし、そうだとしても、感情に関する研究も、精神医学と同じくらいばらばらで混乱に満ちているので、それほど不幸なことではないかもしれない。しかしながら、現在進行中の学術的な論争のまっただ中にあって、感情の研究者の多くは、決定的な点についてはコンセンサスを見いだしているようだ。それは、私たちのもつ感情は、自然淘汰によって適応的に作られている、ということである。この原理は、精神医学にとってたいへん多くのことを約束するものだ。感情が私たちの心のサブユニットであるならば、他のすべての生物学的な形質と同様、それらもその機能の面から理解できるに違いない。内科医は、咳や嘔吐や肝臓や腎臓の機能の理解に仕事の基礎をおいている。感情の進化的起源とその機能とを理解すれば、それと同じものを精神科医に提供することができるだろう。

多くの科学者が感情の機能について研究してきた。カリフォルニア大学の心理学者、ポール・エクマンは、人間の顔について研究してきており、感情が通文化的に普遍であることを示した。他の研究者たちは、動機づけやその他の内的制御において感情が果たす役割を強調してきたが、感情は、一つの機能を果たすために形成されたものではなく、いくつかの機能を果たすためのものですらない。そうではなくて、一つひとつの感情のそれぞれは、認知、生理、主観的経験、そして行動を同時に調整するような特殊な状態であり、それによって生物は、特定の状況に効果的に反応することができるのである。その意味で、一つの感情は、ある特定の状況から生じる困難に効果的に対処できるようにするためにコンピューターの多くの側面を調整するように作られたプログラムのようなものだ。感情は、カリフォルニア大学の心理学者、レダ・コスミデスとジョン・トゥービーが作ったうまい表現を使えば、「心の適応的アルゴリズム」なのである。

感情を感じる能力は、進化の過程で繰り返し生じ、しかも適応度に重要な意味をもっていた状況によって形成された。捕食者からの攻撃、集団から阻害されるという脅威、配偶のチャンスなどは、しばしば生じ、しかも非常に重要であったので、パニック、社会恐怖、性的高揚などといった、それらに対する特別な準備のパターンを形成させるに至ったのである。もっとも避けた方がよい状況では、嫌悪の感情が形成され、よい機会を含むような状況は、正の感情が形成される。私たちの祖先は、よい機会よりもずっと多くの脅威を経験してきたようだ。そのことは、負の感情を表現する言葉の方が、正の感情を表現する言葉よりも二倍も多いことに表されている。こう考えると、「正常な」生活には苦痛などないという現代の考えは却下される。感情的苦痛は避けられないばかりでなく、それが正常であり、有効なのだ。E・O・ウィルソンはこう述べている。

> 愛は憎しみにつながる。攻撃性は恐怖と、外向性は内向性と、などなど。それらは混じりあって、個人の幸せや生存を促進するのではなく、それを制御している遺伝子の存続の最大化をはかるように設計されている。

しかし、感情的苦痛の多くは、役に立つものではない。まったく役に立たない不安障害やうつ病が脳の正常なメカニズムから生じることもあれば、脳の異常から生じることもある。不安障害、うつ病、精神分裂病の原因には、遺伝的要因が大きく寄与している。あと一〇年のあいだに、いろいろな精神障害を引きおこす特定の遺伝子が発見されていくに違いない。これらの障害のすべてにおいて、生理学的な相関が知られており、神経科学者たちは、それを引きおこしている至近的メカニズムを明らかにするために、日夜、努力している。そこから得られた知識により、すでに薬剤治療が大幅に進歩し、精神障害を阻止する可能性も得られている。今は、精神医学にとっても、精神障害をもつ人々にとっても明るい時代だ。薬剤治療の発展はあまりにも急激なので、多くの人々は、その安全性や効果をまだ知っていない。その治療の効果は、今からたった三〇年前に勉学を開始したころの精神科医が最大に望めたより以上のものを実現している。

このような発展には、多くの混乱がつきものだ。人間の心には、悪い感情のほとんどを、遺伝子やホルモンや心理的、社会的出来事に帰して、この問題を単純化して見る傾向がある。真実はそれほど単純ではなく、精神的な問題のほとんどは、遺伝的な傾向、小さいころの出来事、脳に対する薬物その他の物理的な作用、現在の関係、人生でおかれている状況、認知の癖、心理のダイナミクス等の複雑な相互作用によってもたらされる。逆説的に、現代では、精神障害を理解するよりも治療する方がよほど簡単である。

免疫系にいくつか異なる要素があり、それぞれが特定の侵入者から私たちを守っているように、特定の脅威から私たちを守る感情のサブタイプがいくつも存在する。免疫系が活性化されるにはそれなりの理由があるのであって、制御機構に異常をきたしたからではないのと同様、不安や悲しみのケースのほとんどは、たとえその原因がはっきり突き止められない場合でさえも、なんらかの原因によっておこされたものだと考えた方がよい。一方、免疫系の制御が異常である場合もある。免疫系が活性化されすぎて、攻撃するべきでない組織を攻撃し、慢性関節リウマチのような自己免疫疾患を引きおこすこともある。不安を感じるシステムに同様なことがおこると、不安神経症となる。免疫系は、また、働くべきときに働かないこともあり、そうなると免疫不全をおこす。不安をあまりにも少ししか感じないという不安神経症もあるのではないだろうか？

不安

不安が有効だということは、誰もが理解できるに違いない。イチゴ摘みをしていてクマに出会っても逃げない人や、冬の嵐に向かって一人で漕ぎだしていく漁師、レポートの提出期限がせまってきても少しもあわてないような学生に何がおこるか、誰でも知っているはずだ。脅威に直面すると、不安によって私たちの思考、行動、生理が、適応的な方向に変えられる。巨大な雄ゾウが向かってきたときのように、脅威が緊急であるならば、そこですぐに逃げる人の方が、くったくもなくおしゃべりしている人よりもケガをしなくてすむだろう。逃げているあいだ、その人の心臓の鼓動は速く、呼吸は深く、汗をかき、血糖値とエピネフリンの値が上昇するはずだ。生理学者のウォルター・キャノンは、早くも一九二九年に、この「逃げるか闘うか」を構成している要素の機能を正しく描写している。彼が、他の種類の不安にも同じように適応的な視点を拡張しなかったのは不思議である。

不安は有効かもしれないが、普通は、それは過剰で不必要なほどに見える。来月の結婚式の日に雨が降るかどうか、試験のときに十分集中できるかどうか、過度に心配し、飛行機に乗るのを拒否し、みんなの前で話すときに震えて言葉につまったりする。アメリカ人の一五パーセントが、医学的な不安障害に陥ったことがあり、それ以外の人々の多くも、神経質である。不安が過剰にあるように見えることを、どう説明したらよいだろうか？　いつ不安が有効であり、いつ有効でないかを決めるためには、自然淘汰によって不安を制御する機構がどのように形成されているかを知らねばならない。

不安は有効であるのだから、私たちがいつも不安を感じているようにメカニズムを調節するのが最適であるように思われる。これではストレスが大きすぎるようだが、自然淘汰は私たちの適応度を気づかっているのであって、私たちを快適にさせようとしているのではない。私たちがときおり平安であるのは、不快なのが非適応的だからではなく、不安が余計なカロリーを使い、毎日の活動により適さないようにさせ、組織に損傷をもたらすからである。なぜ、ストレスは組織に損傷をもたらすのか？　危険から身を守る、一連のからだの反応を考えてみよう。「安価」で安全なものは常に作動させておけるが、「高価」で危険なものは、そうはできない。そのかわり、それらは救急箱の中にしまわれていて、その中の道具を使ったときの利益が損失を上回るときにだけ取り出される。そのような道具の中には、救急箱の中にきっちり蓋をしてしまわれているものもあるが、それはまさに、からだに害を及ぼすからである。このように、慢性的なストレスに関連した損傷は驚きでも何でもなく、その生物の設計に関してとやかく言うことはないだろう。実際、最近の研究によると、「ストレスホルモン」と呼ばれるコルチゾールは、外界からやってくる危機に対する防御の役割はまったくなく、その他のストレス反応がもたらす効果から身を守っているようだ。

もしも不安が高価で危険なものであるならば、なぜ、制御システムは、本当の危険が存在するときにだけそれが表現されるように調整されていないのだろうか？　残念なことに、多くの状況において、本当に不安が必要なのかどうかは定かでない。先に述べた煙探知器の原理が、ここでも応用される。たった一回でも殺される方が、一〇〇回にわたってうその警告に反応するコストよりも大きい。このことは、グッピーを使った実験でよく示されている。グッピーを、コクチバスと出会わせたときの反応によって、すぐ隠れる個体を「臆病」、泳いで去る個体を「普通」、やってきた相手を見つめる個体を「大胆」と、三つのグループに分ける。それぞれのグループのグッピーたちをバスと一緒に水槽に入れて放置しておく。六〇時間ののち、「臆病」なグッピーたちの四〇パーセントと「普通」なグッピーたちの一五パーセントは生存していたが、「大胆」なグッピーは一匹も残っていなかった。

不安を制御するメカニズムが自然淘汰によってどうやって形成されたのかを知ろうとする精神科医の試みは、概念的には、うるさい電話線からの音信号が、本当に情報であるのか、それともただの静電気であるのかを決定しなくてはいけないエレクトロニクスの技師が直面している問題と同じである。このような状況を分析するには、信号検出理論がその手段を提供してくれる。エレクトロニクスの信号では、ある音が信号であるかノイズであるかを決めるには、次の四つの要素が関係している。（1）信号の大きさ、（2）信号とノイズとの比、（3）ノイズを信号であると誤解することのコスト（間違い警報）、（4）信号をノイズであると誤解することのコスト（間違った無視反応）。

あなたが一人でジャングルにおり、あなたの後ろの薮の中で枝の折れる音がしたとしよう。それはトラかもしれないし、サルかもしれない。あなたは逃げることもできるが、その場にとどまることもできる。もっともよい行動をとるには、あなたは、（1）このぐらいの大きさの音が（サルではなくて）トラのたてるものである相対的可能性、（2）その地方にトラとサルがいる相対的な頻度、（3）逃げることのコスト（間違い警報のコスト）、（4）本当にトラであったのに逃げなかったときのコスト（間違った無視のコスト）の四つを知る必要がある。あなたの後ろの薮で、中くらいの大きさの枝が折れる音がしたらどうだろう？ 直観的で、すばやく、正確な信号検出分析によって不安のレベルが調整されている人は、生き残ることができるだろう。

免疫不全との類似を考えると、自分では知らずに不安障害に陥っているというカテゴリーの人がいるはずである。それは、不安をあまりにも少ししか感じない人々だ。ロンドン大学の不安の専門家であるアイザック・マークスは、そのような人々を「恐怖低下症」と呼んでいる。彼らは何も訴えず、何も精神科医の助けを求めないが、そのかわり、救急病棟に運ばれたり、職を解雇されたりする。精神科医が、ほとんど副作用のない新しい抗不安薬を処方するにつれ、私たちはそんな状況を作り出しているかもしれない。たとえば、ある患者は、抗不安薬の治療を始めた直後に、とっさに夫に出ていけと言ってしまった。夫は非常に驚いたが出ていった。一週間後、彼女は、小さい子どもが三人もいて、ローンもあり、無収入で、助けてくれる親戚もいないことに気づいた。もう少し不安があれば、そんな早急な行動をとることはなかっただろう。もちろん、どんな症例も単純ではない。この女性は長いあいだ、結婚生活に不満足であったので、彼女が感情的な爆発をおこしたことは、長い目で見ればよかったのかもしれない。彼女の話は、強い感情には、合理的な意思決定とは異なる機能がある可能性を示している。コーネル大学の経済学者、ロバート・フランクが示唆しているように、強い感情はとっさの行動を動機づけているようだが、実は、長い目で見ればその人にとって有利な決定をしているのであろう。

新しい危険

ケガを扱った章で、サルたちのヘビに対する恐怖がどのように「準備」されているかを示す実験について述べた。私たちが過剰にもっている恐怖のほとんどは、太古の時代の危険に対して準備されている恐怖に関連している。闇、家から離れていること、集団の注意の的になることなどは、かつては危険と関連していたものだが、今では、ほとんど必要のない恐怖を引きおこしている。家を離れることを怖がる、広場恐怖は、何度もパニック発作を経験した人のおよそ半数がもつようになる。家にいることなど無意味に思えるが、祖先の環境におけるパニックのほとんどは、おそらく、捕食者や敵対する人間たちとの遭遇であったろうと認識すれば、それも理解できる。そんなことが数回あったあとでは、賢い人は、なるべく家にいるようにし、同伴者がいるときだけしか表に出ないようにし、ほんの少しでもその兆候があればすぐにパニックに陥って逃げ出すことだろう。これこそが、広場恐怖の症状そのものである。

不安障害も、その他の多くの病気と同様、私たちの祖先の環境では存在しなかった新奇な刺激のせいで生じているのだろうか？　そうでもないだろう。銃器、麻薬、放射線、高脂肪食品などの新しい危険は、ほんの少しの恐怖しか呼びおこさず、過剰の恐怖を呼びおこすことはない。その意味で私たちは皆、非適応的な恐怖低下症なのである。新奇な状況の中には、飛行機で飛ぶことや車を運転することのように、恐怖症を引きおこすものもある。この場合はどちらも、その恐怖は、何万年も前から別の種類の危険によって準備されてきた。飛行機で飛ぶことの恐怖は、高度、急に落ちること、大きな音、狭い密閉空間に閉じこめられることに関連して準備されてきた恐怖である。時速六〇マイルの速度で走る自動車に遭遇するという刺激は新奇なものだが、これでさえ、猛烈な勢いで向かってくる捕食者のような、急激な動きに関連した古来の恐怖に根ざしているのだろう。自動車事故は非常に頻度が高く、しかも危険なので、車の運転に対する恐怖が有利であるか不利であるかは、いちがいには決めがたい。

不安障害に遺伝が寄与するところは非常に大きい。パニック症候群の患者のほとんどは、血縁者に同じ問題を抱えた人がおり、それを支配している遺伝子の解明がなされているところだ。そのような遺伝子は、すっかり淘汰でなくなってしまってはいない突然変異遺伝子なのだろうか？　それらは、別の利益をもたらしているのだろうか？　それとも、パニックに陥りやすい遺伝的基盤は、風邪をひいたときに高熱を出しやすい人や、すぐに嘔吐する人と同様、単に正規分布の最極端を示しているにすぎないのだろうか？　パニックその他の不安神経症にかかりやすくしている遺伝子が特定されたとしても、なぜそのような遺伝子が存在し、未だに存在し続けているのかを知る必要が残っているだろう。

悲しみとうつ病

うつ病は、現代の病のように見えることがある。北アメリカの若い成人の死因で、交通事故に次いで多いのは自殺である。合衆国の若い成人のおよそ一〇パーセント近くが、深刻なうつ病を経験したことがある。さらに、その頻度は、多くの工業国で過去数十年のあいだにゆっくりと上昇しているようで、およそ一〇年間で倍になっている。

うつ病は、まったく何の足しにもならないように思える。自殺する危険を別にしても、一日中ぼやっとすわって壁を見つめているのでは、どうにもなりはしない。深刻なうつ病に陥った人は、仕事、友達、食物、セックスにさえも、何もかにも興味を失うのが普通だ。それは、楽しみを感じ、ことを始めようとする能力がさっぱり失われてしまったかのようだ。なかにはひとりでに泣けてくる人もいるが、泣くことすらできない人もある。毎朝四時に目が覚めて、それ以後は眠れなくなる人もあれば、一日に一二時間も一四時間も寝る人もある。自分は貧乏になってしまった、ばかだ、醜い、癌で死にそうだ、という幻想を抱く人もいる。ほとんどすべての人が、自尊感情が低くなる。こんな症状になんらかの適応的なものが付随しているだろうとは、考えるだけでもばかげていると思われるかもしれない。それにしても、うつ病はあまりにも高頻度で見られ、通常の悲しみと密接に関連しているので、うつ病は本質的な異常性に起因するものなのか、それとも通常の能力がうまく機能しなくなったものなのかを問うところから始めなければならない。

悲しみを感じる能力が適応的な形質であると考える根拠はたくさんある。それは普遍的に見られ、特定の手がかり、とくに喪失を示すものに関連して引きおこされる。悲しみの性質は、さまざまな異なる文化においてもだいたい共通している。難しいのは、このような性質がどうして有効なのかを見いだすことである。幸せの効用は理解に難(かた)くない。しかし、悲しみは？　そんなものはない方が暮らしやすいのではないだろうか？　一つの解決法は、悲しみを感じたことのない人々を見つけ、彼らが何か不利益をこうむっているかどうかを調べることだ。それとも、通常の悲しみを阻止する薬を使った研究をすることもできる。この実験は、ますます多くの人々が精神活性薬剤を服用するようになっていくにつれ、知らず知らずのうちにたいへんな規模で行われるのではないかと心配している。そのような研究がまだ行われていないうちは、悲しみの性質とそれが引きおこされる状況とを調べることが、その機能を見いだす手助けとなるだろう。

悲しみの原因となる喪失は、繁殖資源の喪失である。それが金銭であれ、配偶者であれ、評判、健康、または友達であれ、その喪失は、ヒトの進化の歴史のほとんどを通じて常に、繁殖成功度の増加をもたらしたであろうなんらかの資源の喪失であった。何かを失うことは、どうして、特別の状態でそれに構えていた方が有利となるような、適応的なチャレンジなのだろうか？　何かを失ったということは、何か非適応的なことをしたという意味なのかもしれない。悲しみによって私たちの行動が変えられ、現在の損失または将来の喪失を食い止めることができれば、それは助けになるに違いない。

何かを失ったあと、人々は、どう違ったやり方でふるまえば、適応度を高めることができるだろうか？まず第一に、今までしていたことをやめなければならない。痛みを感じるからこそ熱いジャガイモから手を放すのとまったく同じように、悲しみは、喪失の原因となっているかもしれない現在の行動をやめるように動機づける。第二に、通常の人間の傾向である楽天主義を、この際はわきにどけておいた方が賢明かもしれない。最近の研究によれば、ほとんどの人は、自分の能力を常に過大評価しているということだ。この楽天的な傾向は、常に空威張りが行われているような社会的な競争状況では、私たちを成功に導いてくれるし、たとえそれが割に合わないときでさえも、重要な戦略や関係を追究し続けるように、私たちを仕向けてくれる。しかし、喪失のあとでは、自分の目的と戦略とをもっと客観的に再評価するために、ばら色のメガネをはずさなくてはならない。

急に何かを失ったときに加えて、大いに支出し、一生懸命計画を立てて努力したにもかかわらず、大事な資源がまったく手に入らないという事態もある。仕事をなくす、友情がさめる、結婚生活がうまくいかなくなる、となると、目標を放棄しなくてはならない。ある時点で、他のことを始めるのに資源を使うために、人生の大きな設計をあきらめなくてはならなくなる。そのようなあきらめは、軽々しく行ってはいけない。何も考えずにさっさと職を辞めてはいけない。なぜなら、再訓練をして、別のヒエラルキーの中の一番下からまた始めるにはコストがかかるからだ。同様に、すでに大掛かりな投資をしてしまった重要な関係や人生の目的を無頓着にやめてしまうのは愚かである。そこで、私たちは、大きな人生の変更をすばやく決めたりはしない。「落ち込んだ気分」にあると、当座の困難から逃れるために早急な決断をすることはないが、困難が長く続きそれがさらに発展していくと、私たちの生きるエネルギーは徐々に消耗し、この感情によって、望みのない追究をやめるように促され、別の行動を考慮することができるようになる。抑うつが本当に消えるのは、その人が長く追究していた目的を完全にあきらめ、自分のエネルギーを別の方向に向けるようになったときであることは、昔からセラピストのあいだで知られていたことである。

高揚した気分と落ち込んだ気分とを感じる能力は、現在の機会が好調なものであるかどうかに応じて、資源の振り分けを調整するメカニズムであるようだ。もしも儲けがまったくないなら、エネルギーを無駄に使うよりは、じっとすわっていた方がよい。不況のときに不動産屋を開こうというのは間違いだろう。試験に落ちそうな学生は、その科目はやめて別の科目にした方がよいときもある。干ばつのときに畑に植え付けする農夫は破産するだろう。それとは対照的に、短期間しか存在しないような機会に遭遇したならば、リスクがあったとしても、大きな利益をめざして主要な努力を集中的に傾けるのが一番だろう。現金輸送車の後ろから一〇〇万ドルがデトロイトの街中に落ちたならば、短期間に集中的に努力した少数の人々が利益を得るだろう。

悲しみについてもっとよく知ることは、早晩、もっと重要なことになるだろう。私たちは、ますます自分の好きなように気分を変えられるようになってきている。精神療法の薬は、世代を重ねるごとにその効力と特殊性を増し、副作用は少なくなっている。数十年前には、「ソーマ」という架空の薬物についてなにかと取り沙汰されていたが、それは、人々を、オルダス・ハックスレイの『素晴らしい新世界』でのような退屈な生活にも耐えられるようにさせるものだった。今や、そんな薬が現実に存在しているのに、不思議なことには誰も何も言わない。人々は、ことがあまりにも速く進んでいることに気づいていないのだろうか？　私たちが人々の苦痛を取り除くべきなのは確かだが、正常な落ち込んだ気分をも取り除いてしまうのが賢明なことだろうか？　多くの人々は、薬で人工的に気分を変えるのはよくないことだと直観しているが、ほとんど副作用がなく、習慣性もない薬の使用に反対するのは難しいだろう。そのような薬を使わない方がよいという医学的な理由があるとすれば、それは、その薬が、私たちにとって有用な能力を阻害するときである。もうしばらくすれば、それも遠からぬうちに、人々は、いつ悲しみが有用であり、いつそうでないかを知りたがるようになるだろう。進化的なアプローチは、このような質問に答える基礎を提供する。

このような分析が、事態を非常に単純化していることは承知している。人々は、自分の繁殖成功度を最大化するように大ざっぱな動機づけを行う、なんらかの内的計算機によって制御されているわけではない。そうではなくて、人々は、一生続くような深い愛着を形成し、愛や憎しみを経験し、それらが人生を形作っている。人々は、自分の行動を導く宗教をもち、自分自身の目的と野望とをもっている。友達や親戚のつながりもある。ヒトの繁殖資源はリスが貯めておいた木の実のようなものではない。そうではなくて、それは、常に変化し続ける複雑な社会システムにおける諸状態である。これらがどれほど複雑であれ、ここでの単純化された議論を無効にするものではない。これらの複雑さは、適応論的アプローチによって人間の感情を機能的に理解することが差し迫って必要であることを物語っている。

落ち込んだ気分は普通は正常の範囲だが、病的なものも存在する。そのような病的なものが生じる原因は複雑だ。非常に深い抑うつ状態から、攻撃的なまでの多幸感へと極端に気分が揺れ動く躁うつ病の原因として、遺伝要因は重要である。両親の片方が躁うつ病であると、あなた自身が躁うつ病になる確率は五倍も増え、両親ともにそうであれば確率は一〇倍になって、そのような人々の三〇パーセントは躁うつ病である。このような遺伝子はまれではなく、躁うつ病は、およそ二〇〇人に一人の割合で生じている。もうおなじみとなった次の質問は、こんな遺伝子がなぜ遺伝子プールの中に維持されているのだろうか、ということだ。その答えも、またおなじみのもので、場合により、または、他の遺伝子との組み合わせにより、そのような遺伝子は、なんらかの利益をもたらしているのだろう、というものだ。アイオワ大学の精神医学の教授である、ナンシー・アンドリーゼンの研究によると、有名なアイオワ作家クラブのメンバーの八〇パーセントは、なんらかの気分障害を経験したことがあるそうだ。うつ病を引きおこす遺伝子がもたらす利益は、創造性なのだろうか？　この病気で人生がめちゃくちゃになる人もいるが、それでも、これを引きおこす遺伝子は、障害をもっている一部の人にも、障害を発現せずに他の有益な効果を表している人にも、なんらかの適応上の利益をもたらしているようである。

ニューヨーク州立大学の進化学者であるジョン・ハータングは、うつ病は、彼らの能力が地位の上の人々を脅かすような人に多いと指摘している。地位の低い人がその能力を十分に表すと、より権力のある上位者からの攻撃を招くだろう。もっともよい方法は、自分の能力を隠すことであり、自分の野望をよりよく隠すには、自分自身を自己欺瞞することであるとハータングは考えている。こう考えると、非常に成功している人々の中に、自尊感情の低い人がいるという不思議な現象が説明できるかもしれない。ハータングの理論は、人間の感情がいかに複雑であるかを思いおこさせてくれる。

気分を理解するためのもう一つの重要な研究は、人間の社会的ヒエラルキーにおける気分の役割について、イギリスの精神科医、ジョン・プライスが提出した理論を追究している研究者たちによるものである。彼らは、抑うつ状態は、人々がヒエラルキー闘争において勝つことができず、しかも、より権力のある人物に負けたくないときに生じやすいと論じている。彼らは、抑うつは無意識のうちの屈従の信号であり、それで、上位者からの攻撃が避けられるのではないかと示唆している。いくつかの症例研究で、彼らは、人々がすすんで負けを認めたときに抑うつが消えることを示している。

カリフォルニア大学ロサンゼルス校のマイケル・レイリーとマイケル・マクガイアは、気分と社会的地位とを結びつけている脳のメカニズムを発見した。彼らが研究したベルベットモンキーでは、集団のもっとも高順位の雄（アルファ雄）は、他の雄よりも二倍も神経伝達物質、セロトニンのレベルが高かった。このアルファ雄がその地位を失うと、セロトニンのレベルはすぐに低下し、うずくまってからだを揺らし、食物を食べなくなって、どこから見ても抑うつ状態の人間と同じようになった。この症状は、プロザックのような、セロトニンのレベルを上げる抗うつ薬を処方すると消すことができる。さらに驚いたことには、集団からアルファ雄を取り除き、ランダムに選んだどれかの雄に抗うつ薬を処方したところ、常にその雄が次のアルファ雄になったのだった。このような研究から、社会的地位の少なくとも一部を媒介しているのはセロトニン系であり、落ち込んだ気分の一部は、社会的地位をめぐる競争に付随する正常の状態であることが示唆される。もしそうならば、大会社で、ますます多くの抑うつ状態の雇用者たちが抗うつ薬を飲むようになったら、いったいどういうことになるだろうと心配せずにはいられない。

抑うつを理解しようとするもう一つのアプローチは、秋になって日が短くなるとともに増加する状態の研究である。多くの人々がこの季節性障害（ＳＡＤ）に悩んでおり、それが寒い気候と密接に関連しているため、抑うつは、遠い祖先の時代にあった冬眠に対する反応の名残ではないかと考えている研究者は多い。季節性障害は圧倒的に女性に多いので、繁殖を制御するなんらかの反応ではないかという可能性もある。

現代の新奇な環境の中には、抑うつと自殺をもっと増やすような要因があるだろうか？　いつの時代にも、人々は、昔より幸せではないと感じてきたようだが、いくつかの研究によると、私たちは本当に抑うつを多く感じるようになっているようである。著名な研究者たちが、世界の五つのさまざまな地域で行われた九つの異なる研究の対象となった三九〇〇〇人のデータを吟味したところ、どの国においても、若い世代の人々は、上の世代の人々よりも深刻な抑うつを経験する頻度がずっと高くなっていた。さらに、その頻度は、経済的に発展している国ほど高かった。この発見が真実であるかどうかは、もっと多くの研究で確かめねばならないが、このことは、現代の生活のどんな側面が抑うつを増加させるのかについて、集中的に研究せねばならないことを示している。私たちは、そのうちの二つだけをあげておこう。それは、マスコミュニケーションと、地域集団の崩壊である。

とくにテレビと映画に代表されるマスコミュニケーションは、実際問題として私たちをみんないっしょくたに一つの競争集団とさせ、さらに、もっと密接な社会的ネットワークを壊す。もはや競争は、五〇人か一〇〇人の親戚と友達に限られることはなく、五〇億人全員が相手なのだ。あなたは自分のテニスクラブでは最良のプレイヤーかもしれないが、町中を見れば最良ではないかもしれない。そして、あなたの国中、世界中では、とても最良とは言えないだろう。人々は、走ることであれ歌うことであれ、釣りであれセイリングであれ、異性をくどくことであれ絵を描くことであれ、バードウォッチングでさえも、競争にしてしまう。祖先の環境では、あなたは、なんらかの道で一番になれる可能性が十分にあった。もし一番でなかったとしても、あなたの集団は、あなたの技術の価値を認めただろう。今や私たちは、誰もが世界で一番の相手と闘わなければならない。

テレビでそのように成功している人々を見ると、羨望の念がおきる。羨望は、祖先の社会では、他人ができることを自分もできるようになろうと動機づけさせる上で有効だったのだろう。今や、羨望が導くところにたどり着ける人などほとんどいない。テレビで見るような魅惑の生活を獲得できる人など誰もいない。私たちがスクリーンで見る、美人、ハンサム、金持ち、親切、愛らしい、勇敢、賢明、創造的、力強い、素晴らしいヒーローなど、この世のものではない。私たち自身の妻や夫、父親や母親、息子や娘は、彼らと比べれば、とんでもなく見劣りする。そこで私たちは不満に思い、さらに自分自身に不満足となる。心理学者、ダグラス・ケンリックの広範な研究によると、好ましい潜在的な配偶者の写真を見せられたり、その話を聞かされたりしたあとには、人々は、自分自身の現在のパートナーに対する愛着の評価が低くなるそうだ。

私たちの新しいテクノロジーもまた、互いに支え合える社会的集団を崩壊させている。社会的性質をもった種のメンバーにとって、もっともひどい罰は独房に閉じこめることであるのだが、現代の、顔も名前ももたない集団の多くは、それとほとんど変わりがない。そのような集団のほとんどは競争者で構成されており、仲間はほんの少ししかおらず、血縁者は一人もいない。個人が自分自身の経済的目標を追究するためにばらばらになるにつれ、拡大家族は崩壊してしまった。社会安定性の最後のとりでである核家族ですら、半分以上の結婚が離婚に終わり、ますます多くの子どもが片親家庭に生まれるようになってきたため、消失する運命にあるようだ。

私たちは、なんとしても、支え合える集団のいる場所を得なければならない。家族がないとなると、この必要をどこかで満たさねばならない。ますます多くの人々が、それを、友達、アルコール依存症者の集まりのようなプログラム、あらゆるものに対する支援グループ、サイコセラピーなどに求めている。多くの人々が宗教に走るのは、それが集団を提供してくれるからでもある。なかには、風前の灯火だが愛されている生き方を取り戻そうとして、「家族の価値」を力説する。私たちのほとんどがもっとも強く求めているのは、私たちが何かをすることではなく、私たちがいることそのものを気にかけ、愛してくれる誰かをもつことなのだ。多くの人々にとって、その探求は苦く、実を結ばないものとなっている。

愛着の欠如

進化理論以前の理論は、精神分析であれ、行動主義であれ、母親と子どもとのあいだの絆は、授乳と世話を通して作られるものだと説明してきた。霊長類学者のハリー・ハーロウは、一九五〇年代の初期にウィスコンシン大学でサルの研究を始め、このような理論に挑戦した。彼は、子どものサルを母親から引き離し、二種類の代理母をあてがった。一つは、ミルク瓶がついた針金のものであり、もう一つは、ミルク瓶はないが柔らかい布でくるまれたものだった。サルの子どもは、針金の母親からミルクを飲んだが、いつもしがみついていたのは布の母親の方であり、それを取り上げると泣き叫んだ。ハーロウが導き出した結論は、母親と赤ん坊とのあいだの絆を促進させる特別なメカニズムが進化してきたに違いないというものだ。孤児院で育てられた子どもは社会的に適切な行動がとれないという、ルネ・スピッツの研究にヒントを得たハーロウは、次に、サルの子どもを隔離飼育してみた。そのようなサルは、決して正常には育たなかった。彼らは他のサルたちとうまくいかず、配偶をするのに困難をきたし、赤ん坊ができるとそれを無視したり攻撃したりした。

イギリスの精神科医であるジョン・ボールビーは、一九五一年に生物学者のジュリアン・ハックスレイのセミナーに出席して啓発され、のちにノーベル賞を獲得した動物行動学者のコンラート・ローレンツが行ったインプリンティングの実験のことを読んだ。生後早いうちのごく特定の時期に、アヒルのヒナは、自分の母親、または彼らが出会う適当な大きさの動く物体に刷り込まれる。コンラート・ローレンツのブーツはそれに十分に類似しており、彼のあとから一連のアヒルのヒナがついて歩いていく写真がたくさん残されている。ボールビーは、自分の患者たちが抱えている問題の多くは、初期のころの愛着の問題が尾を引いたものではないかと考えた。彼が患者たちの初期の関係を調べてみたところ、いくらでも問題が見つかった。母親が彼らをまったく産みたくなかったという人々もいれば、母親がひどいうつ病でほほ笑みにも声にも反応してくれなかったという人々もいた。多くの人は、母親が自分たちを殺すと脅すのを聞いたことがあり、そういう恐怖のもとで育っていた。初期のころの問題の大きさは、成人してからの問題の大きさとマッチしていた。彼らは他人を信用することができず、常に他人に拒絶されるだろうと思い、他人を喜ばせねばならないと感じ、そうしなければ捨てられると思う。ボールビーは、無視された赤ん坊が示す、他人にしがみついたり、他人とのかかわりを拒否したりする行動は、母親の気を引こうとする適応的な行動なのではないかと認識した。彼は、人に「頼っている」と患者を非難する代わりに、彼らは引き離される恐れから自分を守ろうとしているのだと理解したのである。

心理学者のメアリー・エインスワースとその同僚たちは、ボールビーの理論を心理学の主流へと持ち上げた、注意深い研究を行った。彼女は、子どもたちを部屋に入れ、母親が部屋から出ていって戻ってくるまでのあいだの彼らの行動を観察した。このような「見知らぬ状況」下での観察をもとに、彼女は子どもたちを、十分に愛着形成しているもの、不安をもって愛着形成しているもの、母親が帰ってきても一緒になりたくないもの、の三種類に分けた。子どもがどのカテゴリーに入るかによって、集団で遊ぶときにどんな行動をとるかから、何年もたってからどんなパーソナリティを形成するかまで、多くの性質を適切に予測できることがわかった。愛着の問題と成人の心理とのあいだとの関係を決めるものは何か、それが遺伝的要因とどう関連しているかについては、まだまだ多くを調べねばならない。精神科医は、母親は単に初期の経験を子どもに与えるばかりでなく、遺伝子も与えているのだということを忘れてはならない。現在のところ、成人がまわりの人々とつきあうときに感じる問題の多くは、彼らの最初の愛着形成にその起源があるらしいと考える根拠はあると言えよう。

子どもの虐待

子どもの虐待は、近年、どこにでも見られるようになってきたようだ。なぜ、そんなことになるのだろう？　なぜ、自分の繁殖成功の担い手である自分自身の子どもを攻撃するのだろうか？　ある種の親は、他の親よりも虐待をしやすいのだろうか？　カナダの心理学者のマーティン・デイリーとマーゴ・ウィルソンは、進化的な視点から、親と子とのあいだに本当に血縁関係があるかどうかによって、子どもの虐待の確率が予測できるのではないかと考えた。子どもの虐待の報告はあてにならないことが多いので、彼らは、数えるのが簡単で隠しがたい証拠であるところの、親による子どもの殺人を調べてみた。その相関関係は、彼らが想像したよりもずっと高かった。少なくとも一人の血縁にない親と住んでいる子どもは、両親ともに生物学的な親である子どもよりも、虐待で死ぬ確率が七〇倍も高かったのである。このことは、継父母のいる家庭の方が、アルコール依存症が多い、貧困である、精神疾患が多いなどといった要因で説明することはできなかった。もう何十年も研究が続けられているが、子どもの虐待を予測する要因として、これ以上に強力なものは、どこでも見つかっていない。何十年も子どもの虐待の研究をしてきた研究者たちは、血縁度の重要性に思いもよらなかったのだが、進化理論を知る者にとっては、これは明らかな要因である。

デイリーとウィルソンがこのような研究をしようと思い立った原因の一つは、カリフォルニア大学の人類学者、サラ・ハーディらの動物における子殺しの研究である。ハーディが一九七七年に、ラングールというサルの雄は、自分が他の雄から乗っ取った群れの雌がもっている赤ん坊を殺そうとすると報告したとき、誰もそれを信じなかった。彼女は、サルの母親は赤ん坊を守ろうとするのだが、しばしばそれは成功しないと述べている。それが失敗すると、授乳が止まり、すばやく発情が再開される。そして、母親は、自分の子どもを殺した雄とすぐにも交尾するのである。ハーディは、赤ん坊を殺す雄は、雌の授乳を中断させせて発情を再開させ、すばやくその雄の子どもを妊娠させることになるので、繁殖成功度が上がると指摘した。

その後の野外調査から、ハーディの発見は正しいことが確認され、他の多くの種類にも当てはまることがわかった。ライオンの雄も、新しい雌たちと交尾を始めるときには、そこにいる赤ん坊を殺す。ハツカネズミでは、見知らぬ雄の臭いがしただけで、雌はしばしば流産するが、それは、殺される運命にある赤ん坊に無駄に投資をしないための適応なのだろう。動物たちは、どんなにグロテスクに見える行動でも、遺伝子の繁栄をもたらすような行動はどんなことでもするのだ。

ある状況において、動物の雄が他の雄の子どもを殺す傾向は、進化によって形成された適応である。ヒトにおける子どもの虐待も、それと関連があるのだろうか？　私たちはそうではないと考えていた。なぜなら、ヒトの男性は、子どものいる繁殖雌の集団を他の雄から乗っ取るのが常ということはないし、多くの継父が、自分自身の子ではない子どもを素晴らしく世話する能力をもっているからである。私たちは、子どもが虐待されるのは、進化で形成された適応のせいではなく、親の片方が、子どもとの正常な愛着を形成するために必要な初期の接触をもたなかったために、正常の適応が働かなかったためだと考えていた。しかし、人類学者のマーク・フリンがトリニダッドで行った研究によると、赤ん坊との初期の接触が十分であったかどうかにかかわらず、継父母は継子をひどく扱うことが明らかとなった。ヒトの愛着形成には、単に過ごす時間の長さ以上のものがかかわっている。この、文化と生物学との混合した関係を探求するには、まだまだ多くの研究が必要である。

精神分裂病

精神分裂病の症状は、不安や抑うつとは違って、正常の機能の一部ではない。声が聞こえたり、他人が自分の考えを読めると疑ったり、感情が鈍化したり、とんでもないことを信じたり、社会的な接触を断ったり、偏執狂的になったりすることは、進化で生じた防御の一部ではないので、全体として、症候群であると言えよう。ある種の脳障害が、多くの機能不全を引きおこしていると考えるのが妥当だろう。それは、心臓に障害があると、息が切れ、胸が痛み、足がむくむのと同様である。精神分裂病は、知覚‐認知‐感情‐動機づけのシステムの障害である。このことは、脳の高次レベルの機能について、まだ私たちがほとんど記述するすべをもたないということを言い換えたものだ。

精神分裂病は、世界中どこの社会でもおよそ人口の一パーセントに現れる。現代の社会では、この病気の度合いがひどくなっているという指摘が最近されているが、これが文明病だというのは誤りだろう。精神分裂病にかかりやすくするある種の遺伝子があるという、説得力の高い証拠がある。親戚に精神分裂病の人がいると、同じ病気にかかる確率が数倍も高くなる。それは、精神分裂病ではない里親に育てられた場合でも同様である。一卵性双生児の片方が精神分裂病であれば、もう一方もそうなる確率は五〇パーセントであり、二卵生双生児の場合は二五パーセントである。精神分裂病は、とくに男性の場合、繁殖成功度を低くさせるという証拠もある。

これらのことから、おなじみの質問が始まる。適応度を下げるような遺伝子が、なぜこんなに高い頻度で残っているのだろうか？　精神分裂病を引きおこす遺伝子にかかる淘汰は非常に強いので、突然変異と淘汰のバランスだけによるのならば、その頻度はもっとずっと低くて当然のはずだ。さらに、精神分裂病の頻度が比較的一定していることから、この遺伝子は最近現れたものではなく、何万年にもわたって維持されてきたと示唆される。精神分裂病をおこす遺伝子は、その強度な損失にもかかわらず、なんらかの利益をもたらしているに違いない。

もっとありうる可能性は、この遺伝子が、他の特定の遺伝子、または特定の環境と一緒になったときに利益をもたらすということである。それは、鎌状赤血球貧血症を引きおこす遺伝子が、二つでは貧血を引きおこすとしても、一つでは有利であるのと同様である。それとも、精神分裂病になりやすくする遺伝子は、それをもっているほとんどの人には、何かわずかな有利さをもたらすのだが、少数の人は真に発病してしまうのであるかもしれない。精神分裂病になりやすくさせる遺伝子をもっている人にどんな利益があるのか、多くの研究者たちが推測を重ねてきた。創造性が高くなるのかもしれないし、他人が何を考えているのかに対する直観が鋭くなるのかもしれない。他の疾病に対する防御になっているのかもしれない。疑い深くなる傾向そのものが、精神分裂病の不利益を補っているのではないかと考えている人もある。これらの考えを裏付ける証拠は少ししかないが、それを追究する価値はあるだろう。証拠の一つは、精神分裂病の人の親類で発病していない人には、高度な能力をもった人がいるということだ。この問題の全体は、まだ探究が始まったばかりである。

睡眠障害

睡眠は、他の多くの肉体的な能力と同様、それがうまくいかなくなったときにのみ、私たちの注意の的となる。そして、実にたくさんの人々が、いろいろな睡眠の問題を抱えている。睡眠に関しても、他の多くのことがらと同様、タイミングが決定的に重要な要因だ。睡眠障害のほとんどが、そうあるべきときに眠れないか、あるべきでないときに眠るということである。人口の三〇パーセントが不眠症に悩んでおり、不眠症は、薬屋ですぐに買える薬剤から特殊な医療施設に至るまでの巨大な産業を形成している。昼間に眠くて仕方がないという人々は、しばしば、夜には眠れない。眠いというのは、夜に本を読もうとするときには困ったことだし、朝の目覚ましが鳴るときにはハンディであるし、車の運転をしているときには、はっきりとした危険でもある。

それから、夢とその障害である、悪夢、夜中の恐怖がある。眠りのさまざまな側面が連動しないので、夢を見ながら意識があり、しかも動けないという人がいる。これは、まったく恐ろしい状態だ。ナルコレプシーの患者は、日常の活動のさなかに突然、夢を伴う眠りに陥るが、ときにはそれがあまりにも急におこるので、倒れてケガをすることもある。また、眠っている途中に断続的に呼吸が中断する「睡眠時無呼吸症候群」の人がいる。その結果、夜中は熟睡感がなく、昼間はだるく、脳障害をおこすことさえある。これらの問題を理解するためには、正常な睡眠の起源と機能について、もっとよく理解せねばならない。

睡眠は、自然淘汰によって形成されたのだろうか？　そうだと考えるいくつかの理由がある。第一に、睡眠は動物に広く見られ、おそらくすべての脊椎動物に見られる。イルカのように、眠ることがないように見える動物のうちのいくつかでは、脳の半分が寝ているあいだに、実は別の半分がおきている。そうである理由は、おそらく、彼らが繰り返し水面に出て呼吸せねばならないからだろう。第二に、すべての脊椎動物で、眠りを制御するメカニズムは同じであるようだ。夢を伴う眠りを制御している中枢は、どの動物でも、脳の非常に古い部分に位置している。第三に、哺乳類の眠りのパターンは、すばやい眼球の運動と速い脳波の出る時期を伴うものだが、それは、私たちとは恐竜時代よりも前に分化したはずの鳥類でも同じである。第四に、非常に近縁な動物間でさえ、実際の睡眠パターンが大きく異なることは、もっとも最近の共通祖先がどんな種類の睡眠パターンをもっていたにせよ、その種の特定の生態学的地位に合致するように、睡眠はすばやく進化することを示している。最後に、どんな動物も、眠りを阻害されると諸機能が低下する。

睡眠障害をよりよく理解するには、睡眠の能力と睡眠の必要性がどのように適応度を上昇させるかを理解せねばならないだろう。この分野での一つの主要な貢献は、イギリスの生物学者、レイ・メディスによる一九七五年の研究である。彼は、私たちの睡眠の量とタイミングとは、夜と昼のサイクルの中の異なる相において、どれほどの生産的な活動が可能かによって決められていると主張した。メディスの著書の書評者の一人が述べているように、私たちが夜眠りたくなるのは、街中に出ていない方がよいからだ。暗いところで外に出ているのは特別に危険で、そんなことをしても何も達成できないのならば、休んでいる方がよいだろう。これで、人間や他の動物が日周活動周期をもつことは説明できるが、なぜ私たちが眠るのか、いつおこるかもしれない危険に備えて目を覚ましながら、静かに夜を過ごすことをしないのかは説明できない。それはまた、なぜ私たちがこうも眠りを必要とし、眠れないとほとんど機能しなくなるのかも説明していない。

ここに、眠りの進化的起源の可能性が一つある。私たちの祖先のどれかは、眠りを必要としなかったと想像してみよう。その子孫の一系統が、日周期のうちのある時間に（ことを簡単にするために、それは夜だったとしよう）とくに多くの危険に出会い、昼間にはとくに多くのよいチャンスに巡り合ったとしたならば、夜中に動かない個体の適応度は上がっただろう。その種がだんだんに活動を昼間のみに集中させるようになるにつれ、夜中の休息はどんどん長く深くなって、毎日夜のあいだのかなりの時間を不活発に過ごすようになるだろう。

確実に毎日、不活発な時間ができたなら、他の進化的要因も関係してくると考えられる。その動物が寝ていても起きていても、すべての必要な細胞維持活動が同等に処理されていくとは考えにくい。もしも、必要なプロセスの中に、脳が通常の仕事から離れているときの方がよりよく働くものがあれば、淘汰によって、そのような活動は、起きているあいだには遅らせておいて、夜の間に追いつくように形成され、私たちが睡眠と呼んでいる状態が作られるに違いない。エジンバラ大学のイアン・オズワルドが一九六九年に示唆したように、こうして、脳の維持プロセスのうちのいくつかは、だんだん、睡眠時に限定されるようになり、私たちは、ますます睡眠に頼るようになったのだろう。もちろん、この間にも、眠っている個体は安全でなければならない。でなければ、睡眠は急速に淘汰でなくなってしまっただろう。私たちがビタミンCを食物からとるようになったのは、確実にそれを摂取できるようになったあとであるのと同様、からだの維持メカニズムのいくつかが睡眠中にのみ行われるようになる前に、安全な休息時間が確実にいつも得られるようになることが必要であった。そこから考えられるのは、睡眠中にのみ行われたり、睡眠中にずっと速い速度で行われるような代謝プロセスを探せば、なぜ私たちが眠らなければならないのかを理解する足しになるだろう。事実、脳のスキャンを見ると、蛋白質の合成は、夢を伴わない睡眠中がもっともさかんであり、ある種の神経伝達物質の合成のメカニズムは、昼間のそれらの使用に追いついていけないので、夜中にその分を取り戻さねばならないことがわかる。

睡眠が、一度、生理学的な修復機構として定着すると、自然淘汰によって、他の機能もそれに合わせるように作り替えられただろう。よく示唆されるのは、記憶の制御の機能である。アラン・ホブソンとロバート・マッカーレイは、夢を伴う睡眠は学習を強固にする生理システムを支えているのだと論じている。フランシス・クリックとグリーミ・ミッチソンは、夢を伴う睡眠は、不必要な記憶を消し去る機能を果たしていることを示す証拠をもっているが、それは、私たちがしばしば、不必要なファイルをコンピューターから消し去るようなものだ。これらの可能性を深く探ることはしないが、これらはどれも、互いに背反な仮説ではなく、睡眠は組織の修復のために進化したとするオズワルドの考えと矛盾するわけでもない、ということだけを指摘しておきたい。これらのどれも、睡眠は、その動物の生態にそって活動期間を制御するものだというメディスの観察に矛盾するものではない。他の形質と同様、睡眠にもたくさんの重要な機能がある。仮定されている機能のそれぞれを検証せねばならないが、機能のあいだに矛盾がある場合だけしか、ある仮説を支持する証拠が他の仮説を棄却することにはならないだろう。さまざまな動物のグループにおいて、その生活様式と睡眠パターンとの関係が研究され、それらどうしの進化的関係がわかれば、有効な証拠となるだろう。

今や、私たちがトラのような夜行性の捕食者に襲われることはめったにないし、人工の照明によって、夜中、生産的な活動を続けることもできるので、定期的に眠らなければならないのは迷惑なことだ。とくに、私たちが世界を飛行機で飛び回るにもかかわらず、からだは、もともとの時間帯にそって暮らすことを要求するときには、なおさらだ。睡眠の機能を探れば、現在の私たちの必要に従って睡眠をよりよく制御するために必要な知識が得られるだろう。少なくとも、夜、居眠りしないで本を読んでから、あしたは何がおこるだろうかという不安にもかかわらず、夜中ぐっすり眠れるようになるに違いない。

夢を見ること

夢は、歴史の始まりから人々の興味をかきたててきたが、先史時代を通じて、いつもそうであったに違いない。夢は禁じられた欲望を満足させるというフロイトの理論から、夢は記憶を消して再編成するというフランシス・クリックの理論まで、近年、夢に関するたくさんの理論が提出されてきた。しかし、議論はいつもはっきりしない結果に終わるので、ハーヴァード大学のアラン・ホブソンのようなこの分野の権威でも、夢には何の機能もなく、脳の活動の付帯現象にすぎないと論じているくらいだ。私たちは、その可能性は低いと思っている。なぜなら、夢を伴う睡眠を遮断すると、深刻な心理障害をおこすという単純な事実があるからだ。たとえば、ネコをプールの中の小さな島に置いておき、眠ることはできるが、夢を伴う睡眠時に筋肉が弛緩すると島からすべり落ちて目が覚めるようにさせる。こうして夢を伴う睡眠を遮断すると、そのような不幸せなネコは性的活動が昂進し、寿命が縮まる。

夢の機能がはっきりわからなくても、進化的アプローチによって、その理解を助けることはできる。カリフォルニア大学サンタ・バーバラ校の進化人類学者、ドナルド・サイモンズは、進化的な理由により、私たちが夢で経験する刺激には重大な制限要因があると論じている。個人の睡眠行動には大きな変異があるにもかかわらず、私たちは夢の中で、自分自身の行動や見た景色はふんだんに経験する傾向があるが、音、匂い、機械的な刺激はほとんど経験しない。私たちが実際に動くことなく、何かをする夢を見るのは、夢を伴う睡眠のあいだは、運動神経が麻痺しているからである。私たちは、夢の中で他人がどんな顔をしていたか、何を言ったかを覚えているが、どんな声だったかはなかなか覚えていない。夢の世界でワインを楽しんだという覚えはあっても、その香りを思い出すことはほとんどできない。夢の中で誰かが自分を殴ったとは覚えていても、それがどんな感じがしたかは思い出せない。

このような制限がある理由は、それが、石器時代の現実に必要だったからだとサイモンズは論じている。目を閉じていれば視覚は意味がないので、私たちは視覚的な幻覚を見てもかまわない。いずれにせよ、暗すぎるから視覚は役に立たないだろう。一方、警戒の叫び、トラの臭い、子どもが恐慌をきたして腕をつかむ感覚などは、聴覚、嗅覚、触角などをしっかり働かせておかなければ気づけない、重要な手がかりである。なかには、目を開けたまま寝る動物もあるが、私たちは、耳を開けたまま寝る。私たちは、重要な音を夢で乱させることはできないのだ。サイモンズの理論は、夢がもっているいくつかの奇妙な性質を説明する（そして、これまで指摘されていなかったことを予測する）が、その予測と、夢を構成している感覚に関して実際の発見とが合致するかどうかによって、保持されも、棄却されもするだろう。今のところ、それは、手持ちの証拠のほとんどとはうまく合致しているようだ。

精神医学の未来

精神医学は、近年、はっきりとした（いくらか任意であるとはいえ）診断カテゴリー、症状を計測する信頼できる方法、実験デザインとデータの分析の基準とをもつことによって、他の医学の分野と似た様相になった。今では精神科の研究も、他の医学の分野と同様に定量的である。このような、一見したところの精密さによって、精神医学は、神経科学、心臓学、内分泌学といった他の医学の専門分野と同じ地位を獲得しただろうか？　まったくそうとは言えない。研究の発見は確固としたものだ。しかし、それらは少しも一貫した理論で結ばれていない。病気の分子メカニズムを探ることで、他の医学研究をまねようとする試みによって、精神医学は、皮肉にも、他の医学研究に暗黙の基礎を提供している概念そのものを捨ててしまった。メカニズムの正常な働きを理解することなしに、病気の原因となっている間違いを探そうとしているので、精神医学は、まったく、馬の手前に馬車をつなぐ誤りをおかしている。

不安障害の研究が、その典型だ。精神科医は、今や不安障害を九つのカテゴリーに分け、多くの医者がそれぞれを独立の病気として扱い、その疫学、遺伝、脳内化学、治療に対する反応を研究している。当然ながら問題なのは、不安それ自体は病気ではなくて防御だということだ。ここから生じる問題を理解するために、咳の研究をしている内科の医者が、現代の精神科医と同じやり方で研究しているところを想像してみよう。第一に、内科医は「咳障害」を定義し、それを診断する客観的な基準を設ける。その基準によると、一時間に二回以上の咳が二日以上続くか、一回に二分以上続く咳の発作があれば、咳症候群であると言われる。そこで研究者は、診断の結果、遺伝、疫学、治療への反応に関する主成分分析にもとづいて、咳症候群のどのカテゴリーであるかを決める。それによって、鼻水と熱を伴うたいしたことのない咳、アレルギーや花粉に伴う咳、タバコに伴う咳、致死性の咳などのカテゴリーがわかる。次に、彼らは、咳症候群の患者の神経機構の異常を研究することにより、これらの咳症候群の諸カテゴリーの原因を探る。咳は、胸の筋肉を収縮させる神経の活動が増加したことに伴うことがわかると、どんな神経生理学的メカニズムによって、これらの神経がこんなに活動するのかがさかんに取り沙汰される。咳を制御している中枢が脳の中にあることがわかると、この中枢に異常がおきるとどうして咳が出るのかについて、またまた多くの推論が闘わされる。コデインで咳が止まることがわかると、また誰かが、からだがもっているコデイン様の物質が足りなくなったときに咳が出るのではないかと論じ始める。

こんな研究計画などばかばかしいものだが、それがばかばかしいとわかるのは、咳が有用なものであることを知っているからだ。私たちは、咳が防御反応であることを知っているので、咳の原因を、咳を生じさせる神経や筋肉に求めることはせず、防御としての咳の反射を引きおこす状況や刺激は何かを探る。咳の中には、珍しく、咳制御メカニズムの異常によっておこるものもあるだろうが、大半の咳は、呼吸器管に入った異物を取り除こうとする適応的な反応である。そのような自然の刺激について十分研究したあとで初めて、医者は、咳制御機構そのものがおかしいのではないかと考えるだろう。

多くの精神科医は、パニック、緊張、恐怖、不眠などを一生にわたって経験している人々を助けようという大事な目的をもって、不安への陥りやすさの個人差について研究してきた。それにもかかわらず、このやり方は混乱に満ちている。咳の研究が、ほんの少しの刺激にも反応して咳をするような傾向を生涯もっている人々に焦点を合わせていたら、いったいどうなるだろう？　そのような人々は、咳症候群だと言われる。やがて、咳制御機構の異常をもたらす遺伝子を発見するために、咳症候群にかかりやすい人々を見つけようというキャンペーンがはられるに違いない。遺伝的にすぐに咳をしやすい人は必ずやいるだろうが、しかし、そのような人々を研究しても、ほとんどの咳の原因については何もわからないだろう。

このアナロジーにも限界がある。不安は咳よりもはるかに複雑であり、その機能もより定かでない。そして、個体差もずっと大きい。もっと大事なのは、不安を引きおこす手がかりが、咳の原因よりもずっとわかりにくい。咳は、気道の中に異物が入ったことでおきるが、不安は、心が不思議なやり方で処理するさまざまな手がかりによって引きおこされる。不安を引きおこすもっとも明らかな手がかりは、苦痛、または他の不快な刺激と連合した刺激、または危険な物体である。しかし、不安障害のほとんどは、しっかり吟味せねばわからない複雑な手がかりによる。たとえば、もしもあなたの上司が挨拶しなかったら、あなたが会合に招待されなかったら、解雇通知が配られた日に友達があなたを避けたら、あなたは深刻に思い悩むだろう。しかしながら、もしもこれがあなたの誕生日で、みんなが特別のパーティーをこっそり準備しているらしいとうすうす感じていたら、同じ刺激が異なる反応を生み出すだろう。この例は、不安を制御している心的システムがどれほど複雑であるかのほんの一端を垣間見せるものにすぎない。望みや気持ちの多くは意識にはのぼらないが、それでも不安の原因となる。不倫を始めた日にパニック発作が始まった女性は、この二つのあいだには何の関係もないと主張した。不安を引きおこす手がかりの多くの同定が難しいからといって、それが存在しないということではない。ましてや、それが引きおこす不安が無意味なものであるということでも、脳の機能が異常であることの産物でもないのだ。

同様に、ほとんどの不安が正常なものであるからといって、そのすべてが有用だというわけでもない。さらに、不安障害の多くには遺伝的背景がある。それが、遺伝的な欠陥であるのか、正常な変異であるのかは、まだわかっていない。たしかに、さまざまな脅威の種類やその危険度は、世代ごとにかなり異なるので、その結果、不安を制御するメカニズムには多くの遺伝的変異が保たれているのだろう。

精神医学がこのまま今の道にとどまるならば、それは、明らかな脳内の欠陥によって引きおこされる障害だけを治療することになり、毎日の生活における痛みと苦しみは、他の医者にまかされることになるだろう。それは、患者にとっても医者にとっても不幸なことだ。医学の他の分野は、正常の防御反応を扱っている。なぜ、精神医学も同じことができないのか？　この点でも他の点でも、進化的視点こそが、精神医学を他の医学の分野と真に統合させる道なのである。感情の機能を理解するために集中的な研究を行い、それが通常はどのように制御されているのかを知れば、精神医学にとって、生理学が他の医学の分野に果たしているのと同じものが得られるだろう。それによって、病理学と同じように、異常心理学を研究する枠組みが得られるので、からだのシステムの正常な働きのどこがおかしくなったのかが理解できるようになるだろう。進化的アプローチこそが、精神障害の研究をもともとの医学研究のやり方に戻すすべての望みの綱である。そうすれば、感情の問題を粗雑な「医学モデル」にゆだねることなく、他の医学の分野にも非常に有効な、同じ適応論的アプローチにもとづくものとなるだろう。

第15章 医学の進化

進化の光を当てなければ、生物学の何ものも意味をなさない。

――テオドシウス・ドブジャンスキー、一九七三

踏みならされた丘の小道を歩いているときに、古い小道のわきに転がっている何かが、朝の陽射しを照り返してきらりと光った。その光のもとをたどり、土を払って見てみると、それは、古風な金の懐中時計であった。それはおそらく、人々がこの二〇〇年間発見し続けている、同じ時計なのかもしれないが、今まで気づかれなかったことがある。

その完璧さは今でも驚きの的だ。合わせ目の部分は、ほとんど見えないくらいだ。クリスタルは左右対称で輝いている。鎖の一つひとつの輪は、見事な細工の金でできている。文字盤の文字は、「生涯時計株式会社」というロゴを囲んではっきりと彫られている。しかし、この時計職人の技をどれほどあがめようと、よく光に当ててみると、驚くべき不完全さが明らかとなる。クリスタルは少しばかりゆがんでいる。

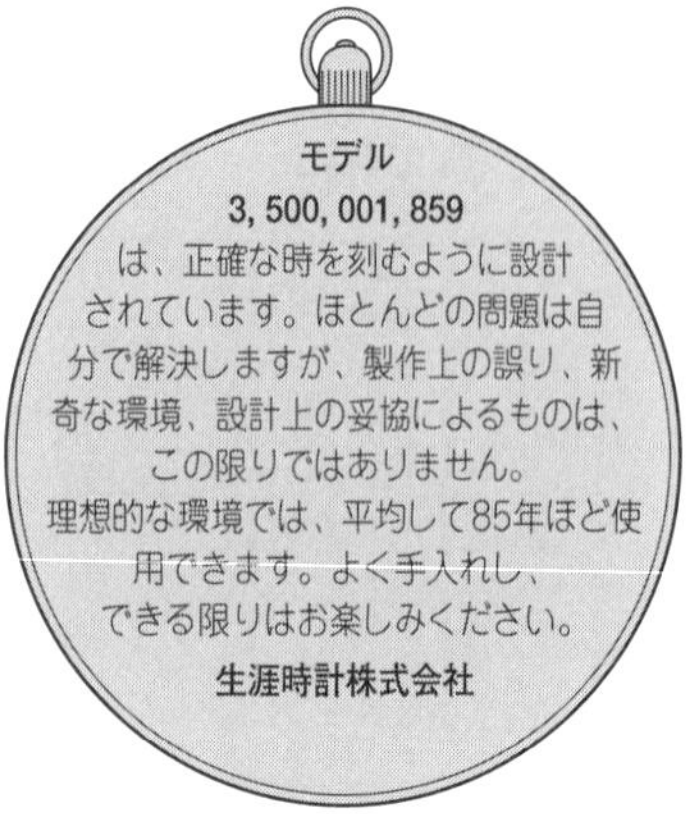
モデル
3, 500, 001, 859
は、正確な時を刻むように設計されています。ほとんどの問題は自分で解決しますが、製作上の誤り、新奇な環境、設計上の妥協によるものは、この限りではありません。
理想的な環境では、平均して85年ほど使用できます。よく手入れし、できる限りはお楽しみください。
生涯時計株式会社

鎖は美しく柔軟にできているには違いないが、細くて切れている。だからこそ、この時計は、持ち主のポケットの中ではなくてここにあるのだ。合わせ目にある刻みは、爪をかけるには完璧だろうが、水や土が容易に入ってしまうのは防げない。こんな欠点があるとは奇妙なことだ。あなたは、蓋を開けて裏を見てみる。中身の複雑さはまた目を奪うほどだ。こんなにも完璧に作られた錆びない真鍮のギア、鋼鉄でできた髪の毛よりも細いスプリング、極小の宝石で支えられた歯車などを、いったい誰がどうやって設計し、しかもこうやって作り上げることまでできたのだろうか？ しかし、時刻を合わせてみようとすると、竜頭が小さすぎてつまむのが困難である。たった一時間進ませるのに一二回も回さなければならない。時計を振ってみる。五秒ぐらいは動いているが、鋼鉄のスプリングが錆びているためにすぐ止まってしまう。これは、またなんと奇妙なしろものだ！ これほど完璧な点も多々あるのに、どう考えてもやっつけ仕事で作ったとしか思われない点もある。これを作った人物は、これほど素晴らしい作品に、なぜこんなにも明らかにまずい部分を残しておいたのだろうか？ ケースの内側には細かい

字で何か書いてある。虫眼鏡を取り出して読んでみると、前頁のように書いてあった。

病気の原因に関する総論

さて、出発点に戻り、医学がその中心に抱えているように見える不調和について考えてみよう。私たちのからだは、非常に精巧にできているにもかかわらず、雑な欠点もある。私たちは何重にも防御のシステムをもってはいるが、それでも壊れやすいところが何千もある。私たちのからだには、すばやく正確に修復する能力があるが、だんだん悪くなることは免れず、最後には機能しなくなってしまう。ダーウィン以前には、医者は、これらすべての不調和さにただ驚くばかりであり、私たちのからだだって全知全能の神のプランの一部なのだからという一抹の希望をもつか、もしかしたらこれは神の宇宙の冗談かもしれないと疑うしかなかった。ダーウィン以来、この不調和はしばしば誤って、自然淘汰の弱さや不完全さのせいにされてきた。しかし、現代の進化学の光を当てれば、この不調和は、それぞれが病気の異なる原因を表しているいくつかのブロックからなるタピストリーを織りなしていることがわかる。

からだは、なぜもっと信用がおけないのだろうか？ そもそもなぜ病気などあるのだろう？ これまでに検討してきたように、その理由は驚くほど少ない数しかない。第一に、私たちのからだを病気にかかりやすくさせる遺伝子がある。その中には、常に突然変異で生じてきて、自然淘汰によってまれであるように保たれているものもあるが、そういう遺伝子は、かつて考えられていたほど多くはないらしい。その他の遺伝子が取り除かれないのは、適応度に影響を及ぼすには遅すぎるような人生の後半になってからでないと、その不利益が現れないからである。しかし、普通は見逃されているが、欠陥を引きおこす遺伝子のほとんどは、その損失を上回る利益をもたらしているため積極的に残されているのである。ヘテロ接合体が有利であるために残されているものもあれば、その遺伝子をもっている個体には不利益をもたらすが、自分自身のコピーを増やすことができるために淘汰上有利となっているものもある。新奇な環境と相互作用をもつときだけ悪い効果をもたらす、気まぐれ遺伝子もある。

第二に、私たちが進化してきた環境では存在しなかったような新しい要因にさらされることによって生じる病気がある。時間が十分にあれば、からだはほとんどどんなものに対しても適応することができるが、文明が発生してからの一万年は、十分に長いとは言えないので、病気が生じる。伝染病の媒体は非常に速く進化するので、私たちの防御システムは常に一歩立ち後れている。第三に、病気は、直立姿勢をとるから腰痛がおきるように、からだの設計の妥協によっても生じる。第四に、自然淘汰によって適応を生み出し、維持しているのは、私たちだけではない。私たちを食い物にする病原体も、私たちが食べようとする生物も、すべては自然淘汰の働きにさらされている。これらの生物との葛藤においては、野球と同じで、全チームに対して勝ちをおさめることはできないのだ。最後に、不幸な歴史的ゆきがかりによっても、病気が生じる。もしも、生物が、新しく出直して大きく変化することができるように設計されているならば、多くの病気を防ぐてだてがあったに違いない。残念なことに、後に続く世代の人間のからだはすべて、もとに戻って新しく出直すことなしに、うまく機能していかねばならないのだ。

ヒトのからだは、もろくもあれば強くもある。生物進化の産物は何でもそうだが、それは妥協のかたまりであり、それぞれの適応が利益をもたらす一方、病気にかかりやすくなるという代価をもたらす。このような欠点は、どんなに長く自然淘汰が働いても取り除くことはできない。なぜなら、そのような妥協を生み出したのが自然淘汰の力そのものであるからだ。

研究

生まれたばかりのダーウィン医学には、いくつもの問題点がある。それは、長期的には何を目的としているのか？　進化的な視点で病気をどのように分析していくべきか？　どのようにして仮説を構築し、それを検証していくべきか？　これらの研究に誰が資金を援助すべきか？　誰が研究を行い、それは大学のどこの学部だろうか、それとも他の機関だろうか？　この試みが始まるまで、なぜこれほど長い年月がかかったのだろうか？

まず、長期的な目標から始めよう。病気の進化的研究が確立したあかつきには、医学の教科書はどんな体裁になるだろうか？　現行の教科書は、伝統的な区分に従って、病気について知られていることをまとめている。病気の兆候と症状、研究室でわかったこと、さまざまな診断、その経過、複合感染、疫学、病因、病理、治療、その経過について述べている。病気を一貫して論じるためには、その進化学的説明を含めねばならないだろう。現行の教科書は、鎌状赤血球症の遺伝子の利点についてや、咳や発熱のよい点について数行は書いているが、病気を引きおこす遺伝子に働いている進化的な力や、病気を引きおこす新奇な環境、寄生者と宿主とのあいだの軍拡競争などについて体系的に述べたものは一つもない。私たちの意見では、すべての医学の教科書は、その進化的視点に一章をあてるべきである。その章では、以下のような問題を扱うべきだろう

一、症状のうちのどれが病気によって直接引きおこされるものであり、どれが実はからだの防御反応であるのか？
二、病気に遺伝的な要素がある場合、それを引きおこす遺伝子はなぜ存在し続けているのか？
三、新奇な環境要因は、その病気に関与しているか？
四、もしも病気が感染性のものならば、病気のどのような側面が宿主にとって有利であり、どの側面が病原体にとって有利であるのか、そのどちらにも当てはまらないものは何か？ われわれの防御を打ち破るために病原体はどのような戦略をとっているか、そのような戦略に対抗するために私たちがもっている戦略は何か？
五、私たちが進化の妥協の産物としてもっているどんなからだの特徴または、歴史的な遺産が、その病気にかかりやすくすることにかかわっているか？

これらの疑問はすべて、これまで無視されてきたが、多くの病気に対して、すぐにでも重要な研究の数々を示唆するものである。アスピリンを飲むことと飲まないことの効果は何だろうか？ 鼻腔スプレーを使ったり、鼻づまりを解消させる薬を飲むことの効果は何か？ 第3章で述べたカテゴリーを使うなら

ば、鼻水が出ることは防御なのか、ウィルスが自分自身を広めるための手段なのか、それともその両方か？　これらの問題のほとんどは、考えるのは簡単であるし、その結果は私たちすべてに実質的な意味をもっているにもかかわらず、まだ解明されていない。

もっとずっと複雑で長期にわたるものを考えてみよう。たとえば、足底腱膜症である。これがおこる至近要因は、かかとに足底腱膜と呼ばれる固い組織の束が付着している部分が腫れることである。この組織は、足の前部と後部とを弓に張った弦のように連結し、足のアーチを支えている。一歩を踏み出すたびにこれが伸ばされるので、ここは、毎日何千回となく体重を支えている。この腱膜は、なぜしばしば働かなくなるのだろうか？　単純な答えは、自然淘汰によってこの腱膜が十分仕事に耐えるほど強くは作られなかった、というものだが、今では、この説明は疑ってかかるべきだろう。もっとありそうな説は、私たちが二足で歩き始めたのが非常に最近のことなので、腱膜を十分に強くするほどの時間がなかったというものである。この説明で困るのは、足底腱膜症があまりにも多くあり、しかも甚大な障害をもたらすことだ。近眼と同様、これも自然環境では適応度への影響が重大なので、淘汰でなくなってしまったはずのものである。足の親指が外に向いている人に多いという専門家もおり、そうするとたしかに腱膜へのストレスは大きくなる。しかし、それならなぜ、そうやって歩く人がいるのだろうか？　それは、靴を履くという現代の習慣のせいだろうか？　しかし、一生靴を履いたことのない人の中にも、足の親指が外に向いている人がたくさんいる。

足底腱膜症は現代の新奇な環境に由来することを示す手がかりが二つある。第一に、腱膜を伸ばして、より長く柔軟にする運動をすると、症状を軽減させることができる。第二に、私たちの多くは、狩猟採集民がしていないことをしている。それは、一日中椅子にすわっていることだ。狩猟採集民のほとんどは、偏った短い時間にアエロビ体操をするのではなくて、一日に何時間も歩いている。歩いていないときには、彼らは椅子にすわらずにしゃがんでいる。そうすると、腱膜がいつも伸ばされることになる。彼らには、この症状も、この症状を治すための治療も見られない。ただ、毎日歩いたりしゃがんだりしているだけだ。足底腱膜症は長いあいだすわり続けて腱膜を収縮させているからおこるのであり、しゃがむなどして腱膜を伸ばすようにすれば治る病気だという仮説は、疫学的調査と直接の治療の研究とによって、すぐにでも検証することができるだろう。

ダーウィン医学がとりかかるべきもう一つの挑戦は、ビタミンC、ビタミンE、ベータカロチンなどの抗酸化剤を飲むのがいいことかどうかという現代の論争である。昔から、これらのものは、心臓病や癌の確率を減らすことが知られているし、老化にきくとさえ言われてきた。対照群を設けた研究から、ますますこれを支持する証拠が得られている。とくに、アテローム性動脈硬化の予防にはよいようだが、一九九四年に行われた主たる研究によると、ベータカロチンをとると癌の確率が上がる人もあるらしい。何がこれらを媒介しているのかについてはまだ議論が絶えず、多くの医者は、もっと大掛かりな研究によってこれらの恩恵と同様に危険性も明らかになるまで、使用には注意を要すると述べている。この一般的な保守主義に私たちは同意はするが、進化的な視点をもてば、その行程はずっと速められるだろうと考えている。本書の初めの方で、私たちのからだがもっている抗酸化物質のレベルは、それが病気を引きおこすにもかかわらず、自然淘汰によって高く保たれているようだと述べた。尿酸のレベルは、長寿な動物ほど高く、ヒトではあまりにも高いので痛風をおこすほどである。ヒトの尿酸、スーパーオキシドディスムターゼ、そしておそらくビリルビンその他の物質のレベルは、自然淘汰によって非常に高くなっているようだが、それらは抗酸化物質であり、過去数万年のあいだに急速に寿命が延びたわれわれのような種において、それらが老化を遅らせるなんらかの効果をもっていたからだろう。

からだの抗酸化物質レベルは、なぜもうすでに最適値になっていないのだろうか？　私たちがもっている老化を遅らせるシステムは、最近寿命が延びたことにまだ追いついていない可能性はある。また、抗酸化物質を高レベルでもつことのコスト（おそらく、感染や毒に対する抵抗力が弱くなることか？）により、石器時代に普通であった三〇年または四〇年という寿命に最適であったレベルを越えられないという可能性もある。これらの可能性を考えると、食事に抗酸化剤を足すことは、損失よりも多くの利益をもたらすかもしれない。進化的視点では、たいていは、あまり介入しすぎることに反対するものだが、ここでは、老化のある側面を阻止するような積極的な戦略をとることは好ましいだろう。尿酸値の高い人は、痛風以外にどんなコストをしょっているか、彼らは他の人々よりも老化の兆候が少ないかどうかを調べると興味深いだろう。私たちと近縁な霊長類における利益と損失を調べることも重要である。そのような知識があれば、どんな人が抗酸化剤を飲むことで利益を得られ、その副作用が何であるかが、よりよくわかるようになるだろう。

本書には、研究するべき課題をいくつもあげておいたが、その多くは博士課程の学生のテーマにぴったりであり、研究者が一生追究するにふさわしいものもいくつもある。しかし、これらを研究するのは困難だろう。なぜなら、政府機関のどこもこのような研究に資金を出さないからだ。既存の研究費配分の委員会は、特定の病気の至近要因を解明し治療法を探ることが使命なので、そのような研究を援助したがらない。さらに、このような委員会のメンバーの中には、進化的な仮説の構築やその検証について知っている人がほとんどおらず、進化的な仮説の科学上の地位について基本的に間違った考えをもっているために、それを嫌っている人もいる。現在のような研究費配分の決定システムでは、このような誤解をしている人がほんの少数いるだけで、研究費は得られない。

生化学者や疫学者に進化的な仮説を検証する研究計画を評価させるのは、鉱物化学者に大陸移動に関する研究計画を評価させるのと同じである。ダーウィン医学には、進化生物学の概念と方法をよく知っている評定者をもった、独自の研究費配分源が必要である。実際問題として、すぐにも政府機関から大きな研究費を得る見込みは少ないだろう。この分野がすばやく育っていくためもっともよいのは、ダーウィン医学の発達を支える研究所が作れるような、私的な財団をもつことである。それほど巨額ではなくても、そのような支えがあれば、医学を急速に変えられるだろう。それは、これまでの生化学や遺伝学の研究が、現在の私たちの生活を大きく変えているのと同じである。ルネ・デュボスは、一九六五年に次のように述べている。

多くの点で、個体生物学、とくに環境医学の現状は、一九〇〇年ごろの医学に関連した生理化学の状況と非常によく似ている。当時、アメリカ合衆国には、生理化学の研究ができる場所は一つもなく、この分野に興味をもっている学者は、医学界では二流と見なされていた。幸いなことに、何人かの慈善家がこの状況に気づき、この風潮を変えるための新しい研究施設を提供してくれた。医学という技術に対して生理化学的な知識を基盤として与えようと意識的にめざし、それに成功したもっとも典型的な例は、おそらくカーネギー研究所である……個体レベルの医学、とくに環境医学は、今日、まだ処女領域であり、五〇年前の生理化学的生物学よりもさらに未発達である。それが立派な学問領域であることを認識し、その探求に適切な施設を提供する努力を体系的に行わない限り、それは未発達のままにとどまるだろう。

なぜこんなに長くかかったのか？

ダーウィンの理論を病気に対して体系的に当てはめるまでに、なぜ一〇〇年以上もかかったのだろうか？　科学史家はいずれこの問題を取り上げるだろうが、私たちは、いくつかの理由をあげることができる。病気に関する進化的な仮説を構築したり検証したりすることの困難さ、進化生物学のいくつかの発展が非常に最近のことであること、医学という分野の特殊性などだ。

生物学者は、生物の形質の進化的起源と機能を理解しようと長年努めてきたが、この研究が、生物の構造を解明したり、それがどのように働いているかを解明したりする研究とは本質的に異なるものだと気づくまでには、驚くほど長い時間がかかった。ハーヴァード大学の生物学者であるエルンスト・マイヤーは、その著書『生物学的概念の発展』の中で、二つの生物学の平行した発展の歴史を追っている。医学は、至近要因を解明する生物学の最前線にいるはずなのだが、奇妙なことに、進化的な疑問を発するのが非常に遅れた。これはもちろん、単に、この疑問と目標とがあまりにもかけ離れているからでもあろう。ある個人がなぜ特定の病気にかかっているかと問うのをやめて、人類という種がもっているどんな性質のために、誰もがその病気にかかりやすくなっているのかと問うには、たいした方向転換が必要である。今ですら、病気のように非適応的であるようなものが、自然淘汰によって形成されたのではないかと問うことは、奇妙に聞こえる。さらに、医学は実学であり、進化的な説明ができても、それが病気の予防や治療にどのように役に立つのかは、すぐにも明らかというわけではない。本書で、多くの人々が、病気の進化的説明は可能であるし実際的な価値も大いにあると考えるようになってほしいと望んでいる。

進化生物学の適切な考えを取り入れるのが遅かったと医学を非難するのならば、医学の専門家と同様に、進化生物学者も同様に非難せねばならない。進化学者が医学に関して考えをまとめるのにも弁明できないほど長い時間がかかったのだ。ダーウィン、ウォレスその他の十九世紀半ばの人々の強力な洞察があり、二十世紀初頭に遺伝学におけるメンデル革命があったにもかかわらず、生まれてくる男の子の数と女の子の数はほぼ等しいのはなぜかについて、実りあるアイデアが形成されるのに、なぜ一九三〇年のフィッシャーの著作まで待たねばならなかったのか？　老化などというものがなぜあるのかについて、なんらかの仮説をもつのに、なぜ二十世紀半ばのメダワーの研究まで待たねばならなかったのか？　血縁関係が進化となんらかの関係があるということに気づくのに、なぜ一九六四年のハミルトンの論文まで待たねばならなかったのか？　なぜ一九七〇年代、一九八〇年代になるまで、寄生者と宿主、植物と食植動物とが互いの進化に影響を及ぼしあっていることに気づかなかったのか？　これらの疑問に対する答えは、進化的な考え、とくに自然淘汰による適応の考えに対する一般的な反感（生物学者の中ですら）にあると、私たちは考えている。ともあれ、当の科学者たちが考えを発展させないうちに、その科学者の考えを使わなかったからといって、医学者を責めるわけにはいかないだろう。

医学者はまた、実験的な手法に凝り固まっているため、機能的な仮説を考慮するのをためらうかもしれない。彼らのほとんどは、その教育の初期に、科学は実験的手法によってのみ発展するのだと強く教え込まれるが、それは間違っている。多くの科学の発展が理論によって始まっているし、仮説の検証の多くは、実験的手法に頼っていない。たとえば、地質学は地球の歴史を再現することはできないが、それでも、どうやって盆地や山脈ができたのかについて、はっきりとした結論を導き出すことができる。進化的仮説と同様、地質学の仮説も、手持ちの証拠を説明し、既存の記録にはない新しいことがらを予測することで、検証できるのである。

最後に、医学も、他の科学の諸分野と同様、近年間違いであることが示されたものと少しでも似た考えが入り込んでくるのをとくに警戒している。医学は長年にわたって、生物には神秘的な「生命力」というものが備わっているという生気論の考えと闘ってきたので、それとほんの少しでも似たものは攻撃し続けている。同様に、無邪気で間違いに満ちた目的論が何度でも出現してくるので、これも撃退しなければならない。多くの人は、大学一年生のときの哲学の授業で、目的論とは、現象をその目的にもとづいて説明しようとする誤った議論だと教わったことを覚えているだろう。これは、将来の条件が現在に影響を与えることはできないことをしっかり認識するためにはよいことである。しかし、将来に対する現在のプランが現在のプロセスに影響を与えることはできない、したがって現在が将来の条件に影響を与えることもできないと考えるならば、それは間違っている。現在のプランには、ケーキを焼くためのレシピの印刷や、鳥の卵の中にあるＤＮＡの情報も含まれるだろう。生物学の機能的説明は、将来が現在に及ぼす影響を意味してはいないが、繁殖と淘汰の延々と続く周期を意味している。鳥の胚は、卵の中で羽の痕跡のようなものを発達させるが、それは、過去にそうできなかった個体は子孫を残せなかったからだ。成鳥が、胚の中で痕跡的な羽を発達させるような卵を産むのも同様の理由による。この意味で、鳥の羽の痕跡は将来に備えての準備であるが、それは、過去の歴史に起因しているのである。形質の機能にもとづいた進化的説明は、進化がなんらかの意志や積極的な計画、目的指向性によって生じると言っているのではない。医学がもう反証された目的論的議論に落ち込まないように気をつけているのは賢明だが、この傾向が、医学を、進化科学の主流における確かな進歩を十分に生かすことから遠ざけてきたのである。後退するまいとする努力が原因で、医学は、逆説的に後に取り残されてしまったのである。

医学教育

医学教育も、昔の誤りから身を守ろうとして、同様なトラブルに陥っている。現在の苦渋の原因は、過去の問題解決の方法にある。二十世紀の初め、カーネギー財団が大量の資金を提供し、エイブラハム・フレクスナーが医学教育に関する広範な調査を行った。彼は各国を旅し、どこでも医学の教育が、よい医者も悪い医者も助手を雇い、医学について少しばかりのことを学ばせるという具合に、行き当たりばったりの徒弟制度で行われていることを報告した。医者が基礎科学をしっかり学ぶことはまれで、基礎的な解剖学や生理学の知識ですら一貫性がなかった。一九一〇年に出されたフレクスナー報告が、医学校は将来の医者に基礎科学の素養を授けねばならないとする、新しい医師資格の基礎を提供したのであった。

この点で、医学校は、フレクスナーの希望をおおいに上回る成果を果たした。実のところ、今日のカリキュラムをフレクスナーが見たらなんと言うだろうかと思わずにはいられない。今や医学生は、基礎科学をしっかり教えられるばかりでなく、自身がさまざまな基礎科学の研究者でもある教師によって、最新の成果について山のように聞かされる。どこの医学部のカリキュラム委員会でも、学生の時間と興味の奪い合いだ。微生物学者はもっと実験の時間が欲しいと言うが、解剖学者もそうだ。病理学者は、たった四〇時間の講義では全部を教えきれないと言う。薬理学者は、すべての新しい薬について話すに十分な時間がとれない限り、クラスの三〇パーセントが落第しても仕方がないだろうと言う。疫学者と生化学者と生理学者と精神科医と神経科学者がみんな、もっと時間を欲しがっているし、学生たちはもちろん、最新の遺伝学の進歩にも追いついていかねばならない。その上、学術論文を読むためには、十分な統計学も科学方法論も知らねばならない。それから、病棟で仕事を始めるまでにどうにかして、患者との話し方、検診の仕方、診断書の書き方、採血法、培養の仕方、腰椎穿刺(せんし)の仕方、パパニコロー染色塗末標本の作成法、眼圧の測り方、尿検査と血液検査の方法、などなどなどを習わねばならない。知識の量と仕事の量は、とてつもなく多い。しかも、これらを医学部の最初の二年間でやらねばならない。

こんなことがどうして可能なのだろうか？　可能ではないのだ。では、なぜ不可能なことを期待するのか？　一つには、私たちが皆、医者にはすべてを知っていてほしいと無邪気にも欲しているからだ。しかし、もう一つの理由は、すべてを統括している人が誰もいないからだろう。委員会で時間割を決めるとき、誰もがもっと多くの時間を要求するなら、結局は、総授業時間数を増やすことになってしまう。毎週三〇時間以上も授業があることはまれではない。そのあとで学生たちは家に帰り、教科書とノートを勉強するのだ。

学生の不満によって改革が行われるのではないかと考える人もあるだろうが、何十年もぶつぶつ言っているだけでは何も変わらなかった。とうとういくつかの変化を引きおこすきっかけとなったのは、テクノロジーのおかげだった。コピー機というテクノロジーである。授業に出る代わりに、学生たちは、すべての講義に一人ずつ人間を雇ってノートをとらせ、全員がそのコピーをもらうことにした。こうして家にいてコピーをもらって勉強する方が、授業に出るよりもよい生存戦略であることがわかった。二〇〇人のクラスに二〇人しか出席しないということになって、教授たちはかんかんに怒り、カリキュラムの改正が始まった。何人かの学部長による強いリーダーシップのもとで、授業時間数を減らし、教える材料を減らし、それらを伝達する新しい方法を探る試みが始められた。もしこれがうまくいくなら、それは素晴らしいことに違いない。

そういう試みの中で、ダーウィン医学の余地が出てくればよいのだが、それをカリキュラムに入れようと推進する進化医学科というものはないし、それを知っていて教えられるスタッフもほとんどいない。医学カリキュラムの中に進化に関する基礎科学と、医学における意味づけとを導入するためには、今しばらく時間がかかり、医学部長たちのさらなるリーダーシップが必要だろう。進化がカリキュラムに加えられたならば、学生たちに、病気について新しい視点を提供するばかりでなく、それなくしては何百万もの個別の知識の寄せ集めでしかないものに対して、一つの統合的枠組みを提供することができるだろう。ダーウィン医学は、さまざまな知識の寄せ集めである医学教育に、知的な統合をもたらすのである。

診療においてもつ意味

進化的視点が診療においてもつ意味の多くは、まだ将来の研究にゆだねられているが、医者と患者の病気に対する態度を即刻変えることのできるものもある。まず、ダーウィン医学以前の医者、そして、次にダーウィン医学以後の医者が、痛風について患者と話すところを想像してみよう。

「それで、私の足指がこんなに腫れているのは痛風だということですね？　なんで痛風になるのですか？」

「痛風は、関節液の中に尿酸の結晶ができることが原因です。ざらざらした結晶があったら関節が痛くなるのは、すぐおわかりでしょう？」

「どうして私だけなって、先生はならないんですか？」

「尿酸レベルの高い人というのがいましてね。たぶん、遺伝子と食事の組み合わせでしょう。」

「じゃあ、どうしてからだはもっとうまくできていないのでしょうねえ？　もっと尿酸レベルを下げるようなシステムがあってもよさそうだと思いませんか？」

「そうですね、でも、からだに完璧を求めても無理というものでしょう？」

ここに至って、このダーウィン医学以前の医者は、科学的であることをやめ、患者の質問をかわしてしまう。そんな「なぜ」という質問にはとりあわなくてもよいというわけだ。ほとんどの場合、医者は、至近要因の説明と進化的な説明の区別がわかっていないだろうし、ましてや、病気の進化的説明が重要でまともなものであることなど知らないだろう。

ダーウィン医学の医者は、違う答え方をするが、この方が患者の欲しているものに近いだろう。

「それはいい質問ですね。ヒトの尿酸値レベルは、他の霊長類よりもずっと高く、その種の尿酸値のレベルと寿命とはよく相関していることがわかっています。寿命が長いほど、尿酸レベルが高いのです。尿酸は、どうやら、老化の原因である酸化の影響から細胞を守る働きをしているようなのです。ですから、私たちの祖先は、自然淘汰によって、高いレベルの尿酸値をもつようになったのでしょうね。そこで、このレベルが高い方が寿命の長い生物にとっては有利なので、ときどき痛風になる人が出てきても、尿酸値は高く保たれているのでしょう。」

「それじゃ、尿酸値が高いと老化が防げるのですか？」

「基本的にはそのようです。しかし、今のところ、尿酸値の高い個人がとくに長生きするのかどうかはわかっていません。ともかく、足の指がそのままでは嫌でしょうから、尿酸値を正常範囲に下げて痛風を押さえ込もうとしているところです。」

「それでよくわかりました、先生。」

これだけの話ではない。進化的視点は、すでに多くの症状の治療に役立っている。連鎖球菌性咽頭炎を取り上げてみよう。

「さて、これは連鎖球菌性咽頭炎ですから、七日間ほどペニシリンを飲む必要があります。」と、ダーウィン医学の医者が言う。

「それで、早くよくなるんですね？」と患者がしわがれ声で聞く。

「たぶんそうでしょう。それに、あなた自身のからだが細菌と闘うために作っている免疫物質のせいで、リウマチ熱のような病気を併発する恐れも、これで少なくなるはずですよ。」

「しかし、どうしてからだは、自分の心臓を攻撃する物質を作るよりも、もう少しましにできていないんでしょうね？」

「それはですね、連鎖球菌は人間と一緒に何百万年も進化してきており、彼らが使うトリックは、人間の細胞の暗号をまねることなのです。そこで、こちらが連鎖球菌を攻撃する抗生物質を作ると、その抗生物質は、私たち自身の組織を攻撃する危険が出てきてしまいます。私たちは連鎖球菌と競争しているのですが、連鎖球菌の方が私たちよりもずっと速く進化するので、私たちは勝てないのです。向こうは、一時間かそこらで新しい世代になりますが、私たちは二〇年もかかりますからね。ありがたいことに、まだ彼らを抗生物質でやっつけることができますが、それも一時的なものかもしれません。気分がよくなってからもしばらく抗生物質を飲み続けると、あなた自身のためにも世の中のためにもなります。というのは、そうしないと、抗生物質に短期間さらされても生き残っていけるような変異株を助けてやることになり、そういう抗生物質耐性菌が広まると困ったことになりますからね。」

「それで、どうしてこんなに大きな瓶の薬を全部飲まねばならないのかがわかりました。」


心臓発作の患者を見てみよう。


「それで先生、私のコレステロール値が高いのは遺伝子のせいだとすると、食事を変えてもどうにもならないのでしょうか？」

「そういう遺伝子は、私たちが進化してきたころの通常の環境では、何も悪さをしないのですよ。毎日、食べ物を見つけるために六時間から八時間も歩いていて、食べ物のほとんどが炭水化物と野生動物の赤肉だったなら、心臓病にはなりません。」

「しかし、どうして私は、先生に食べてはいけないと言われたものばかり食べたいのでしょうね？ポテトチップもだめ、アイスクリームもだめ、チーズもだめ、ステーキもだめ。先生方は、おいしいものは何でもだめと言うんじゃないですか！」

「どうやら私たちは、アフリカのサバンナではめったに手に入らない、少量で重要なある種の物質を欲しがるように作られているらしいのです。私たちの祖先が、塩分、糖分、脂肪を含んだものを見つけたときには、できるだけたくさん食べるのが彼らにとってよかったのでしょう。今では、塩も砂糖も脂肪も、スーパーのカートに品物を放り込むだけでふんだんに取れるようになってしまったので、私たちは、祖先たちの二倍の脂肪をとり、砂糖や塩は何倍もとっています。おっしゃるとおりです。

私たちはからだに悪い食べ物ばかり欲しがるなんて、悪い冗談のようだ。健康な食事は、現代の環境では簡単には手に入りません。頭と意志を働かせて、原始的な欲望に打ち勝たねばならないんです。」

「それでもやっぱり、好きな食べ物をあきらめたくはありませんね。でも、これで理解はできましたが。」

これ以外にも、何百という例があるだろう。風邪や下痢の患者に対するアドバイス、老化に対する説明、妊娠中のつわりの重要性、アレルギーが何に有効かなど。まだほとんどの医学的症状については、進化的視点から研究を始めねばならないが、ダーウィン医学は、すでに診療室で有効なのである。

ここで一つ警告しておかねばならない。医者も患者も、他の人々と同様、理論を拡張しすぎる癖がある。私たちは、新聞記者たちに数えきれないほど何回も、「それでは、熱が出てもアスピリンを飲んではいけないということですね？」と言われたものだ。そうではないのだ！　医学の診療の原理は診療の研究から導かれるものであって、理論から導かれるものではない。発熱が有効なときもあると知っているだけで、アスピリンを飲まないのは間違いだし、つわりの不愉快な症状や、アレルギーや不安を治療しないのも間違いである。それぞれの症状はそれぞれ別個に研究せねばならず、個人差も考慮せねばならない。しかし、進化的アプローチは、このような治療の多くは不必要かもしれないし、逆に害があるかもしれないと示唆するので、その恩恵が損失を上回るものであるかどうか研究せねばならないのである。

政策上の意味合い

先に述べたが、ここでも繰り返しておこう。生物学的な事実から倫理上の原理を導くことはできない。たとえば、老化と死が必然だからといって、高齢の老人に対してどれだけ医療費を使うべきかについて、直接的には何も導くことはできない。しかし、私たちがどんな目標をもとうとするにせよ、事実は、その実現に寄与してくれる。現代のアメリカにおける医療費と医療システムの危機は、新しい資金補助機構、新しいテクノロジー、その他の経済的な変化、医療の質に大きな不平等があることをしだいに糾弾するようになった社会的変化など、いくつかの問題から派生している。こんなに複雑なシステムでは、一般的な政策ですべての人々を満足させるものなどありえず、政治権力のために、もっともよいと思われる政策が実現しない恐れもある。

私たちが解決策を提言できるとは言わないが、私たちの見るところ、この議論にかかわっている多くの人々のあいだで、病気とは何かということについてすら、意見の一致はないように思われる。みんな、病気は悪いものだとは知っているが、なぜ病気になるのか、どれほど予防したり治したりできるのかについては、意見がばらばらである。悪い遺伝子のせいだという人もあれば、よくない食事や薬物依存など、人間の不幸な性向のために生じる病気がいかに多いかを強調する人もある。最近の信頼できる論文によると、合衆国における病気と死亡のおよそ七〇パーセントは予防可能だということだ。論文の著者は、もっと予防のためにお金を使うべきで、そうすれば医療費をもっと下げることができると強く主張している。人々の健康を向上させようという、こんな高貴で実質的な提案が、金の節約の観点から語られねばならぬとは、なんと皮肉で、また恐ろしい予兆であることか！　しかし、歴史的な観点から見ると、このアプローチは理解できるものである。これまでに何度となく、高名な医者や研究者たちが、治療ではなくて予防に力をいれるようにと提言してきた。予防医学は、今では、とくに公共政策の点でいくらかの助言をすることはできるが、人々は相変わらず、健康でいるにはどうしたらよいかの信用できる助言を医者から得ることができずにいる。医療のあり方を新しく作り変えれば、最終的に、ダーウィン医学の原理にもとづいて健康を保つために、相当な額の医療費を回す決心をさせることができるかもしれない。

個人的および哲学的な意味合い

有効な治療が見つかるずっと以前から、医者は、予測し、希望をもたせ、なによりも意味を与えてきた。何かひどいことがおこると、そして、重大な病気は常にひどいことだが、人々はそれがなぜかを知りたいと思う。多神教の世界では、その説明は簡単であった。一人の神様が問題をおこし、他の神様がそれを治してくれる。人々が一神教でやっていこうとし始めたとき以来、病気や悪の説明はもっと難しくなってきた。神学者が何世代にもわたって、神義論と格闘してきた。善良な神がなぜ、善良な人々にこんな悪いことをもたらすのだろうか？

ダーウィン医学は、そのような説明の替わりを提供することはできない。それは、出来事が神の計画の一部であるような世界で説明を提供することはできないし、ましてや、個人の病気はその個人の罪を反映しているというような説明を提供するものではない。それは、なぜ私たちは今あるようにあるのか、なぜ私たちはある種の病気にかかりやすいのかを示すだけである。ダーウィン医学は、病気の意味をわかりやすくするときもあれば、同時に、わかりにくくするときもある。病気は、悪い力やランダムな力によって生じるのではなく、最終的には、過去に働いた自然淘汰のせいでおこる。逆説的なことに、私たちを病気にかかりやすくさせているその同じ能力が、私たちに恩恵をもたらしている。苦しみを感じるのは、有効な防御なのだ。自己免疫疾患は、外敵を攻撃する私たちの驚くべき能力のもつ対価である。癌は、自分自身を修復することができる組織のもつ対価である。閉経は、残された子どもたちのもっている遺伝子の利益のために存在するのかもしれない。老化と死ですらランダムにおこるのではない。それは、遺伝子の伝達を最大化するように、自然淘汰が私たちのからだを作ってきた揚げ句の妥協の産物である。このような矛盾する恩恵を目の当たりにすると、ある種の静かな満足感、さらにはいくばくかの意味、少なくともドブジャンスキーが抱いていたような意味を見いだす人もいるだろう。なんと言っても、進化の光を当てない限り、医学の何一つも意味をなさないのだ。

訳者あとがき

本書は、Randolph M. Nesse & George C. Williams, *Why we get sick: The new science of Darwinian medicine* (Vintage books, 1994) の全訳である。原書は、欧米において、ダーウィン医学（進化医学）について一般向けに書かれた初めての概説書であり、各国で高い評価を受けている。

著者の一人のランドルフ・ネシー博士は、ミシガン大学の精神医学部と心理学部の教授を兼任する精神科医であり、同大学の社会科学研究所適応進化部門の代表も務めている。また、ネシー博士は、アメリカにおける人間社会生物学、進化人類学、進化心理学などの連合学会である人間行動進化学会（Human Behavior and Evolution Society）の創設メンバーとして活躍し、同学会の会長も歴任している。もう一人の著者であるジョージ・ウィリアムズ博士は、現代進化生物学の父ともいえる同分野の大御所である。一九六六年に出版された『自然淘汰と適応』は、群淘汰説の誤りを明確にし、遺伝子淘汰説の出発点ともなった古典である。有名なドーキンスの『利己的な遺伝子』にしても、ウィリアムズ博士のこの著作に負うところが非常に大きい。同博士は、長年、ニューヨーク州立大学で教鞭をとってこられたが、近年、退任され、現在は名誉教授として教育や執筆に携わっている。両博士はともに、前述の人間行動進化学会の中核メンバーとして活躍し、学際性の高い同学会を研究発表の場としてきた。訳者の長谷川眞理子と長谷川寿一もこの学会で両博士と出会い、本書の訳出の機会に恵まれた。

医学と進化生物学がクロスオーバーすることによって、ダーウィン医学が生まれたが、この領域の誕生は意外にも新しく、その歴史はまだ一〇年程に過ぎない（その経緯は本書の最終章でも詳しく述べられている）。とはいえ、ダーウィン医学は、早くも、従来の医学における病気の見方を大きく変えようとしている。基礎医学と臨床医学は、各種の病気のメカニズムと治療法については、計り知れないほどの知見を蓄積してきたにもかかわらず、「そもそもなぜ人が病気にかかるのか」については、疑問が先送りされたままであった。その理由は、本書で言うところの進化的要因（究極要因）の視点が欠けていたからである（これは何も医学にかかわらず、人間科学全般について当てはまる）。しかし、ダーウィン医学の誕生によって、疾病の起源や由来を考察する理論枠が与えられた。進化生物学における、適応、進化的制約、共進化、生活史戦略、繁殖戦略、形質間・戦略間のトレードオフなどといった基本概念は、ヒトの生命現象にも広く適用可能である。とくに病気は適応度（生存率と繁殖率を通じた次世代への遺伝的貢献度）と直結する現象なので、進化的アプローチがとりわけ有効なのである。

本書では、病気の原因を防御、感染、新奇環境、遺伝子、設計上の妥協、進化的遺産といった諸点から論じているが、このような切り口は、疾患のある細胞や組織、器官ごとに病気を分類する従来の観点と比べるととても新鮮である。ダーウィン医学は、循環器系、消化器系、呼吸器系などといった個別の疾病群を越えて、より普遍的なレベルから人間のからだと病気を眺める視点を提供している。

進化的アプローチは、普遍的な枠組みから膨大な医学的知識を再整理したり再統合するだけではなく、未知の現象の発見を促したり、新しい研究プログラムの出発点を与えたりする点でも医学に貢献するだろう。本書中、随所に触れられているように、ダーウィン医学は従来の医学研究者がほとんど関心を払ってこなかった側面にも光を当てる。現代の医学研究では、難病対策には巨額の予算が投じられるにもかかわらず、もっとずっと一般的な病気（たとえば、インフルエンザや妊産婦の疾病など）の基礎研究にはほとんど予算が付かないという話をよく聞く。しかし、これらの病気の基礎研究は決してやり尽くされてしまったわけではなく、斬新な仮説や研究パラダイムが求められているのである。進化的視点は、その意味で基礎医学研究に新風をもたらしてくれるはずであり、実際、海外ではダーウィン医学の立場からの研究書の出版が近年相次いでいる。

ダーウィン医学の視点は医学者のみならず（むしろ医者以上に）、患者にとっても有益であろう。なぜ病気になるのかについて最も鋭敏なのが患者自身だからである。もちろん患者は医者から専門的な診断を個別に受けるが、なぜ発熱するのか、なぜ癌のような理不尽な病気がそもそもあるのかなど、より根源的なことについてまで医者から説明を受けるわけではない。患者（に限らず病気に関心のあるすべての人）が、ダーウィン医学を通じて病気に対する基本的な見方が変われば、症状が直接軽くなるわけではないにせよ、病気に対する理解が深まり、病気ときちんと向き合えるようになるだろう。

ところで、本書を通して、著者らは「進化医学」ではなく「ダーウィン医学」という表現を用いている。この件をネシー博士に問い合わせたところ、適応論的アプローチを強調するためにあえて「ダーウィン医学」という学問名を用いているとの回答だった。筋の通った見解ではあるが、我が国で医学関係者に対して進化的アプローチを普及させる上では、進化医学という用語の方が馴染みやすいかもしれない（心理学でも、「ダーウィン心理学」ではなく「進化心理学」という用語が用いられ、一般に浸透しつつある）。いずれの名称を用いるにせよ、目指す方向はほぼ一致しているので、我が国への導入段階では、どちらの名称を用いても構わないと思われる。

最後に、医学者でない訳者らが、本書を訳出する経緯について簡単に触れておく。長谷川眞理子と長谷川寿一は、もともと行動生態学を専門としてきたが、この数年間、進化生物学が人間研究の諸科学に広く応用可能であると感じ、「人間の進化的理解」を旗印に多方面でさまざまな啓蒙普及活動を行ってきた。訳者らは、これをダーウィンの頭文字をとってD計画と呼んでいる。病気は万人にとってごく身近な関心事である。進化と病気を結びつける本書の原書を手にした瞬間、一般読者に「人間の進化的理解」の効用を訴える上で、ぜひともD計画の一環として紹介すべき本だと直感した。訳し終わって改めて読み返してみると、最初の直感が正しかったと確信できた。進化という赤い糸は、既成の学問領域を越えて、人間に関する諸科学を結びつけ、さらにそれらを統合できる力を持っている。細分化が進む現代科学において求心力のある理論は、進化理論をおいて他にないだろうとさえ思えてくる。

訳出にあたって、医学用語には細心の注意を払い、さらに東京女子医大の塚原高広医師に通読していただいて多くの有益なコメントをいただいた。しかし、専門用語に関しては、まだ不適切な部分が残っているかもしれない。当然ながら、その責任は訳者らにある。本書の訳は、本来であれば数年前に終わっているはずだったが、諸事情でずいぶんと遅れてしまった。友人であるネシー博士と師と仰ぐウィリアムズ博士には、大変にお待たせしてしまった。新曜社の塩浦暲氏には、すべての段階でお世話になった。塚原医師と塩浦氏には心からお礼を申し上げたい。

訳者を代表して　　長谷川寿一

索　引

▶ さ行

▶ た行

▶ な行

▶ は行

▶ま行

▶や行

▶ ら行

▶ わ行

注

第1章　病気の神秘

6-8ページ　至近要因と究極（進化）要因に関するさらなる議論は，エルンスト・マイヤー著 *The Growth of Biological Thought*（Cambridge, Mass.: Belknap Press, 1982），または，彼の短い論文，"How to carry out the adaptationist program", *American Naturalist, 121*: 324-34（1983）を参照。適応を認識し，確認することに伴う問題は，ジョージ・ウィリアムズの *Natural Selection*（New York: Oxford Univ. Press, 1992）で扱われている。ポール・シャーマンが *Animal Behavior, 36*: 616-19（1988）で名称の変更を示唆している。

14-15ページ　ダーウィン理論に関する社会思想の歴史や，ダーウィンの理論の隠喩が政治的にどのように使われたかについては，カール・ディーグラーの *In Search of Human Nature: The Decline and Revival of Darwinism in American Social Thought*（New York: Oxford Univ. Press, 1991）に詳しい。サルナック湖の銅像に彫られた文章は，ルネ・デュボスの *Man Adapting*（New Haven: Yale Univ. Press, 1980）（『人間と適応』木原弘二訳，みすず書房）の410ページからの引用。

第2章　自然淘汰による進化

17ページ　アリストテレスの引用は，アリストテレス著『動物解剖学』，A. L. ペック訳 *Parts of Animals*（Cambridge, Mass.: Harvard Univ. Press, 1955），103ページより。

進化的適応の現代的概念に関する最近の素晴らしい著作は，ヘレナ・クローニン著 *The Ants and Peacock*（New York: Cambridge Univ. Press, 1991）（『性選択と利他行動』長谷川眞理子訳，工作舎）と，マット・リドレー著 *The Red Queen*（London: Viking-Penguin, 1993）（『赤の女王』長谷川眞理子訳，翔泳社）である。クローニンの著書の方が歴史的で，ダーウィン，ウォレスその他の人物の引用が多い。どちらも，生物学の専門家が読んでも，アマチュアの自然愛好家が読んでも実り多いだろう。

18ページ　蛾の集団が，背景が黒くなるとともに急速に黒い色に進化したことは，多くの一般的な進化の解説書に述べられている。たとえば，ダグラス・フツイマ著 *Evolutionary Biology*, 2nd ed.（Sunderland, Mass.: Sinauer, 1986）（『進化生物学』岸由二他訳，蒼樹書房）の58ページ参照。

18ページ　繁殖努力が増えると死亡率が上がることの例や，その他のコストについては，S. C. スターンズ著 *The Evolution of Life Histories*（New York: Oxford Univ. Press, 1992）。

22-23ページ　W. D. ハミルトンの古典的な論文は，*Journal of Theoretical Biology, 7*: 1-52（1964）。進化や動物行動に関するどんな現代の書物も，ハミルトンの研究に触れている。リチャード・ドーキンスの著作 *The Selfish Gene*, new edition（Oxford: Oxford Univ. Press, 1989）（『利己的な遺伝子』日高敏隆他訳，紀伊國屋書店）は，これらの考えのすぐれた解説である。互恵性に関する古典的な論文は，R. L. トリヴァースによる *Quarterly Review of Biology, 46*: 35-57（1971）と，R. M. アクセルロッドによる *The Evolution of Cooperation*（New York: Basic Books, 1984）（『つきあい方の科学』松田裕之訳，ミネルヴァ書房）。これらの著作は現代の動物行動学の教科書で何度も取り上げられている。たとえば，ジョン・オルコックによる *Animal Behavior: An Evolutionary Approach*, 4th ed.（Sunderland, Mass.: Sinauer, 1989）。

23ページ　E. O. ウィルソンによる *Sociobiology*（Cambridge, Mass.: Harvard Univ. Press, 1975）（『社会生物学』坂上昭一他訳，新思索社），*On Human Nature*（Cambridge, Mass.: Harvard Univ. Press, 1978）（『人間の本性について』岸由二訳，新思索社），リチャード・アレクサンダーによる *Darwinism and Human Affairs*（Seattle: Univ. of Washington Press, 1979）（『ダーウィニズムと人間の諸問題』山根正気訳，新思索社），*The Biology of Moral Systems*（New York: Aldine de Gruyter, 1987）を参照。

24ページ　生命のテープを巻き戻すという考えは，S. J. グールドの *Wonderful Life: The Burgess Shale and the Natural History*（New York: Norton, 1989）（『ワンダフル・ライフ』渡辺政隆訳，早川書房）の45-48ページより。

25ページ　嵐で死んだ鳥のつばさの長さに関する古典的な研究は，多くの最近の著作に引用されている。たとえば，ジョン・メイナード・スミスによる *Evolutionary Genetics*（New York: Oxford Univ. Press, 1989）（『進化遺伝学』巖佐庸・原田佑子訳，産業図書）は，中間的な形質を有利にする淘汰（安定化淘汰）に関する一般的なトピックを扱っている。最適化の概念については，G. A. パーカーとジョン・メイナード・スミスによる論文，*Nature, 348*: 27-33（1990），ジョン・デュプレ編，*The Latest on the Best: Essays on Evolution and Optimality*（Cambridge, Mass: MIT Press, 1987）を参照。

30ページ　適応論的アプローチという言葉を最初に悪い意味で使ったのは，S. J. グールドとR. C. ルウォンティンによる，よく引用される論文，"The Spandrels of San Marco and the Panglossian Paradigm: A Critique of the

Adaptationist Programme", *Proceedings of the Royal Society of London, B205*: 581-98（1979）である。

31ページ　ゲイリー・ベロフスキーの研究は, *American Midland Naturalist, 111*: 209-22（1984）に描かれている。

32-33ページ　一腹卵数に関するもっと明確な議論と, 最近の発展については, 吉村仁とウィリアム・シールドによる論文, *Bulletin of Mathematical Biology, 54*: 445-64（1992）を参照。

33ページ　ダーウィンやその後継者たちは, 男ばかりいるダンス場や独身者のたむろするバーには出入りしたことがなかったに違いない。数が少ない方の性がいかに有利になるかということは, なぜか彼らの思考には上らなかったからである。それを最初に指摘したのは, R. A. フィッシャーによる1930年の著作 *The Genetic Theory of Natural Selection*（New York: Dover, 1958, 復刻版）であった。

34-35ページ　病気に関して進化的視点を取り入れた最新の著作は, G. A. S. ハリソン編 *Human Adaptation*（1993）と, C. マスキー・テイラーによる *The Anthropology of Desease*（1994）である。両方とも, Oxford: Oxford Univ. Press.

第3章　感染症の兆候と症状

40-43ページ　感染を制御するにあたっての発熱の役割に関する最近の知識は, P. A. マッコウィアック編 *Fever: Basic Measurement and Management*（New York: Raven Press, 1990）所収のM. J. クルーガーの論文を参照。もっと古いがまだ価値のある総説は, 彼の *Fever, Its Biology, Evolution, and Function*（Princeton, N.J.: Princeton Univ. Press, 1979）。アセトアミノフェンの水痘に対する効果のデータは, T. F. ドーラン他による, *Journal Pediatrics, 114*: 1045-8（1989）に掲載の論文。熱を下げることと風邪の進展に関する実験は, N. M. グレアム他による, *Journal of Infectious Disease, 162*: 1277-82（1990）中の論文に論じられている。42ページの引用は, ジョーン・スティーブンソンの *Family Practice News, 23*: 1-16（1993）より。

44-46ページ　鉄を引き上げることが細菌性の病原体に対する防御であることは, E. D. ワインバーグの論文, *Physiological Review, 64*: 65-102（1984）で論じられている。マラリアを鉄キレート媒体で治療することは, V. ゴーデューク他による論文, *The New England Journal of Medicine, 327*: 1473-7（1992）に論じられている。

47-50ページ　微生物学に進化を取り込んだことによる進歩の広範囲な総説は, C. A. トフト他編, *Parasite-Host Associations: Coexistence or Conflict*（New York: Oxford Univ. Press, 1991）を参照。寄生者と宿主に関する今な

お有効な一般的総説は, P. W. プライスの *Evolutionary Biology of Parasites*（Princeton, N.J.: Princeton Univ. Press, 1980）。

50-54ページ　寄生者に対する行動的防御については, B. L. ハートが, *Neuroscience and Biobehavioural Review, 14*: 273-94（1990）で論じている。痛覚の機能とそれを欠く人々の寿命が短いことについては, ロナルド・メルザックが *The Puzzle of Pain*（New York: Basic Books, 1973）(『痛みのパズル』橋口英俊・大西文行訳編,誠信書房）で論じている。

55ページ　涙に殺菌力があることについては, S. アッスーンが *Allergie et Immunologie, 25*: 98-100（1993）で論じている。唾液については, D. J. スミスとM. A. トーブマンが, *Critical Reviews of Oral Biology and Medicine, 4*: 335-41（1993）で論じている。

55ページ　鼻腔スプレーに関する研究は, R. ドックホーン他による論文, *Journal of Allergy and Clinical Immunology, 90*: 1076-82（1992）を参照。

56ページ　食物忌避とそれに関連した防御に関する重要な心理学的研究は, M. E. P. セリグマンによる論文, *Psychological Review, 77*: 406-18（1970）と, ジョン・ガルシアとF. R. アーヴィンによる論文, *Communications and Behavioural Biology, (A)1*: 389-415（1968）を参照。

57ページ　下痢に関する論文は, H. L. デュポンとR. B. ホーニックによるものが *Journal of the American Medical Association, 226*: 1525-8（1973）中にある。

58-59ページ　プロフェットの理論は, *Quarterly Review of Biology, 68*: 335-86（1993）に掲載。ストラスマンの論文は, 1994年の人間行動進化学会で発表されたもの。

59-60ページ　免疫学のよい入門書としては, W. K. パーヴィス, G. H. オリアンズ, H. C. ヘラーによる著書 *Life: The Science of Biology*, 3rd ed.（Sunderland, Mass.: Sinauer, 1992）の第6章がある。

61-62ページ　破壊的な寄生虫病の劇的症例, およびその画像のいくつかは, マイケル・カッツ他による著書, *Parasitic Diseases*, 2nd ed.（New York: Springer, 1989)」に収められている。

63ページ　肺の機能低下とともにヘモグロビン値が上がることは, A. L. ヴァンダー他による著書, *Human Physiology: The Mechanisms of Body Function*, 5th ed.（New York: McGraw-Hill, 1990）に記載されている。

64-66ページ　寄生者が使う騙し戦略に関する読みやすくて信用のおける論文としては, アーシュラ・グッドイナフによる, *American Scientist, 79*: 344-55（1991）。とくに抗マラリア戦略については, D. J. ロバーツ他が *Nature, 357*: 689-92（1992）で論じている。自己免疫疾患の豊富な例は, N. R. ローズとR. マッケイによる編書 *The Autoimmune Diseases*, vol.2（San

Diego: Academic, 1992）を参照。とくにその序。強迫神経症とサイデンハムの舞踏病の関連については，ジュディス・ラパポートが，*Scientific American*（March 1989）p.83-89で論じている。

67-68ページ　細菌の毒に対する反応と過剰反応については，E. K. ルグランが，*Journal of American Veterinary Medical Association, 197*: 454-6（1990）で論じている。

68ページ　エイズに関するもっともすぐれた考察は，P. W. イウォルドの著書 *Evolution of Infectious Disease*（New York: Oxford Univ. Press, 1994）。P. A. ディストラー他編による *AIDS, the Modern Plague*（Blacksburg, VA.: Presidential Symposium, Virginia Polytechnic Institute and State University, 1993）の101-11ページに収められた，B. R. レヴィンスの論文も参照。

69-70ページ　ウィルスが宿主の細胞構造を変えることは，シュムュエル・ウォルフらが *Science, 246*: 377-9（1989）で論じている。菌が植物を去勢してしまうことの総説は，キース・クレイによる，*Trends in Ecology and Evolution, 6*: 162-6（1991）を参照。狂犬病ウィルスが行動を操作することは，G. M. ベアーが *The natural History of Rabies*（New York: Academic, 1973）で論じている。寄生者が宿主の行動を操作することの一般的総説としては，A. P. ドブソンの論文，*The Quarterly Review of Biology, 63*: 139-65（1988）を参照。医学的に重要な宿主の操作の多くの例が，H. ヴァンデンボッシュ編による *The Host-Invader Interplay*（Amsterdam: Elsevier/North Holland, 1980）の中で，ヘヴンによって論じられている。

72ページ　前書きで触れたイウォルドの論文は，*Journal of Theoretical Biology, 86*: 169-76 に掲載の "Evolutionary Biology and the Treatment of Signs and Symptoms of Infectious Disease" である。これが，表3-1のもととなっている。医学に対する進化的アプローチについての学術的な会合は，1993年2月のアメリカ科学振興会会議，および，1993年6月のロンドン大学経済学部の会議。

第4章　終わりなき軍拡競争

75-76ページ　生物学的軍拡競争に関する古典的論文は，リチャード・ドーキンスとジョン・クレブスによる論文，*Proceedings of the Royal Society of London, B105*: 489-511. アリスが赤の女王と競争する場面は，ルイス・キャロルの『鏡の国のアリス』の第2章に出てくる。

76-77ページ　クーリッジ大統領の息子の死と，それが感情的,政治的に及ぼした影響については，R. S. ロビンスとM. ドーンによる論文，*Politics and the Life Sciences, 12*: 3-17（1993）の14ページから引用。

77ページ　自然と自然淘汰の力に関する圧倒的にすぐれた入門書は，リチ

ャード・ドーキンスの著書, *The Blind Watchmaker*（New York: W.W. Norton, 1986）（『ブラインド・ウォッチメイカー』中嶋康裕他訳, 日高敏隆監修, 早川書房）である。

79-80ページ　持ち込まれた病気によって先住民が受けた打撃の証拠は, R. M. アンダーソンとR .M. メイによる著書 *Infectious Diseases of Humans*（New York: Oxford Univ. Press, 1991), および, F. L. ブラックの論文, *Science, 258*: 1739-40（1992）にまとめられている。

81-85ページ　引用は, M. L. コーエンによる論文, *Science, 257*: 1050-5（1992）より。R. J. ベリー他編による *Genes in Ecology*（Boston: Blackwell Scientific, 1991）に収められたP. W. ヤングとB. R. レヴィンによる論文は, 細菌の抗生物質に対する抵抗性の近年の総説として便利。S. B. レヴィーによる *The Antibiotic Paradox: How Miracle Drugs Are Destroying the Miracle*（New York: Plenum, 1992）も同様。リック・ワイスによる *Science, 255*: 148-50の論文も参照。家畜に抗生物質を利用することについては, S. B. レヴィーが, *The New England Journal of Medicine, 323*: 335-37, 1990で論じている。ここにあげた結核に関するデータは主に, B. R. ブルームとC. J. L. マレーによる *Science, 257*: 1055-64 の論文にもとづく。公衆衛生局長官の1969年の引用は, ブルームの論文からとった。H. C. ニューの研究は, *Science, 257*: 1064-73（1992）に掲載。リドレイとローの論文は, *The Atlantic, 272(3)*: 76-86（1993年9月）。

87-88ページ　進化が進むと必然的に毒性が弱くなるとその道の権威が論じた3つの例は, 先にあげたポール・イウィルドの著書の第1章にエピグラムとして掲載されている。イウォルドがあげていない例は, 著名な集団遺伝学者であるテオソシウス・ドブジャンスキーによるもので, 彼は, 寄生とは「進化的には不安定な関係であり……それはやがて消滅して協力と相互扶助で置き換えられる」と述べている（*Genetics and the Origin of Species*, 3rd ed.（New York: Columbia University Press, 1951, p. 285）（『遺伝学と種の起原』駒井卓・高橋隆平訳））。HIVの宿主内での遺伝的変異については, M. マルヴェイらが, *Evolution, 45*: 1628-40（1991）で論じている。イチジクコバチの吸虫感染に関するデータは, E. A. ヘールの論文, *Science, 259*: 1442-5（1993）に掲載。

88-90ページ　集団内および集団間の淘汰の影響の違いについては, たくさんの文献がある。宿主間および宿主内での寄生者にかかる淘汰の特殊な例については, 先にあげたR. L. アンダーソンとR. L. メイの著書でモデル化されている。ウィルスの適応度を宿主の適応度と切り離したときに, ウィルスの毒性が強くなると予測されることを証明した, J. J. ブルとI. J. モリニューの実験は, *Evolution, 46*: 882-95（1992）に掲載。その他の重要な研究は, R.

B. ジョンソンによる *Journal of Theoretical Biology, 122*: 19-24（1986）と，S. A. フランクによる *Proceedings of Royal Society of London, B259*: 195-7（1992）である。

91-92ページ　ゼンメルワイスの話で私たちの一番のお気に入りは，1909年のウィリアム・シンクレアによる古典，*Senmmelweis, His Life and His Doctorine*（Manchester: The University Press）である。

94-96ページ　擬態に関するよい入門的文献は，R. I. ヴェイン＝ライトとP. R. エイクリー編 *The Biology of Butterflies*（London and Orlando: Academic, 1984）所収のR. G. ターナーによる141-61ページの論文。分子の擬態とそれに関連した現象は，その43-44ページに記載されている。

96-97ページ　感染に対する新奇な環境の影響に関するほとんどの情報は，R. M. クラウスの論文，*Science, 257*: 1072-8（1992）。エボラウィルスに関する最近のデータは，P.H. スローによる論文，*Reviews of Infectious Diseases, 11(4)*: 790s-793s（1989）に詳しい。

第5章　ケ　ガ

99ページ　章の初めの引用は，マーク・トウェインの『ハックルベリー・フィンの冒険』第6章より。

102ページ　ジョン・ガルシアの古典的研究は，F. R. アーヴィンとの共著の37ページに引用。

103ページ　サルがヘビに対する恐怖を条件づけられるという研究は，スーザン・ミネカ他による論文，*Animal Learning and Behavior, 8*: 653-63（1980）に掲載。

105-106ページ　機械的な損傷に対する修復については，P. L. マクニールが *American Scientist, 79*: 222-35 の論文で，また，ナタリー・アンジェールが *New York Times*, 1993年11月9日, pp. C1, C14で論じている。

107ページ　やけどが治るときの様子の多くについては，R. L. リチャーズとM. J. ステイリー編 *Burn Care and Rehabilitation: Principles and Practice*（Philadelphia: F. A. Davis, 1994）に論じられている。とくに，D. G. グリーンハーグとM. J. ステイリーによる第5章を参照。

109-110ページ　マスの孵化場の話，および太陽光線による損傷の一般的な議論については，アルフレッド・パルムッターによる，*Science, 133*: 1081-2（1961）を参照。

110-113ページ　UV-Bがランゲルハンス島細胞に及ぼす影響については，M. フェルメールらが，*Journal of Investigative Dermatology, 97*: 729-34（1991）で論じている。皮膚癌の発生率が増えていることに関する疫学的研究は，J. M. エルウッドらによる *International Journal of Epidemiology,*

19: 801-10（1990）を参照。より一般向けの議論は, デビッド・コンカルによる *New Scientist, 134*: 23-8（1991）の記事。神経系とランゲルハンス細胞との相互作用は, J. ホソイらが *Nature*, 159-63（1993）で論じている。日焼け止めをつけると余計にUV-Aにさらされることになることについては, P. M. ファーとB. L. ディフィーが *The Lancet, 1*（8635): 429-31（1989）で論じている。太陽光線による目の障害は, L. セメスが *Optometry Clinics, 1*（2): 28-34（1991）で論じている。日焼け止めを使うことの利点については, S. C. トンプソンらが *The New England Journal of Medicine, 329*: 1147-51（1993）で論じている。

113-115ページ　R. J. ゴスによる *Journal of Theoretical Biology, 159*: 241-60の論文は, 再生の進化に関する文献と最近の議論に関するよい入門である。

第6章　毒素——新, 旧, いたるところ

117ページ　先にあげたマクニールの論文とアンジェールの記事は, ドン・バーナムの胃にウィスキーがどんな損傷をもたらしたかを知るには最適である。

119-123ページ　ブルース・エイムズらの研究に対する入門は, 彼らのそれ以前の研究に対する批判に対してエイムズとL. S. ゴールドが答えた論文, *Science, 251*: 607-8。ティモシー・ジョンズの著書, *With Bitter Herbs They Shall Eat It*（Tucson: Univ. of Arizona Press, 1990）は, 植物の毒と関連した人類生態の多くの側面に関する総説である。これはまた, 人間がジャガイモの毒にどのように対処してきたかの素晴らしい歴史, および, 植物の毒の医学的有効性に関しても詳しい。もっと学術的な書物は, A.D. キングホーン編 *Toxic Plants*（New York: Columbia Univ. Press, 1979）。節足動物の化学的防御に関する初期の, しかしいまだに並ぶもののない総説は, エルンスト・ソンダイマーとJ. B. シメオン編 *Chemical Ecology*（New York: Academic, 1970）所収のトーマス・アイスナーによる157-217ページの論文である。化学防御と他の価値との間のトレード・オフについて最初に真剣に論じたのは, G. H. オリアンズとD. H. ジャンセンによる論文, *American Naturalist, 108*: 581-92（1974）である。植物の防御がいかに劇的なものであるかについて, および, 電気的な信号と素早い適応については, ポール・サイモンズによる著書 *The Action Plant*（Boston: Blackwell, 1992）(『動く植物』柴岡孝雄・西崎友一郎訳, 八坂書房）を参照。この本は, 植物がもっているアスピリンに似たホルモンの役割についても論じている。

122ページ　蜜がもっている毒性に関する私たちの解釈は, D. F. ローズとJ. C. バーグダールによる, *American Naturalist, 117*: 798-803（1981）の論

文にもとづく。

123ページ　菌類の毒が人間の生活に及ぼす劇的な帰結については，メアリー・マトシアンの *Poisons of the Past: Molds, Epidemics, and History*（New Haven: Yale Univ. Press, 1989）に論じられている。

124-126ページ　PTC感受性のある人の頻度がペルーのアンデス地方で非常に高いことは，R. M. バルットらによる *Human Biology, 47*: 193-9（1975）中の論文に掲載されている。蓚酸塩による腎臓結石に関する研究は，G. C. クールハンらによる論文，*The New England Journal of Medicine, 328*: 833-8（1993）による。腎臓結石に関する私たちの議論は，S. B. イートンとD. A. ネルソンによる論文，"Calcium in Evolutionary Perspective", *American Journal of Clinical Nutrition, 54*: 281s-287sにもとづく。化学防御その他の防御の進化に関する広い総説は，C. R. タウンセンドとピーター・カロウ編 *Physiological Ecology: An Evolutionary Approach to Resource Use*（Oxford: Blackwell, 1981）所収の145-64ページのD. H. ジャンセンの論文を参照。

127-128ページ　トウモロコシの処理については，S. H. カッツらによる *Science, 184*: 765-73（1973）の論文を参照。

128ページ　ドングリに含まれるタンニン，および，料理することでアラム属のサトイモが解毒できることについては，先にあげたティモシー・ジョンズによる書物の63-5ページを参照。

129ページ　病気に抵抗性のあるジャガイモの毒性については，先にあげたジョンズの書物の78-80ページに論じられている。

131ページ　歯に詰め物をしている人たちが使う抗生物質に細菌が抵抗性をもつことについては，A. O. サマーズらが，*Antimicrobial Agents and Chemotherapy, 37*: 825-34（1993）で論じている。環境毒性に関する非現実的な議論は，ジェレミー・リフキンによる *Biosphere Politics*（New Ork: Crown, 1991）（『地球意識革命』星川淳訳，ダイヤモンド社）その他の著作に見られる。

133-138ページ　つわりが催奇性物質に対する抵抗であるという理論は，マージー・プロフェットが，J. H. バーコウ他編 *Adapted Mind*（New York: Oxford Univ. Press, 1992）pp. 327-65で論じている。

134-135ページ　胎児の感受性について審査機関が考えたがらないことについては,アン・ギボンズが *Science, 254*: 25（1991）で論じている。

第7章　遺伝子と病気――欠陥，変わり者，妥協

141-144ページ　最近の遺伝医学の総論は，T. D. ゲレルターとF. S. コリンズによる *Principles of Medical Genetics*（Baltimore: Williams and Wilkins,

1990)(『医科分子遺伝学』清水信義監訳, 南江堂)を参照。遺伝病の理解の進歩と遺伝子治療の進歩に関する多くの論文は, 1992年から1993年にかけて *Science*(*256*: 773-814, *258*: 744-5, *260*: 926-332)に掲載された。現代の遺伝医学の発展に対する生き生きとした個人的見解および賢明な意見としては, ジェームス・ニールによる *Physician to the Genome*(New York: Wiley, 1994)をお勧めする。もう一つの, 遺伝カウンセリングの倫理に関する思慮深い考察としては, オーブレー・ミランスキー編 *Genetic Disorders and the Fetus*(Baltimore: Johns Hopkins Univ. Press, 1992)がある。とくに, J. C. フレッチャーとD. C. ヴェルツによる章を参照。

147-152ページ よくない遺伝子に対する淘汰, そのような淘汰によって遺伝子が失われる速度, 集団中でそのような遺伝子がどのくらいの頻度で平衡に達すると予測されるか, それに関連した性質などが互いに数学的に関連していることについては, ジョン・メイナード・スミスの著書 *Evolutionary Genetics*(New York: Oxford Univ. Press, 1989)(『進化遺伝学』巖佐庸・原田佑子訳, 産業図書)を初めとする, 集団遺伝学の多くの教科書に書かれている。ここで私たちが書いたことは, 非常に単純化してある。P. S. ハーパー編の *Huntington's Disease*(London: Saunders, 1991)は, この病気の歴史と疫学をまとめたもの。鎌状赤血球について述べていない現代の遺伝学や進化学の教科書を見つけるのは困難である。私たちのお気に入りの論文は, ジャレド・ダイアモンドによる *Natural History*, 1988年6月号, pp. 10-13である。

152-154ページ G6PD欠損に関する情報は, エルンスト・ボイトラーによる *The New England Journal of Medicine, 324*: 169-74(1991)中の論文にもとづく。F. S. コリンズからの引用は, 彼の *Science, 774*(1992)の論文より。嚢胞性繊維症の遺伝学の複雑さは, ジーナ・コラータが *The New York Times*, 1993年11月16日の記事で論じている。それに関連した進化的問題については, ナタリー・アンジェールの *The New York Times*, 1994年6月1日の記事を参照。テイ・サックス病に関する研究は, B. スピロポウロスとジャレド・ダイアモンドによる *Nature, 331*: 666(1989), S. J. オブライエンによる *Current Biology, 1*: 209-11(1991), M. M. カバック編による *Palm Springs International Conference on Tay-Saches Disease*(New York: Liss, 1977)所収のN. C. ミリアンソポウロスとマイケル・メルニックによる論文, "Tay-Saches Disease: Screening and Prevention". 脆弱X症候群についての情報は, F. フォーゲルらによる *Human Genetics, 86*: 25-32(1990) 中の論文より。ジャレド・ダイアモンドは, 病気をひきおこす遺伝子の隠された恩恵に関して, いくつものおもしろくて理にかなった記事を書いている。*Discover*, 1989年11月号, pp. 72-8, *Natural History*, 1988年6月

号, pp. 10-13, 1990年2月号, pp. 26-30 などがその例。病気と健康の遺伝的側面に関する文献がいかに大量にあるかは, テレサ・コスタ他による *American Journal of Human Genetics, 21*: 321-42（1985）の論文を見ればよくわかる。*American Journal of Physical Anthropology, 62*（1）（1983）に収録の, 病気の人類学的側面に関する5つの論文も同様。

154-155ページ　PKUが流産率に及ぼす影響は, L. I. ウルフらが *Annals of Human Genetics, 38*: 461-9（1975）で論じている。からだは, 遺伝子がもっと多くの遺伝子を作るための器であるという最近のリチャード・ドーキンスの言い回しは, 彼の著書 *The Selfish Gene*, new ed.（New York: Oxford Univ. Press, 1989）（『利己的な遺伝子』日高敏隆他訳, 紀伊國屋書店）に書かれている。

155-156ページ　マウスのT遺伝子座が適応度に与える影響は, パトリシア・フランクスとサラ・レニントンが, *Behavioural Ecology and Sociobiology, 18*: 395-404（1986）で論じている。ミトコンドリアDNAの医学的側面については, アンガス・クラークが *Journal of Medical Genetics, 27*: 451-6（1990）で論じている。ゲノミック・コンフリクトに関する一般的説明は, レダ・コスミデスらによる古典的論文, *Journal of Theoretical Biology, 89*: 83-129（1981）, デヴィッド・ヘイグとアラン・グラーフェンの論文, *Journal of Theoretical Biology, 153*: 531-58（1991）を参照。

157-158ページ　心臓機能不全の家族要因と環境要因は, M. P. スターンが, 自分の編書 *Genetic Epidemiology of Coronary Heart Disease: Past, Present and Future*（New York: Liss, 1984）の93-104ページで論じている。

158-161ページ　ピギーが眼鏡なしではまったくやっていけなかったことと, 眼鏡が壊れたために起こる悲劇的な出来事, 意地悪な窃盗などは, ウィリアム・ゴルディング作『蝿の王』の第10章に描かれている。引用は第11章より。都市化したエスキモーの間で, 突然, 近眼の子どもたちが出現してきたことが, F. A. ヤングの *American Journal of Ophthalmology, 46*: 676-85（1969）に論じられている。近眼の遺伝と病因については, エリオ・ラヴィオラとT. N. ウィーゼルによる論文, *The New England Journal of Medicine, 312*: 1609-15（1985）, B. J. カーティンの著書 *The Myopias*（Philadelphia: Harper & Row, 1988）, *Myopia and the Control of Eye Growth*（Chichester, New York: Wiley, 1990）に収録のG. R. ボックとケイト・ウィドウズによる論文を参照。最近の研究の手短かな総説は, ジェイン・ブロディによる *The New York Times*, 1994年6月1日の記事。

161ページ　アルコール依存症の遺伝に関する情報は, M. A. シキットの論文, *Journal of the American Medical Association*（1985）, J. S. サールズによる論文, *Journal of Abnormal Psychology, 97*: 153-67（1988）, M. マレ

ンによる論文, *British Journal of Addiction, 84*: 1322-40（1989）を参照。

163ページ　引用は, メルヴィン・コナーの *The Tangled Wing: Biological Constraints on the Human Spirit*（New York: Harper Colophon, 1983), および, リチャード・ドーキンス *The Selfish Gene*（New York: Oxford Univ. Press, 1976)（『利己的な遺伝子』日高敏隆他訳, 紀伊國屋書店), 215ページより。

第8章　若さの泉としての老化

165ページ　アイルランドの民謡は, *100 Irish Ballads*（Dublin: Walton's, 1985）の103ページ所収のもの。一般読者にとってもっと素晴らしい, 老化の進化の解説は, *Natural History*, 1992年2月号所収のいくつかの論文と, R. サポルスキーとキャレブ・フィンチによる, *The Sciences*, 1991年3-4月号, pp. 30-8の記事である。最近の学術論文で素晴らしいのは, M. R. ローズによる論文, *Theoretical Population Biology, 28*: 342-58（1984),彼の著書 *Evolutionary Biology of Aging*（New York: Oxford Univ. Press, 1991),キャレブ・フィンチの著書 *Longevity, Senescence, and the Genome*（Chicago: Univ. Chicago Press, 1991）である。

167-168ページ　アメリカ合衆国における死亡率は, 合衆国人口動態統計, 1989（Washington DC: US National Center for Health Statistics, 1992）による。老化の人口動態的側面については, J. F. フリースとM. クラーポによる, *Vitality and Aging*（San Francisco: Freeman, 1981）所収の総説がよい。

168ページ　図8-1は, *Vitality and Aging* (San Francisco: Freeman, 1981) 中の図3-2から許可を得て作成。

171ページ　図8-3は, *Vitality and Aging* (San Francisco: Freeman, 1981) 中の図9-2から許可を得て作成。人がトラから逃げる話は, ヘレナ・クローニンの『性選択と利他行動』(長谷川眞理子訳, 工作舎）からとった。

172ページ　「一頭立ての馬車」の詩の数行は, *The Complete Poetical Works of Oliver Wendell Holmes*（Boston: Houghton Mifflin, 1908）pp. 158-60, "The Deacon's Masterpiece" より。老化の影響がみなそろって現れるように見えることについては, B. L. ストレーラーとA. S. ミルドヴァンが *Science, 132*: 14-21（1960）で論じている。

174ページ　引用は, E. B. ポールトン他編 *A. Weismann: Essays upon Heredity and Kindred Biological Problems*（Oxford: Clarendon Press, 1891-2）所収のオーギュスト・ワイズマンによる論文, "The Duration of Life" より。G. C. ウィリアムズの論文は, *Evolution, 11*: 398-411（1957)。

174-175ページ　J. B. S. ホールデンに関する箇所は, *New Paths in Genetics* (New York: Harper, 1942) より。P. B. メダワーの引用は, 彼の *The Unique-*

ness of the Individual（London: M.K. Lewis, 1957）pp. 17-43 に再録された彼の論文, "Old Age and Natural Death" の38ページより。彼の *An Unsolved Problem in Biology*（London: M. K. Lewis, 1952）も参照。この問題を扱った理論的論文の古典は, W. D. ハミルトンによる *Journal of Theoretical Biology, 12*: 12-45（1968）中の論文である。

175-176ページ　閉経の進化に関する最近の重要なコメントは, A. R. ロジャースによる論文, *Evolutionary Ecology, 7*: 406-20, キム・ヒルとA. M. フルタードによる論文, *Human Nature, 2*: 313-50（1991）, S. N. オースタッドによる論文, *Experimental Gerontology, 29*: 255-63（1994）。アレックス・コンフォートの著書は, *The Biology of Senescence*, 3rd ed.（New York: Elsevier, 1979）。

177ページ　ヘモクロマトーシスに関する総説は, J. F. デフォルジュによる, *New England Journal of Medicine, 328*: 1616-20（1993）。

178-179ページ　アルツハイマー病の遺伝に関する最近の発見は, W. ストリットマター他による論文, *Proceedings of the National Academy of Science (US), 90*: 1977-81（1993）を参照。S. I. ラポポートの論文, *Medical Hypotheses, 29*: 147-50 も参照。

179-180ページ　多面発現遺伝子が老化に果たす役割についてのR. R. ソーカルによる研究, およびその他の実験的研究は, 先にあげたM. R. ローズの編書に収録されている。とくに彼の論文, 50-6ページ, 179-80ページを参照。

181-184ページ　食事制限に関する研究は, J. P. フィーランとS. N. オースタッドによる総説, *Growth, Development and Aging, 53*（1-2）: 4-6（1989）を参照。抗酸化剤がよい効果をもたらす証拠とその活動メカニズムについては, R. G. カトラーの論文, *American Journal of Clinical Nutrition, 53*: 373s-379s（1991）を参照。痛風に関する引用は, ルーパート・ストライヤーの *Biochemistry*, 3rd ed.（New York: Freeman, 1988）より。加齢のプロセスは種ごとに非常に違うのではないかというS. N. オースタッドの考えは, 彼の論文, *Aging, 5*: 259-67（1994）に書かれている。彼のオポッサムの研究は, *Journal of Zoology, 229*: 695-708（1994）。

186ページ　性的不能の前提条件に関するE. T. ウィタカーの議論は, 主に彼の著書 *From Euclid to Eddington: A Study of Conceptions of the External World*（New York: Dover, 1958）の58-60ページによる。

第9章　進化史の遺産

人の進化に関する読みやすくて信用のできる総説は, ロジャー・ルーウィンによる *In the Age of Mankind: A Smithsonian Book of Human Evolution*（Washington DC.: Smithsonian Books, 1988）と, ジャレド・ダイアモン

ドによる *The Third Chimpanzee*（New York: HaperCollins, 1992）（『人間はどこまでチンパンジーか』長谷川眞理子・長谷川寿一訳, 新曜社）。現代の狩猟採集民の女性の生活を生き生きと描いたものとしては, マージョリー・ショスタックの *Nisa: The Life and Words of a !Kung Woman*（New York: Vatage Books, 1983）（『ニサ』麻生九美訳, リブロポート）がお勧め。

192ページ チャールズ・ダーウィンの引用は, *The Origin of Species*（London: John Murray, 1859）初版の191ページより（『種の起原』八杉龍一訳, 岩波書店）。

194ページ 人の音声言語の適応がのどの交通整理にもたらした不幸な影響に関するもっと劇的な例については, エレーヌ・モーガン著 *The Scars of Evolution*（London: Penguin, 1990）（『進化の傷あと』望月弘子訳, どうぶつ社）を参照。より学術的な詳しい情報は, フィリップ・リーバーマンとシーラ・ブルムスタイン著 *Speech Physiology, Speech Perception, and Acoustic Phonetics*（Cambridge, England: Cambridge Univ. Press, 1988）を参照。

199ページ 私たちがジョージ・エスタブルックスの著書 *The Mechanical Misfit*（New York: Macmillan, 1941）を取り上げたやり方は, 彼の本の精神とは合致していない。本書は, 人のからだの構造的欠陥をたくさん描写してはいるが, 主要なメッセージは, 人のからだの設計と現代生活でのからだの使い方との間のミスマッチについてである。本書はまた, 優生主義のにおいがする。

206ページ 「追い越し車線を走る石器時代人」は, S. B. イートン他による論文, *The American Journal of Medicine, 84*: 739-49（1988）のタイトルである。

207-208ページ ルイジ・カヴァリ＝スフォルツァ他による論文, *Science, 259*: 639-46（1993）は, 現在の人口を石器時代のそれのおよそ1000倍と見積もっている。ヒトで子殺しが多く見られること, また, 他の動物での同等な行動については, 近年, 注目されるようになってきた。G. ハウスフェイターとS. B. ハーディ編 *Infanticide: Comparative and Evolutionary Perspectives*（New York: Aldine, 1984）を参照。

208-209ページ 原虫や寄生虫がおこす病気の諸症状については, J. B. ウィンガーデンとL. H. スミス著 *The Cecil Textbook of Medicine*（Philadelphia: Saunders, 1982）（『セシル内科学』小坂樹徳・高久史麿監訳, 医学書院サウンダース）の第15部, 1714-78ページを参照。寄生虫のさまざまな不愉快な効果やその写真については, 先にあげたM. カッツ他による著書を参照。リチャード・アレグアザンダーの引用は, 先にあげた彼の著書の138ページより。

213ページ イヌの家畜としての歴史が15000年ほどであることは, ジョ

ン・ブロックマン編 *Ways of Knowing: The Reality Club 3*（New York: Prentice Hall, 1991）pp. 173-97所収のヴィタリー・シェボロシュキンとジョン・ウッドワードによる論文で示唆されている。

215ページ　洞窟壁画に関する引用は，メルヴィン・コナーの *The Tangled Wing: Biological Constraints on the Human Spirit*（New York: Harper Colophon, 1983），57ページより。

第10章　文明がもたらした病気

218-220ページ　農業と牧畜の起源についてより詳しくは，ジャレド・ダイアモンドによる *The Third Chimpanzee*（New York: HaperCollins, 1992)（『人間はどこまでチンパンジーか』長谷川眞理子・長谷川寿一訳，新曜社）を参照。

221-222ページ　野生植物が壊血病を治すことについては，インゴルファー・デイヴィッドソンが，*Natturufraedingurinn, 42*: 140-4（1972）で論じている。1500年前のアメリカの人骨に栄養欠陥その他の問題が見られることについては，D. L. ブラウマン編 *Early Native Americans*（The Hague and New York: Moulton, 1980）所収の，J. ラロ他による論文（213-38ページ）を参照。

224ページ　超正常刺激については，一般的な書物や教科書でよく論じられている。たとえば，ジョン・オルコックによる *Animal Behavior: An Evolutionary Approach*, 4th ed.（Sunderland, Mass.: Sinauer, 1989)。

224-226ページ　食事に含まれる脂肪が現代の医学的問題に果たしている役割については，H. B. イートンの論文，*Lipids, 27*: 814-20（1992)，H. C. トラウェルとD. P. バーキット編 *Western Diseases: Their Emergence and Prevention*（Cambridge, Mass.: Harvard Univ. Press, 1981),H. B. イートン他編 *The Paleolithic Prescription*（New York: Harper and Row, 1988）を参照。公衆衛生には環境が非常に重要であり，医療はそれほど重要でないことを説得力高く論じたものは，トーマス・マッキューワン著 *The Role of Medicine: Dream, Mirage, or Nemesis?*（Princeton, N. J.: Princeton Univ. Press, 1979）である。

226-227ページ　倹約的遺伝子型に関する議論は，J. V. ニールの論文，*Sorono Symposium, 47*: 281-93（1982)，ゲイリー・ダウズとポール・ジメットの論文，*British Medical Journal, 306*: 532-3（1993）を参照。断続的なダイエットの効果は，J. O. ヒル他の論文，*International Journal of Obesity, 12*: 547-55（1988）に論じられている。人工甘味料に関する発見は，D. ステルマンとL. ガーフィンクルの論文，*Preventive Medicine, 15*: 195-202（1986）に述べられている。断続的過食物制限することの代謝に対する長期

的な効果の証拠は, G. L. ブラックバーン他による論文, *American Journal of Clinical Nutrition, 49*: 1105-9（1989）にあげられている。ダイエットと体重制限に関する私たちの提案は, *The New York Times*, 1992年11月22日から25日にかけて連載された記事で詳しく論じた。

228ページ　先史時代のジョージアで虫歯があったことは, M. A. ケリーとC. S. ラーセン編 *Advances in Dental Anthropology*（New York: Wiley-Liss, 1991）でC. S. ラーセンらが論じている。

229ページ　伝統社会が向精神性薬物を使用していることの例としては, ナポレオン・シャグノンがベネズエラのヤノマモたちがエベネという薬を使うことを, *Yanomamo: The Last Days of Eden*（New York: Harcourt Brace Jovanovich, 1992）で論じている。

230-231ページ　薬物中毒傾向の遺伝については, C. R. クローニンジャーが, *Archives of General Psychiatry, 38*: 961-8（1981）, M. A. シュキットが, *Journal of the American Medical Association, 254*: 2614-7（1985）, J. S. サールズが, *Journal of Abnormal Psychiatry, 97*: 153-7（1988）で論じている。R. M. ネッシーの *Ethology and Sociobiology* 中の論文も参照。

232-233ページ　アラン・ウェーダーとニコラス・ショークは, 彼らの理論を, *Hypertension, 24*: 145-56（1994）で発表している。

235-236ページ　皮膚の色とくる病との関係は, W. M. S. ラッセルが, *Ecology of Disease, 2*: 95-106（1983）で論じている。洞窟に住む動物で, 色素と目が進化によって急速に失われていくことについては, R. W. ミッチェルらが, *Special Publications. The Museum. Texas Tech University, 12*: 1-89（1977）所収の論文, “Mexican Eyeless Fishes, Genus, Astyanax: environment, Distribution and Evolution” で論じている。新世界に住んでいた人々に, 新しくもたらされた病気がどれほど破壊的な影響を与えたかについては, F. L. ブラックによる論文, *Science, 258*: 1739-40 を参照。R. M. アンダーソンとR. M. メイによる先にあげた論文も同様。

第11章　アレルギー

花粉アレルギーに関するよい入門書は, N. ミギンドの著書 *Essential Allergy*（Oxford: Blackwell, 1986）である。さらに詳しい総説は, R. パターソン編 *Allergic Diseases: Diagnosis and Management*（Philadelphia: J. B. Lippincott, 1993）を参照。花粉に関して便利な本は, R. B. ノックスによる *Pollen and Allergy*（Baltimore: University Park Press, 1978）（『花粉とアレルギー』斎藤洋三・竹田英子訳, 朝倉書店）。

240-241ページ　IgE系に関する詳しい記述は, D. B. スタイツ, J. D. ストーボ, J. V. ウェルズ編 *Basic and Clinical Immunology*, 6th ed.（Norwich,

Conn.: Appleby and Lange, 1987), 197-227ページのO. L. フリックによる論文を参照。また, *Allergic Diseases: Diagnosis and Management*（Philadelphia: J.B. Lippincott, 1993), 33-46ページのC. R. ツァイスとJ. J. プルザンスキーの論文も参照。エイモス・ブースキラとD. T. ブルムスタインは, 私たちが煙探知器の原理と呼んだものについて, *American Naturalist, 139*: 161-76（1992）の論文で詳しく論じている。

242ページ　ニューヨークタイムズからの引用は, 1993年3月28日の記事。引用した教科書は, E. S. ゴラブによる *Immunology: A Synthesis*（Sunderland, Mass.: Sinauer, 1987)。

243ページ　ローレンツィニ器官の機能をどう考えるかの歴史は, K. S. トムソンが *American Scientist, 71*: 522-5（1983）の "The Sense of Discovery and Vice Versa" という論文で実に興味深く描いている。もっと最近の研究の総説は, H. ウィッシング他による, *Progress in Brain Research, 74*: 99-107（1988)。

245-246ページ　IgEの機能と寄生虫感染との関連については, A. カプロンとJ. P. デゥサンによる論文, *Chemical Immunology, 49*: 236-44（1990), K. Q. グイエンとO. G. ロッドマンによる論文, *International Journal of Dermatology, 32*: 291-7（1984）に論じられている。

247ページ　プロフェットの論文は, *Quarterly Review of Biology, 66*: 23-62（1991）に掲載。

248-251ページ　アレルギーが増えているように見えることについてもっと詳しい議論は, L. ガムリンの *New Scientist*, 1990年6月号の記事, ロナルド・フリンの *Lancet, 340*: 1453-5（1992）の論文を参照。アトピーの遺伝についての総説は, J. M. ホプキンスによる論文, *Journal of the Royal College of Physicians*,（London）*24*: 159-60（1990)。解毒酵素の遺伝的欠損が多く見られることについての証拠は, M. F. W. フェスティングの総説, *Critical Reviews in Toxicology, 18*: 1-26 にある。残念なことに, 多くの研究は, 薬物の解毒の変異について述べているだけで, ヒトがしばしば出会う毒に対する変異は扱っていない。

256-257ページ　アレルギーの予防に関する研究は, S. H. アーシャッド他によるもので, *Lancet, 339*: 1493-97（1992）に発表された。

256-258ページ　アレルギーの頻度が増えていることについては, 先にあげた文献を参照。免疫系が繰り返しが多く, 複雑であることは, 大野乾による *Chemical Immunology, 49*: 21-34（1990）によく描写されている。

第12章　癌

260-264ページ　癌に対する私たちの見解は, レオ・バスの著作 *The Evo-*

lution of Individuality（Princeton, N. J.: Princeton Univ. Press, 1987）より。ライルの論文は, *MBL Science, 3*: 9-13（1988）に掲載。

264-267ページ　癌の制御に関する細胞, ホルモン, 免疫メカニズムについて私たちが述べたことは, *Science, 254*: 1131-73（1991）と*259*: 616-38（1993）に掲載された論文をもとに簡略化した。P53遺伝子に関するデータは, エリザベス・クロッタとD. E. コシュランドの論文, *Science, 262*: 1958-61（1993）による。癌の遺伝的要因に関する記述の多くは, D. M. プレスコットとA. S. フレクスナーによる *Cancer: The Misguided Cell*, 2nd ed.（Sunderland, Mass.: Sinauer, 1986）の第5章による。コスミデスとトゥービーの観察は, 1994年の人間行動と進化学会での発表。

270ページ　太陽光線に発癌性があることとその免疫系に対する影響については, デヴィッド・コンカーが *New Scientist, 134*: 23-8（1992）に書いた読みやすい記事がお勧め。

271-274ページ　女性の生殖器の癌に関する議論は, W. B. イートン他による論文, *Quarterly Review of Biology, 69*: 353-67（1994）にまとめられている。経口避妊薬によって子宮癌と卵巣癌の危険が減少することは, B. E. ヘンダーソン他が *Science, 259*: 633-8（1993）に述べている。

第13章　性と繁殖

276-277ページ　性の進化的起源に関する最近の論争については, マット・リドレーの著書 *The Red Queen*（New York: Macmillan, 1993）（『赤の女王』長谷川眞理子訳, 翔泳社）によくまとめられている。より学術的な議論は, R. E. ミコッドとB. R. レヴィン編 *The Evolution of Sex*（Sunderland, Mass.: Sinauer, 1988）を参照。有性性の寄生者起源理論は, W. D. ハミルトン, R. アクセルロッド, R. タニーズによる論文, *Proceedings of National Academy of Science, 87*: 3566-73（1990）。最近の論争のもとの論文は, G. C. ウィリアムズ著 *Sex and Evolution*（Princeton, N. J.: Princeton Univ. Press, 1975）, ジョン・メイナード・スミス著 *The Evolution of Sex*（New York: Cambridge Univ. Press, 1978）など。最近の総説は, S. サーカーによる, *BioScience, 42*（6): 448-54。遺伝的変異の起源についての総説は, ウェイン・ポッツとK. ウェイクランドによる, *Trends in Ecology and Evolution, 5*: 181-7（1990）。

278-280ページ　なぜ大きな卵子と小さな精子があるのかについては, メイナード・スミスの *The Evolution of Sex*（New York: Cambridge Univ. Press, 1978), 151-5ページを参照。同書の130-9ページは, なぜ生物の中には雌雄同体のものと雌雄異体のものとがあるのかに関する現代の定説がまとめられている。より詳しい議論は, E. L. チャーノフの著書 *The Theory of Sex*

Allocation（Princeton, N. J.: Princeton Univ. Press, 1982）を参照。

278-282ページ　繁殖適応における雄と雌に違いをもたらす性淘汰に関する最近の議論は, J. W. ブラッドベリとM. B. アンデルソン編 *Sexual Selection: Testing the Alternatives*（New York: Wiley-Interscience, 1987）にまとめられている。性淘汰理論の歴史的発展と現在の様子については, ヘレナ・クローニンの著書 *The Ant and the Peacock*（New York: Cambridge Univ. Press, 1991）(『性選択と利他行動』長谷川眞理子訳, 工作舎）に非常によく描写されている。

282ページ　性比が雌に偏ったときに予測される問題は, P. セコードが *Personality and Social Psychology Bulletin, 9*（4): 525-43（1983）で論じている。

283-284ページ　性淘汰の理論をヒトの性差にあてはめた議論は, いくつかの読みやすい書物にまとめられている。たとえば, デヴィッド・バス著 *The Evolution of Desire*（New York: Basic Books, 1994）(『女と男のだましあい』狩野秀之訳, 草思社),ドナルド・サイモンズ著 *The Evolution of Human Sexuality*（New York: Oxford Univ. Press, 1979), サラ・ハーディ著 *The Women That Never Evolved*（Cambridge, Mass.: Harvard Univ. Press, 1981）(『女性の進化論』加藤泰建・松本亮三訳, 思索社）など。マーティン・デイリーとマーゴ・ウィルソンによる *Sex, Evolution and Behaviour*（Boston: Willard Grant Press, 1983）は, 動物とヒトの性に関する権威のある, しかも読みやすい総説である。彼らは, J. バーコウ, レダ・コスミデス, ジョン・トゥービー編 *The Adapted Mind*（New York: Oxford Univ. Press, 1992）pp. 289-322 所収の論文, "The Man Who Mistook His Wife for a Chattel" で上記の書物の短い改訂版にあたるものを書いている。詳しい一連の総説としては, L. ベツィグ, M. B. マルダー, P. ターク編 *Human Reproductive Behaviour: A Darwinian Perspective*（Cambridge: Cambridge Univ. Press, 1988）を参照。

283ページ　男性の専制主義とハーレムの関係については, ローラ・ベツィグの, *Despotism and Differential Reproduction: A Darwinian View of History*（New York: Aldine, 1986）を参照。

285ページ　デイヴィッド・バスの引用は, 先にあげた *Adapted Mind*, p.249 より。

285-286ページ　デイヴィッド・バスのデータは, *Behavioural and Brain Science, 12*: 1-49（1989）に掲載。*Adapted Mind* 所収のブルース・エリスの論文, "The Evolution of Sexual Attraction: Evaluative Mechanisms in Women" も参照。

286ページ　絆の確認という考えは, アモツ・ザハヴィの論文, "The Testing of a Bond", *Animal Behaviour, 25*: 246-7（1976）。

290ページ　霊長類のオーガズムに関する情報は，ドナルド・サイモンズ著 *The Evolution of Human Sexuality*（New York: Oxford Univ. Press, 1979）を参照。

290ページ　ヒトにおいて排卵が隠ぺいされていることについては，ビヴァリー・ストラスマンの論文，*Ethology and Sociobiology, 2*: 31-40（1981），ポール・タークの論文，*Ethology and Sociobiology, 5*: 33-44（1984），ナンシー・バーレイの論文，*American Naturalist, 114*: 835-58（1979）を参照。

291-292ページ　睾丸の大きさについては，C. E. グレアム編 *Reproductive Biology of the Great Apes*（New York: Academic, 1984）所収のR. V. ショートによる章より。A. H. ハーコート他による論文，*Nature, 293*: 55-7（1981）も参照。

292ページ　R. R. ベイカーとM. A. ベリスによる論文，"Human Sperm Competition: Ejaculate Adjustment by Males and the Function of Masterbation", *Animal Behaviour, 46*: 861-85（1993），"Human Sperm Competition: Ejaculation manipulation by Females and a Function for the Female Orgasm", *Animal Behaviour, 46*: 887-909（1993）を参照。精子数のカウントに関するベイカーとベリスの論文は，"Number of Sperm in Human Ejaculates Varies as Predicted by Sperm Competition Theory", *Animal Behaviour, 37*: 867-9（1989）。精子間競争に関する総説は，M. ゴメンディオとE. R. ロルダンによる論文，"Mechanisms of Sperm Competition: Linking Physiology and Behavioural Ecology"，*Trends in Ecology and Evolution, 8*（3）: 95-100（1993）を参照。

293ページ　嫉妬に関する研究は，マーティン・デイリー他による論文，*Ethology and Sociobiology, 3*: 11-27（1982），マーティン・デイリーとマーゴ・ウィルソン著 *Homicide*（New York: Aldine, 1988）（『人が人を殺すとき』長谷川眞理子・長谷川寿一訳，新思索社）を参照。本書には，嫉妬に起因する殺人の多数の例と，詳しい議論が盛り込まれている。

296-297ページ　ヒトの繁殖戦略の性差については，先にあげた，バス，リドレー，クローニン，サイモンズなどの著書を参照。

298-300ページ　デイヴィッド・ヘイグの研究は，*Quarterly Review of Biology, 68*: 495-532（1993）。性によって相対立する遺伝子については，W. R. ライスが *Science*, 256: 1436-9（1992）で論じている。親と子との対立に関する古典的論文は，R. L. トリヴァースによる，*American Zoologist, 14*: 249-64（1974）。すぐれた描写は，彼の著書 *Social Evolution*（Menlo Park, Cal.: Benjamin/Cummings, 1985）にもある。最近の総説とさらなる文献とは，D. W. モックとL. S. フォーブスの論文，*Trends in Ecology and Evolution, 7*（12）: 409-13（1992）を参照。

303-304ページ　ヒトの出産に関しては,ウェンダ・トレヴェイサンが1993年2月のAmerican Academy of Sciencesの会合で発表したもの。彼女の著書 *Human Birth: An Evolutionary Perspective*（Hawthorne, N.Y.: Aldine de Gruyter, 1987）も参照。

304ページ　ヒツジにおいてオキシトシンが絆を作るのに役立っていることは,E. B. ケヴァーン他による論文,*Science, 219*: 81-83（1983）。

305ページ　モーツァルトの家族の悲劇については, フォルクマー・ブラウンベーレンス著 *Mozart in Vienna 1781-1791*（New York: Grove Weidenfeld, 1989）よりとった。

305-306ページ　新生児黄疸については, ジョン・ブレットとスーザン・ニーマイヤーの論文, *Medical Anthropology Quarterly, 4*: 149-61（1990）を参照。

307ページ　乳児期に一日中光を当てることによって, 色覚の異常その他の視覚異常がおきることについては, I. アブラーモフ他が, *Journal of the American Optometry Association, 56*: 614-19（1985）で論じている。

307-309ページ　赤ん坊の泣き声については, R. G. バーによる論文, "The Early Crying paradox: A Modest Proposal", *Human Nature, 1*（4）: 355-89（1990）を参照。

309-310ページ　乳幼児突然死症候群に関しては, ジェームス・マッケンナによる, "An Anthropological Perspective on the Sudden Infant Death Syndrome（SIDS）: The Role of Parental Breathing Cues and Speech Breathing Adaptations", *Medical Anthropology, 10*: 9-54（1986）を参照。

311-312ページ　親と子の葛藤については, R. L. トリヴァースによる, *American Zoologist, 14*: 249-64（1974）。また, マーティン・デイリーとマーゴ・ウィルソンによる *Sex, Evolution and Behaviour*（Boston: Willard Grant Press, 1983）の55-58ページ, 234-5ページも参照。

第14章　精神障害は病気か？

プライバシーの保護のため, 症例は, いくつかを混合して作成した。

ロバート・ライト著 *The Moral Animal*（New York: Pantheon Books, 1994）（『モラル・アニマル』小川敏子訳, 講談社）は, 進化心理学のたいへんよい入門書である。

進化と精神医学に関するよくできた総説は, ブラント・ウェネグラット著 *Sociobiological Psychiatry: A New Conceptual Framework*（Lexington, Mass.: Lexington Books, 1990）。マイケル・マガイアとアルフォンソ・トロイシによる *Evolutionary Psychiatry* がもうすぐ刊行される。動物行動の素晴らしい入門書としては, ジョン・オルコックによる *Animal Behavior:*

An Evolutionary Approach（Sunderland, Mass.: Sinauer, 1993）。社会生物学に関するすぐれた入門書は，リチャード・アレクサンダーによる *Darwinism and Human Affairs*（Seattle: Univ. of Washington Press, 1979）（『ダーウィニズムと人間の諸問題』山根正気訳，新思索社），リチャード・ドーキンスの著作 *The Selfish Gene*, new edition（Oxford: Oxford Univ. Press, 1989）（『利己的な遺伝子』日高敏隆他訳，紀伊國屋書店），E. O. ウィルソンによる *Sociobiology*（Cambridge, Mass.: Harvard Univ. Press, 1975）（『社会生物学』坂上昭一他訳，新思索社），*On Human Nature*（Cambridge, Mass.: Harvard Univ. Press, 1978）（『人間の本性について』岸由二訳，新思索社），R. L. トリヴァース著 *Social Evolution*（Menlo Park, Cal.: Benjamin/Cummings, 1985）（『生物の社会進化』中嶋康裕他訳，産業図書）。進化心理学の最近の発展は，先にあげた *Adapted Mind* の320ページを参照。

315ページ　最近の精神科において医学的指向が強いことを示したものとしては，ロバート・マイケルズとピーター・マーズックによる論文，*New England Journal of Medicie, 329*: 552-60, 628-38（1993）を参照。

316-320ページ　感情に対する進化的アプローチは，R. M. ネシーの論文，"Evolutionary Explanations of Emotions", *Human Nature, 1*: 261-89（1990），R. プラチックとH. ケラーマンの著書 *Theories of Emotion*, vol.1（Orlando, Fla.: Academic, 1980），ポール・エクマンの論文，"An Argument for Basic Emotions", *Cognition and Emotion, 6*: 169-200（1992），E. ホワイト編 *Sociobiology and Human Politics*（Toronto: Lexington, 1981）所収のロバート・トリヴァースの論文，"Sociobiology and Politics"，ジョン・トゥービーとレダ・コスミデスによる論文，*Ethology and Sociobiology, 11*: 375-424（1990），R. ベル編 *Sociobiology and the Social Sciences*（Lubbock, Tex.: Tex Tech Univ. Press, 1989）所収のR. ソーンヒルとN. W. ソーンヒルの章，E. O. ウィルソンによる *Sociobiology*（Cambridge, Mass.: Harvard Univ. Press, 1975）（『社会生物学』坂上昭一他訳，新思索社）を参照。

320ページ　捕食者を避けることと他の価値との間のトレード・オフに関する最近の議論は，A. ブースキラとD. T. ブルムスタインによる，*American Naturalist, 139*: 161-76（1992）中の論文を参照。

320-323ページ　ウォルター・キャノンの古典は，*Bodily Changes in Pain, Hunger, Fear, and Rage: Researches into Function of Emotional Excitement*（New York: Harper and Row, 1929）。また，アイザック・マークス著 *Fear, Phobias, and Rituals*（New York: Oxford Univ. Press, 1987），W. M. ウェイド編 *Sociopsychology*（New York: Springer, 1984）中のA. エーマンとU. ディンバーグの論文，アイザック・マークスとアドルフ・トビーナの論文，*Neuroscience and Behavioural Reviews, 14*: 365-84（1990），D. H.

バーロウ著 *Anxiaty and Its Disorders*（New York: Guilford, 1988), スーザン・ミネカ他による論文, *Journal of Abnormal Psychology, 93*: 355-72（1984）も参照。

322ページ　恐怖心の強いグッピーについては, A. L. デュガトキンの論文, *Behavioural Ecology, 3*: 124-127（1992）を参照。

322ページ　信号検出理論の総説は, D. M. グリーンとJ. A. スウェッツ著 *Signal Detection Theory and Psychophysics*（New York: Wiley, 1966）を参照。

323ページ　R. H. フランクの考えは, 彼の著書 *Passions Within Reason: The Strategic Role of the Emotions*（New York: Norton, 1988）(『オデッセウスの鎖』山岸俊男訳, サイエンス社）にある。

326ページ　抑うつの頻度が増えていることは, "The Changing Rate of Major Depression: Cross-National Comparisons", *Journal of the American Medical Association, 268*: 3098-105（1992）に記載されている。

325-334ページ　抑うつに関する一般的な情報は, P. C. ホワイブラウ他による *Mood Disorders: Toward a New Psychobiology*（New York: Plenum, 1984）を参照。エミー・ガットによる *Productive and Unproductive Depression*（New York: Basic Books, 1989),ポール・ギルバートの *Human Nature and Suffering*（Hove, England: Erlbaum, 1989), R. E. セイヤーの *The Biopsychology of Mood and Arousal*（New York: Oxford Univ. Press, 1989）を参照。

330-331ページ　作家に関する資料は, N. C. アンドリーゼンの論文, *The American Journal of Psychiatry, 144*: 1288-92（1987）を参照。

331ページ　ジョン・プライスのもともとの論文は, *Lancet, 2*: 243-6（1967）に掲載。また, ラッセル・ガードナー・ジュニアによる論文, *The Archives of General Psychiatry, 39*: 1436-41（1982), ジョン・プライスとレオン・スローマンによる論文, *Ethology and Sociobiology, 8*: 85s-98s（1987）も参照。

331-332ページ　ベルベットモンキーのセロトニンに関するデータは, M. J. レイリー他による論文, *Brain Research, 559*: 181-90（1991）を参照。

332ページ　季節性障害に関する情報は, N. E. ローゼンタールとM. C. ブリーアーの著書 *Seasonal Affective Disorders and Phototherapy*（New York: Guilford, 1989), E. S. ペイケル編 *Handbook of Affective Disorders*（New York: Churchill Livingstone, 1992）所収のD. A. オーレンとN. E. ローゼンタールによる論文, デヴィッド・シュレイジャー, J. E. シュワルツ, E. J. ブロメットによる論文, *British Journal of Psychiatry, 163*: 322-6（1993）を参照。同書の214ページに, 抑うつが増えてきていることを示す多くの研

究があげられている。

335ページ　赤ん坊のサルについての研究は，H. F. ハーロウの著作 *Learning to Love*（New York: Aronson, 1974）（『愛のなりたち』浜田寿美男訳，ミネルヴァ書房）を参照。

335-337ページ　愛着に関する情報は，ロバート・カレンが *The Atlantic*, 1990年2月号に書いた総説，"Becoming Attached" を参照。ジョン・ボールビーの研究の要約は，D. D. ハンバーグと H. K. H. ブロディー編 *The American Handbook of Psychiatry*, vol.6 に掲載。M. D. エインスワース他による *Patterns of Attachment: A Psychological Study of the Strange Situation*（Hillsdale, N. J.: Erlbaum, 1978）も参照。愛着に影響するかもしれない遺伝的要因に関する総説は，*Galen's Prophecy*（New York: Basic Books, 1994）。

337-339ページ　子どもの虐待については，マーティン・デイリーとマーゴ・ウィルソン著 *Homicide*（New York: Aldine, 1988）（『人が人を殺すとき』長谷川眞理子・長谷川寿一訳，新思索社），R. D. アレグザンダーと D. W. ティンケル編 *Natural Selection and Social Behaviour: Recent Research and Theory*（New York: Chiron Press, 1981）所収の彼らによる論文，"Abuse and Neglect of Children in Evolutionary Perspective", S. B. ハーディの論文，"Infanticide as a Primate Productive Strategy", *American Scientist, 65*: 40-9 （1977），R. J. ジェレスと J. B. ランカスター編 *Child Abuse and Neglect*（New York: Aldine, 1987）を参照。マーク・フリンの論文は，*Ethology and Sociobiology, 9*: 335-69（1988）に掲載。

339-341ページ　精神分裂病に関しては，J. L. カールソンの論文，*Hereditas, 107*: 59-64（1987），J. S. アレンと V. M. サリッチの論文，*Perspectives in Biology and Medicine, 32*: 132-53（1988）を参照。猜疑心が強いことに利益があるかもしれないという考えは，M. ハマー，K. サルツィンガー，S. サットン編 *Psychopathology*（New York: Wiley, 1972）中の L. F. ジャーヴィックと S. B. チャドウィックの章を参照。分裂病に関する興味深くて検証可能な考え，および，それが睡眠サイクルと関係あるかもしれないという説は，ジェイ・ファイヤーマンの論文，*Medical Hypotheses, 9*: 455-79（1982）を参照。

343-346ページ　レイ・メディスの考えは，主に彼の著書 *The Sleep Instinct*（London: Routledge and Kagan Paul, 1977）（『睡眠革命』井上昌次郎訳，どうぶつ社）にまとめられている。その短い論文は，*Animal Behaviour, 23*: 676-91（1975）。哺乳類の睡眠に関する一般的な総説は，M. エルガー，M. ペイグル，P. H. ハーヴェイによる論文，*Animal Behaviour, 40*: 991-5（1990）。睡眠と睡眠研究に関する一般的総説は，アレゲザンダー・ボルベリーの著書 *Secrets of Sleep*（New York: Basic Books, 1986），ジェイコブ・エンプソンの著書 *Sleep and Dreaming*（London: Faber and Faber, 1989）を参照。夢を

見ることの生理学と, 夢には心理学的機能がない可能性については, J. A. ホブソンの *The Dreaming Brain*（New York: Basic Books, 1988）(『夢見る脳』井上昌次郎訳, どうぶつ社), イアン・オズワルドの論文, “Human Brain Proteins, Drugs, and Dreams”, *Nature, 223*: 893-7（1969), フランシス・クリックとグリーミー・ミッチソンの “The Function of Dream Sleep”, *Nature, 304*: 111-14（1983）を参照。

346-347ページ　夢を見ているときの感覚運動系の制限については,ドナルド・サイモンズの論文, “The Stuff That Dreams Aren't Made Of: Why Wake-State and Dream-State Sensory Experiences Differ”, *Cognition, 47*: 181-217（1993)。

第15章　医学の進化

353ページ　本章の冒頭の引用は, 著名な遺伝学者, テオドシウス・ドブジャンスキーが *American Biology Teacher, 35*: 125-9（1973）に発表した論文の題名である。

353-355ページ　読者は, 時計の比喩が, リチャード・ドーキンスの素晴らしい進化入門書 *The Blind Watchmaker*（New York: Norton, 1986）(『ブラインド・ウォッチメイカー』中嶋康裕他訳, 日高敏隆監修, 早川書房）からとったものであることに気づいただろう。彼は, よく引用されるウィリアム・ペイリーの1802年の著書『自然神学』に展開されている考えを拡張した。ペイリーの書物は創造論を強化するために書かれたが, 彼があげている精巧なデザインの多くの例は, ダーウィンを初めとする多くの人々に,自然淘汰の力がいかに素晴らしいかを示す材料を提供した。とくに興味深いのは, ペイリーが, 複雑きわまるデザインを説明しようとしたことだ。彼は, そのようなデザインは, 神が, 不必要に複雑な仕組みを作り, しかも決められた法則の範囲内に自分の創造を限定することにより, 神の存在を人間に知らしめようとした意志の現れであると説明しようとした。ペイリーは, 痛みの効用について理にかなった議論を提供したが, 死や病気やそれらが予測不能であることを, 神の作った完全な世界に不可欠な要素であると主張した。ヴォルテールが『カンディド』の中で楽天的なパングロス博士を描いてからかったのは, このような考えに対してであった。

360-361ページ　老化における抗酸化物質の役割については, リチャード・カトラーの論文, “Antioxidants and Aging”, *American Journal of Clinical Nutrition, 53*: 373s-379s（1991）を参照。ビタミンEに関する最近の研究の短い総説は, C. H. ヘネケンス, J. E. バーリング, R. ペトによる論文, “Antioxidant Vitamins-Benefits Not Yet Proved”, *New England Journal of Medicine, 330*: 1080-1（1994）を参照。

362-363ページ　引用は，ルネ・デュボスの著書 *Man Adapting*（New Haven, Conn.: Yale Univ. Press, 1965, 改訂版は1980）（『人間と適応』木原弘二訳，みすず書房）より。

363ページ　エルンスト・マイヤーの著書の題名は，*The Growth of Biological Thought: Diversity, Evolution, and Inheritance*（Cambridge, Mass.: Belknap Press of Harvard, 1982）である。

363-366ページ　機能に関する質問を構築するロジックについてはいくつかの書物で扱われており，進化的な議論は基本的に信用できないと疑っている人々は，それらの本を読むことを薦める。こんな単純な誤解が，一つの分野全体の発展を阻むとは由々しきことである。ジョン・メイナード・スミスの著書 *Did Darwin Get It Right?*（New York: Chapman and Hall, 1989），エルンスト・マイヤーの論文，"Teleological and Teleonomic: A New Analysis", *Boston Studies in the Philosophy of Science, 14*: 91-117（1974），ジョン・オルコックによる *Animal Behavior: An Evolutionary Approach*, 4th ed.（Sunderland, Mass.: Sinauer, 1989），マイケル・ルースによる *The Darwinian Paradigm*（London: Routledge, 1989），ジョージ・ウィリアムズの *Natural Selection*（New York: Oxford Univ. Press, 1992），*Adaptation and Natural Selection: A Critique of Some Current Evolutionary Thought*（Princeton: Princeton Univ. Press, 1966）などを参照。

366ページ　フレクスナー報告は，*Medical Education in the United States and Canada*, The Carnegie Foundation for the Advancement of Teaching, Bulletin No.4（1910）。

374-375ページ　今日の医学がかかえる問題について含蓄のある意見は，メルヴィン・コナーの *The Trouble with Medicine*（London: BBC Books, 1993）を参照。

374-375ページ　予防的医療を呼びかけた論文は，ジェームス・フリース他による，"Reducing Health Care Costs by Reducing the Need for Medical Services", *The New England Journal of Medicine, 329*: 321-5（1993）である。

著者紹介

ランドルフ・M・ネシー（Randolph M. Nesse）

医学博士。ミシガン大学医学部精神医学部教授，同学部の教育研究部副部長，同大学社会科学研究所適応進化部門代表。アメリカにおける人間社会生物学，進化人類学，進化心理学などの連合学会である人間行動進化学会（Human Behavior and Evolution Society）の創設メンバー。同学会会長。現在も，実際の診療にあたっている。

ジョージ・C・ウィリアムズ（George C. Williams）

Ph.D. ストーニーブルックのニューヨーク州立大学名誉教授。進化と生態の研究が専門。*Quartery Review of Biology*の編集長。1966年に出版された『自然淘汰と適応』は，群淘汰説の誤りを明確にし，遺伝子淘汰説の出発点ともなった。

訳者紹介

長谷川　眞理子（はせがわ　まりこ）

東京都生まれ。1976年東京大学理学部生物学科卒業。1983年同大学院理学系研究科博士課程修了。理学博士。現在，総合研究大学院大学先導科学研究科教授。専門は進化生物学。著書に『クジャクの雄はなぜ美しい？』（紀伊國屋書店），『進化とはなんだろうか』，『科学の目 科学のこころ』（岩波書店），『進化と人間行動』（東京大学出版会）など。訳書に『人間はどこまでチンパンジーか』（新曜社），『性選択と利他行動』（工作舎），『人間の進化と性淘汰』（文一総合出版），『赤の女王』（翔泳社）など。

長谷川　寿一（はせがわ　としかず）

神奈川県生まれ。1976年東京大学文学部心理学科卒業。1984年同大学院人文科学研究科博士課程修了。文学博士。現在，東京大学総合文化研究科教授。専門は行動生態学，進化心理学。著書（共著，共編著，分担執筆）に『進化と人間行動』，『知の技法』（東京大学出版会），『心の進化』（岩波書店），『はじめて出会う心理学』（有斐閣）など。訳書に『人間はどこまでチンパンジーか』，『オランウータンとともに』，『心の発生と進化』（新曜社），『人が人を殺すとき』（新思索社）など。

青木　千里（あおき　ちさと）

静岡県生まれ。1979年同志社大学英文科卒業。1983年ノースイースタン大学大学院修士課程（教育リサーチ）修了。1990年同大学院博士課程（実験心理学）修了。Ph. D. ATR視聴覚機構研究所客員研究員を経て，現在，国際熱帯木材機関調査研究補佐官，放送大学教養学部非常勤講師。専門は，認知神経心理学，生物心理学。著書（分担執筆）に *The Alphabet and the Brain*（Springer-Verlag）。

新曜社
病気はなぜ、あるのか
進化医学による新しい理解

初版第1刷発行　2001年4月15日
初版第9刷発行　2015年3月5日

著　者　ランドルフ・M・ネシー
　　　　ジョージ・C・ウィリアムズ
訳　者　長谷川眞理子／長谷川寿一／青木千里
発行者　塩浦　暲
発行所　株式会社 新曜社
　　　　〒101-0051　東京都千代田区神田神保町3-9
　　　　電話(03)3264-4973・FAX(03)3239-2958
　　　　e-mail info@shin-yo-sha.co.jp
　　　　URL http://www.shin-yo-sha.co.jp/
印刷所　銀　河
製本所　協栄製本

ISBN978-4-7885-0759-3　C1047